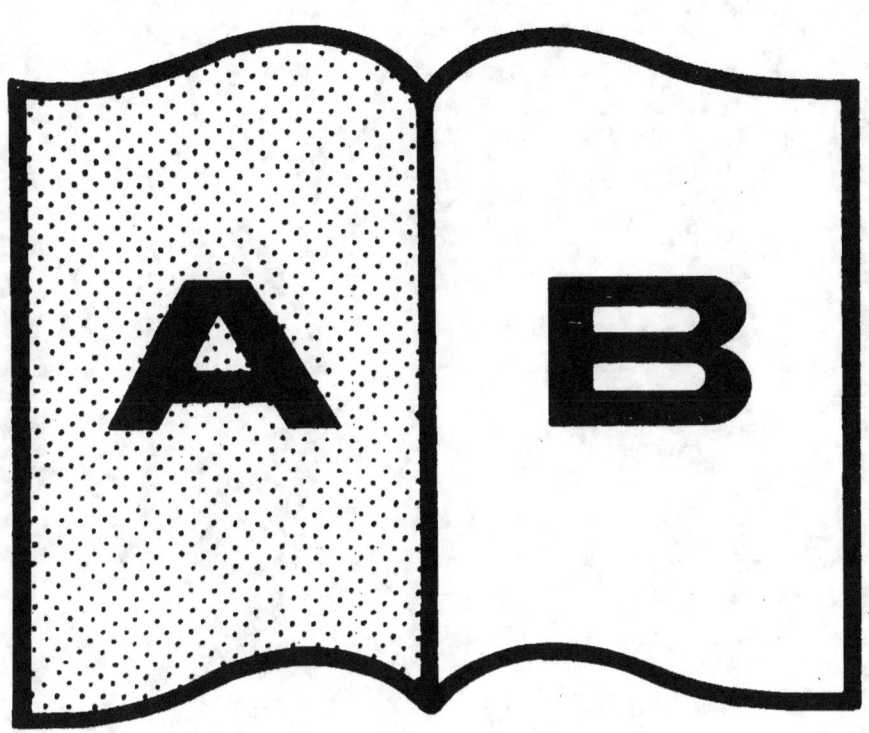

Contraste insuffisant

NF Z 43-120-14

Td $\frac{138}{20}$

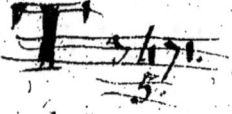

MÉMOIRES

DE

CHIRURGIE MILITAIRE.

MÉMOIRES

DE

CHIRURGIE MILITAIRE,

ET

CAMPAGNES

DE D. J. LARREY,

Premier Chirurgien de la Garde et de l'Hôpital de la Garde de S. M.
I. et R., Baron de l'Empire, Commandant de la Légion d'Honneur,
Chevalier de l'Ordre de la Couronne de Fer ; Inspecteur général du
service de santé des Armées ; ex-Professeur au ci-devant Hôpital militaire
d'instruction du Val-de-Grâce ; Docteur en Chirurgie et en Médecine ;
Membre de l'Institut d'Egypte, des Sociétés de la Faculté de Médecine
de Paris, d'Emulation, Philomatique ; Associé correspondant de celles
de Montpellier, de Toulouse, de Bruxelles, etc. ; de l'Académie Josephine
impériale de Vienne ; de celles de Turin, de Madrid, de Naples, de
Munich et d'Jéna.

> Eò adductus sum ut multis meorum æqualium hinc
> indè errantibus viam monstrarem et aliquantulùm
> munirem. BAGL. PRAX. MED., *lib. I, cap. I.*

TOME I.

PARIS,

Chez J. SMITH, rue de Bondy, n.º 40 ;
Et chez F. BUISSON, Libraire, rue Gît-le-Cœur, n.º 10.

1812.

DE L'IMPRIMERIE DE J. H. STONE.

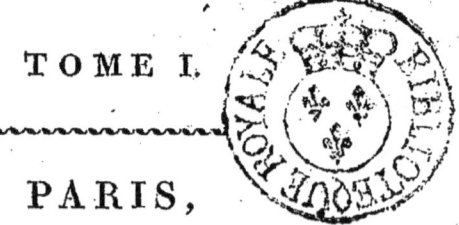

INTRODUCTION.

Sollicité par les chirurgiens militaires de donner une seconde édition de mon ouvrage sur l'Égypte, dont la première est depuis long-temps épuisée, j'ai entrepris de le publier de nouveau, en y joignant le précis historique des campagnes que j'ai faites avant et depuis la mémorable expédition des Français dans cette intéressante contrée.

Le tableau de ces campagnes, classées dans l'ordre chronologique, est tracé d'après le plan que j'avais adopté pour ma *Relation chirurgicale de l'armée d'Orient*. Je sais que cette méthode a été l'objet de quelque critique, et je ne me dissimule pas qu'elle puisse en être susceptible; cependant, j'ai persisté à croire qu'en ajoutant à l'exposé de tout ce qui a pu être relatif à l'exercice de mon art dans les armées, tantôt l'esquisse rapide des principaux événemens militaires dont j'ai été témoin, tantôt la description succincte des lieux les plus remarquables où mon devoir m'a conduit, je ne m'écarterais pas du but que je me suis proposé, celui de contribuer à l'instruction des jeunes chirurgiens à qui je consacre spécialement ce travail.

Ces détails qui semblent éloigner l'officier de santé militaire de l'objet essentiel de ses études, ces faits qui lui sont en apparence étrangers, présenteront plus d'une fois à son observation des notions qu'il lui est important de réunir pour remplir avec succès, dans les camps et dans les hôpitaux, la tâche qui lui est imposée.

Un des moyens les plus sûrs d'exciter son émulation et d'affermir ses pas dans la carrière pénible qu'il parcourt devait être sans doute de lui mettre sous les yeux le spectacle des dangers auxquels ont été exposés les chirurgiens des armées, celui de leurs succès, et des encouragemens qu'ils ont reçus; et je ne pouvais le faire, je pense, d'une manière plus conforme à ces vues, qu'en restant attaché au plan que je cherche à justifier ici.

D'un autre côté, si je n'avais suivi cette méthode, m'eût-il été toujours possible d'éclairer suffisamment mes lecteurs sur les causes des blessures extraordinaires que nous ont données les combats, et sur celles des maladies qui ont plus d'une fois compliqué ces blessures ?

A l'égard des gens du monde entre les mains desquels pourrait tomber cet ouvrage, et qui préféreraient y lire le récit des campagnes sans être arrêtés par la partie chirurgicale qui vient souvent rompre le fil de la partie historique, ne me sera-t-il pas permis de faire observer qu'il convient peut-être qu'ils aient quelque idée de la nature et de la gravité des blessures ou des maladies que j'ai décrites ? La sollicitude qu'ils éprouveront pour les braves guerriers qu'elles ont atteints, se joindra chez cette classe de lecteurs à un sentiment de justice qui leur fera apprécier les services importans que l'art de guérir rend à ces honorables victimes; et, en recon-

naissant tous les genres de périls auxquels
s'exposent les chirurgiens des armées, pour
conserver à l'état et à leur famille les militaires blessés ou malades, ils nous accorde-
ront ce tribut d'estime et de considération
que nous ambitionnons comme une des plus
nobles récompenses de nos travaux.

A mesure qu'on avancera dans la lec-
ture de ces Mémoires, on découvrira encore
facilement que les courtes descriptions
topographiques auxquelles je me suis laissé
entraîner, m'ont souvent amené à parler de
quelques objets intéréssans d'histoire naturelle, de la constitution physique des habitans
des contrées où je me trouvais transporté, des
maladies endémiques au climat et des moyens
d'hygiène qu'il convenait d'y mettre en usage.
Toutes ces connaissances, je le répète, ne seront
pas inutiles aux officiers de santé militaires,
et me paraissent se rattacher naturellement à
l'objet principal de mon entreprise.

Enfin j'ai pris pour modèle, dans l'exécution de mon travail, l'ouvrage immortel
d'Ambroise Paré ; et sur ce point, comme
pour le fond de celui que j'avais publié sur

l'Égypte, M. Sabatier, le Paré de notre siècle, m'avait honoré de son approbation.*

Ces *Mémoires* et *Campagnes* présentent successivement l'histoire de mes travaux, depuis mon entrée dans la carrière chirurgicale jusqu'à la fin de l'année 1811.

Après avoir donné, en peu de mots, dans ce que j'appelle la première partie du premier volume, une idée des dispositions favorables dont je me sentais animé pour diriger et assurer mes premiers pas dans la route difficile où je m'engageais, je trace le voyage pénible que j'ai fait dans l'Amérique septentrionale. Ici, j'ai cru ne pouvoir me dispenser de rendre compte des principaux événemens de notre traversée : les variétés infinies que la navigation offre dans toutes les mers rendent plus ou moins utile la connaissance de ces sortes de faits. Plusieurs remarques sur quelques points de physique ou d'histoire naturelle y ajoutent peut-être de l'intérêt. J'ose réclamer surtout l'attention

---

' La modestie ne me permet pas de rapporter ici la lettre qu'il m'avait écrite à ce sujet.

du lecteur pour ce que j'ai dit du mal
de mer, pour mes observations sur quelques parties de l'hygiène navale et sur la
chirurgie des sauvages de Terre - Neuve
(Esquimaux).

Dans la deuxième partie du même volume,
je ne rappelle d'abord quelques-uns des premiers événemens de la révolution que pour
avoir occasion d'indiquer plusieurs opérations importantes de chirurgie nécessitées
par les blessures qu'ils produisirent. Je donne
ensuite un aperçu rapide des campagnes du
Rhin, du Piémont, de la Catalogne et de
l'Italie où j'ai eu soin de rapporter quelques
faits intéressans relatifs à la chirurgie, à
l'anatomie, et même aux épizooties.

Ce fut pendant la première de ces campagnes, que j'imaginai et créai l'ambulance
volante destinée à porter les secours aux
blessés sur le champ de bataille. J'en ai
renvoyé la description à la campagne d'Italie, où, en vertu des ordres du général en
chef de l'armée, j'obtins les moyens de la
perfectionner et d'en compléter l'organisation
sur le pied militaire. La connaissance des

détails que j'ai donnés sur cette ambulance
me paraît nécessaire à tous les chirurgiens
des armées.

Je me suis permis de joindre à la gravure
des voitures de mon ambulance celle des
voitures des ambulances créées par M. le
baron Percy, pendant que j'étais en Égypte
les différences qu'on y remarquera empêche-
ront de confondre ces deux institutions, et
feront ressortir les avantages respectifs que
l'une et l'autre présente selon les circonstances.

Les deux premières campagnes d'Égypte
et de Syrie, prises dans ma *Relation chirur-*
gicale de l'armée d'Orient, terminent ce
premier volume. Sans rien changer aux principes des Mémoires de chirurgie qu'elles
comprennent, j'y ai fait plusieurs additions
importantes qu'il sera facile de reconnaître.
On en observera principalement dans mon
Mémoire sur la Peste, maladie dont je
n'aurais pas eu la prétention de parler, si
elle n'était venue compliquer les plaies de
nos blessés du siége de Saint-Jean d'Acre,
en Syrie.

Dans le second volume, je rends d'abord un compte très-succinct des faits relatifs au service chirurgical de santé, recueillis par mes collaborateurs dans les diverses provinces du Delta, et dans la division Desaix, pendant l'expédition de Syrie, dont je faisais partie; je retrace ensuite la bataille à jamais mémorable d'Abou-qyr, livrée au retour de cette expédition par le général en chef, et qui couronna si glorieusement ses illustres travaux. Les opérations hardies et heureuses que nous fîmes dans cette circonstance, nous paraissent dignes de quelque attention. On aura même lieu de s'étonner de la promptitude avec laquelle toutes les plaies parvinrent à leur cicatrisation. Le général Fugières, qui jouit maintenant d'une parfaite santé, offre un de ces exemples rares de guérison obtenue pour des cas aussi graves.

Lorsque le général Kléber prit le commandement en chef de l'armée, il survint plusieurs événemens auxquels je ne me suis arrêté que pour faire mieux connaître les ressources de notre art dans les conjonctures difficiles où nous nous trouvions alors, les obstacles de

tout genre qu'il nous a fallu surmonter, et
les dangers dont nous avons été environnés,
surtout à la rupture du traité de paix d'el-
A'rych, époque à laquelle nous avons été
obligés (nos magasins étant évacués sur
Alexandrie, où l'on devait s'embarquer pour
repasser en France) de faire usage de notre
propre linge, pour panser les blessés de la
bataille d'Héliopolis.

Le rétablissement de nos hôpitaux ne fut
pas une entreprise moins difficile, et leurs
besoins augmentèrent surtout pendant le
siége du Caire, la seule ville qui nous offrît
les moyens d'y subvenir.

C'est pendant ce siége que nous observâmes chez les blessés une fièvre putride et
rémittente bilieuse, que j'ai appelée *fièvre
jaune,* parce qu'elle nous a présenté le
même caractère que la fièvre désignée sous
ce nom par les auteurs. Quelques médecins
de l'armée d'Égypte, qui n'avaient jamais
visité nos blessés, en ont contesté l'existence; mais j'ai cité dans mon Mémoire
plusieurs de leurs confrères qui ont eu,
sur cette fièvre, une opinion conforme à la

mienne. Les Anglais, et notamment leurs soldats venus de l'Inde, n'ont pas été plus exempts que nous de cette cruelle maladie, qui, dans ce climat, a offert des variétés qu'on n'observe pas dans celui des Antilles. Si l'on étudie, d'ailleurs, les faits que j'ai rapportés avec une scrupuleuse exactitude, on pourra facilement asseoir son jugement sur la nature de cette affection.

La reddition de la ville du Caire ayant encore mis les Français en possession de toute la Basse-Égypte, nous pûmes rétablir complétement nos hôpitaux et organiser définitivement notre service. Je me suis un peu étendu sur les détails des mesures que j'avais prises à cet effet, afin de faire sentir les avantages qu'on obtiendrait pour les militaires malades, si, de même qu'en Égypte, le corps des chirurgiens d'une armée était organisé militairement, et si le commandement et la police particulière de ce corps leur appartenaient exclusivement, comme plusieurs ordres du jour l'avaient ainsi établi pour les officiers de santé de l'armée d'Orient. C'est sous le commande-

ment du général Menou surtout que cette
corporation a joui, suivant l'assimilation de
grades, des honneurs accordés aux officiers
militaires, et de tous les droits qui leur appartiennent.

J'ai parlé des abcès hépatiques comme
d'une maladie qui méritait d'être observée.
On la rencontre rarement dans les climats
froids : il est plus rare encore de voir suivies
de succès, sous ces mêmes climats, les opérations pratiquées pour évacuer ces abcès,
tandis qu'elles ont été généralement heureuses
en Égypte, comme elles le sont dans l'Amérique méridionale.

J'ai fait très-peu d'additions aux Mémoires
qui sont décrits après la prise du Caire.
Relativement à la Notice sur l'atrophie des
principaux organes de la génération, maladie
singulière, dont le principe nous est resté
pour ainsi dire inconnu, j'oserai avancer ici
que l'opinion que j'ai émise sur les causes
qui m'ont paru la produire, pourra conduire
le médecin physiologiste à tenter des expériences sur les animaux, et à faire de nouvelles recherches pour parvenir à connaître

les effets sympathiques et délétères des substances narcotiques avalées avec divers véhicules, surtout avec des liqueurs alcoholiques.

Le diagnostic que j'établis sur le sarcocèle me paraît susceptible d'être examiné avec quelque soin, parce que les auteurs modernes ont confondu cette maladie, dépendant uniquement d'une altération organique des enveloppes des testicules, avec les maladies propres à ces organes.

Les personnes qui possèdent le riche et bel ouvrage de M. le docteur Alibert, sur les maladies de la peau, liront peut-être avec intérêt mon *Mémoire sur la lèpre*, dont cet auteur a cité plusieurs faits qui étayent sa doctrine sur le diagnostic et les moyens curatifs de cette affreuse maladie. Quelques recherches que j'ai faites depuis la première impression de ce Mémoire, m'ont procuré l'avantage de vérifier l'efficacité des remèdes que j'avais employés contre cette affection, et m'ont confirmé dans l'idée que j'avais eue des différences qui existent entre la lèpre et l'éléphantiasis.

Les jeunes chirurgiens des armées pourront faire tourner à leur profit l'article *Chirurgie*, où sont consignées des observations curieuses, rapportées la plupart dans la dernière édition de la *Médecine opératoire* de Sabatier. Ces observations font connaître la terminaison heureuse de plusieurs opérations délicates et difficiles, pratiquées d'après des procédés de mon invention, ou d'après ceux que j'ai perfectionnés. Les maladies chirurgicales qui ont nécessité ces opérations, sont remarquables par les phénomènes singuliers qui les ont accompagnées et par les causes qui les ont produites. Les principes qui m'ont dirigé sont développés dans plusieurs endroits de cet ouvrage.

On trouvera aussi, dans cette campagne, la description et les dessins de l'ambulance volante propre au climat d'Égypte et de tous les pays chauds sablonneux : ce n'est pas sans quelque peine que j'ai pu porter cette ambulance au degré de perfection où elle était à la dernière bataille d'Abou-qyr.

À l'article de la médecine et des coutumes des Égyptiens, j'ai fait quelques additions

b

extraites en partie de mon journal, et qui regardent des objets d'hygiène ou d'histoire naturelle.

Je termine ces campagnes par le résumé d'une lettre que j'ai reçue, depuis peu de temps, d'un de mes compagnons d'Égypte, officier du génie, sur la topographie des côtes d'Afrique, sur leur climat et les maladies endémiques qui s'y manifestent à différentes époques de l'année. Les points remarquables de comparaison qui existent entre ce pays et les contrées arrosées par le Nil, nous ont paru susceptibles d'être mis sous les yeux du médecin observateur.

Le précis des campagnes de Boulogne-sur-Mer, d'Ulm et d'Austerlitz, fait encore partie du second volume.

Je n'ai parlé de la maladie épidémique qui se déclara à Brünn, après la bataille d'Auster-litz, que sous le rapport de sa complication avec les blessures dont nos soldats ont été atteints dans cette mémorable journée ; cependant on reconnaîtra peut-être, dans mon Mémoire, quelques vues nouvelles sur le caractère de la maladie, selon les divers

systèmes nerveux qu'elle affecte, sur ses
périodes et ses résultats. Ayant eu, depuis
l'impression de ce Mémoire, l'occasion de
lire la traduction faite par M. le docteur
Vaidy, médecin des armées, d'un ouvrage
du docteur Hufeland, relatif à une épidémie
de ce genre, j'ai éprouvé la satisfaction
d'avoir eu, sur plusieurs points, les mêmes
idées que ce célèbre auteur allemand.

J'ai placé à la suite, et sous le titre de
cette dernière campagne, quelques Notices
et Observations recueillies pendant le séjour
que je fis à Paris à mon retour d'Austerlitz. J'y
ai joint même plusieurs faits antérieurs et
postérieurs à cette époque, lesquels se trouvaient naturellement liés aux premiers par
leur nature, et l'on me pardonnera, je l'espère, en faveur de ce motif, cette sorte
d'anachronisme.

Ces Notices appartiennent à des maladies extrêmement graves, contre lesquelles
l'art offre très-peu de ressources ; néanmoins,
lorsqu'on peut les reconnaître à leur invasion ou dans les premières périodes, on
les attaque avec quelque succès par des

moyens propres surtout à en combattre les causes.

Je termine le deuxième volume par mon *Mémoire sur les Amputations*, auquel j'ai cherché à donner plus de précision, en supprimant quelques détails qu'on pourra d'ailleurs retrouver dans ma Dissertation naugurale [1].

J'invite les jeunes chirurgiens à lire sans prévention, et à examiner avec soin, à l'article du procédé opératoire, mes ré-flexions sur les inconvéniens de la réunion immédiate, ou par première intention, de la plaie du moignon, résultat de l'ampu-tation primitive ou consécutive. Cette opi-nion est basée sur l'expérience de vingt-cinq années de pratique, et sur un grand nombre d'observations que j'ai pu faire chez les nations étrangères, où ce procédé a toujours été plus ou moins préconisé. Au reste, je me félicite de m'être trouvé d'ac-cord, dans le sentiment que je professe

---

[1] Voyez la collection des Thèses de l'École de Paris in-4.°, n.° 1.

depuis très-long-temps à cet égard [1], avec M. le professeur Pelletan, l'un des membres les plus distingués de l'ancienne académie royale de chirurgie [2].

Le troisième volume commence par les campagnes de Prusse et de Pologne. A la suite de quelques réflexions sur la chirurgie administrative et l'hygiène militaire, et après une notice sur l'asphixie causée par la vapeur carbonique des poêles de fonte, à Berlin et dans plusieurs villes de la Pologne, j'ai exposé, le plus brièvement possible, tout ce qui a eu du rapport avec le service de santé, avant et après la célèbre bataille d'Eylau. On appréciera sans doute les efforts et le courage des chirurgiens, dans cette circonstance où le froid le plus rigoureux ne nous a pas empêchés de panser et d'opérer les blessés sur le terrain. L'exemple des avantages qu'on obtint aussi alors de l'évacuation presque

[1] Voyez ma *Relation chirurgicale de l'Armée d'Orient.*

[2] Voyez la *Chirurgie clinique* de ce grand praticien.

subite que nous fîmes de tous les militaires blessés, démontrera la nécessité de les laisser le moins possible réunis en grand nombre dans des lieux plus ou moins insalubres.

Un Mémoire sur la *gangrène de congélation* qui s'est observée après la bataille d'Eylau, et où je hasarde quelques idées nouvelles sur la manière d'agir des causes de cette mortification, et sur ses effets; plusieurs remarques sur la topographie de la Pologne prussienne, sur quelques maladies particulières qui ont régné dans les camps pendant le séjour que nous fîmes au milieu de cette contrée, et sur les mesures de salubrité qu'il convint de prendre pour écarter une épizootie qui s'étoit déclarée parmi les bestiaux de l'armée; enfin, un Mémoire sur la plique, auquel j'ai cru devoir ajouter, pour fixer l'opinion des médecins sur les principes qu'il renferme, le jugement que l'Institut a émis sur mon travail; tels sont les principaux objets dont se compose, relativement à la science médicale, notre campagne de Pologne.

La deuxième partie du troisième volume est consacrée à la première campagne d'Espagne. Je présente d'abord un aperçu des premières opérations militaires dans cette contrée, quelques notes de topographie et d'histoire naturelle relatives aux deux Castilles, et quelques réflexions sur la constitution physique des Castillans, sur leur caractère et leurs coutumes. La capitale de l'Espagne devait ensuite être l'objet de nos remarques, autant sous le rapport des maladies qui s'y observent, qu'à cause de son climat particulier. La colique rhumatismale bilieuse (dite *colique de Madrid*) appartient à ce climat. Je l'ai étudiée avec soin chez un grand nombre de Français, et les expériences que j'ai faites m'ont confirmé dans l'idée que j'avais eue dès le commencement que cette maladie n'était point causée par les substances métalliques, comme le pensent plusieurs médecins de Madrid. Pour convaincre ceux qui n'ont pas été à portée de suivre sur les lieux la marche de cette colique, j'ai dû faire entrer, dans le Mémoire qui traite de cette maladie, tous les détails propres à en indiquer les véritables causes. Les recherches auxquelles je me suis livré pour arriver à la connaissance de ces causes, m'ont fait découvrir aussi celles d'une autre maladie extrêmement grave, et qui s'est présentée avec des symptômes singuliers. Cette affection, que j'ai désignée sous le nom d'*ataxie soporeuse*, fait encore l'objet d'un Mémoire.

Ces deux Mémoires sont précédés d'une Notice sur la *gangrène traumatique*, où il s'agit de l'application d'un précepte nouveau pour l'amputation d'un membre qui, à la suite d'une blessure, se frappe de gangrène. Je désire pouvoir fixer ici toute l'attention des chirurgiens des armées. C'est en effet de la juste application de ce précepte que dépend la vie du blessé : il faut savoir saisir l'instant favorable pour faire l'amputation, sans attendre, contre l'avis de la plupart des auteurs, que la mortification soit bornée. C'est dans ces circonstances difficiles que le chirurgien militaire a besoin d'être doué de la fermeté d'ame et du courage que réclame l'emploi de ce moyen extrême. Les principes de ce Mémoire sont appuyés d'un assez grand nombre d'observations authentiques.

Dans le cours de la deuxième campagne d'Espagne, on pourra remarquer quelques réflexions que je crois utiles sur plusieurs cas essentiels de chirurgie, et notamment sur les sutures de la face. Ce point de doctrine aurait peut-être mérité un plus grand développement.

La troisième partie du troisième volume offre les principaux résultats de la campagne d'Autriche ; ils font connaître exactement les difficultés qu'il nous a fallu vaincre pour remplir notre tâche avec honneur.

Plusieurs faits observés dans cette campagne ajoutent, j'ose le dire, aux progrès de la chirurgie militaire, et doivent inspirer aux hommes de l'art une grande confiance dans la pratique de certaines opérations délicates faites d'après des procédés nouveaux ou peu usités, et dans l'emploi de certains moyens énergiques qui peuvent paraître cruels aux yeux du

vulgaire, mais sans lesquels on a le regret
de voir périr, déchirés souvent par les
douleurs les plus vives, les blessés dont les
plaies donnent déjà de grandes espérances.

Les événemens de cette campagne ap-
prendront encore aux chirurgiens des armées à suppléer, par leur génie, par leur
zèle, et par une infinité de moyens que
l'industrie fait ordinairement rencontrer,
dans quelque lieu et dans quelque conjoncture qu'on se trouve, aux ressources qui
n'existent que dans les hôpitaux. Il faut
se représenter surtout, à cette occasion,
la situation de nos blessés dans l'île de
Lobau, et le moyen que nous avons imaginé de leur procurer à discrétion du bouillon assez bon, confectionné avec la chair
de cheval et assaisonné avec la poudre à
canon, au défaut du bouillon fait avec la
viande, dont nous manquions totalement.
Ces circonstances rappelleront enfin aux
jeunes officiers de santé qu'ils ne doivent
jamais aller au champ de bataille sans
avoir avec eux les instrumens et appareils
à pansemens nécessaires pour donner les

premiers secours aux blessés, dussent-ils porter eux-mêmes tous ces objets, comme nous avons été obligés de le faire en Égypte, dans la première traversée des déserts.

Les Notices que nous donnons à la fin de notre campagne d'Autriche, sur les amputations de quelques membres, sur le tétanos traumatique et les plaies pénétrantes des cavités, me paraissent mériter d'être lues attentivement.

La dernière partie de mon ouvrage comprend plusieurs Mémoires et Observations recueillies à l'hôpital de la garde, pendant les années 1810 et 1811. Les maladies qui en sont l'objet, provenant presque toutes des blessures reçues dans les derniers combats, ou des fatigues et des vicissitudes de la guerre, présentent des faits rares et curieux.

Tel est l'ensemble de cet ouvrage, dans lequel j'ai cherché à réunir tout ce qui m'a paru devoir contribuer à l'avancement de la chirurgie militaire. Il me reste à réclamer l'indulgence de mes lecteurs pour les imperfections qu'ils pourront y remarquer. Je me

trouverai heureux que l'on veuille bien me
savoir gré de l'intention que j'ai eue d'apla-
nir les routes difficiles où les jeunes chirurgiens des armées doivent porter leurs pas,
et de leur offrir une sorte d'itinéraire auquel
ils puissent avoir recours, dans quelque lieu
que leurs fonctions les appellent.

CAMPAGNES ET MÉMOIRES.

CAMPAGNE

DE L'AMÉRIQUE SEPTENTRIONALE.

~~~~~~~~~~~~~~

Dès l'âge de treize ans je quittai le lieu de ma naissance (Baudéan, près Bagnères-Adour, Hautes-Pyrénées, province ci-devant Bigorre) pour me rendre à Toulouse, dans l'intention d'étudier l'art de guérir, sous les auspices de M. Larrey (Alexis), mon oncle, chirurgien-major et professeur de l'hôpital général de cette ville, associé correspondant de l'académie royale de chirurgie de Paris[1].

Après avoir terminé mes cours d'études

---

[1] Aujourd'hui directeur de l'école de médecine de Toulouse.

élémentaires au collége de l'Esquile et aux écoles
de médecine et de chirurgie de Toulouse, je
conçus le projet de m'éloigner de cette ville
et d'aller dans d'autres universités acquérir les
connaissances nécessaires pour exercer la profession que j'avais embrassée.

Je me dirigeai vers la capitale, où j'arrivai
en août 1787. Peu de jours après, le célèbre
Louis, secrétaire perpétuel de l'académie, annonça
un concours pour un nombre déterminé de places
de chirurgiens auxiliaires de la marine, au département de Brest. Cette circonstance favorisait
singulièrement le goût naturel que j'avais pour
les voyages; aussi, quoiqu'elle dût me détourner
de mon premier dessein, je n'hésitai pas à me
mettre sur les rangs, et j'eus l'avantage d'obtenir
une des places proposées. Je partis aussitôt pour
le port de Brest, où je devais être classé d'après
un nouvel examen. La saison étant favorable, je
fis ce voyage à pied, avec un autre officier de
santé auxiliaire de la marine.[1]

Nous considérâmes avec soin tout ce qui pouvait et devait exciter notre curiosité : ainsi, après
avoir passé Mortagne, nous nous arrêtâmes au
couvent austère de la Trappe, où le malheur
allait jadis chercher un asile et des consolations.

[1] M. Lescot, aujourd'hui pharmacien à Paris.

On nous y donna l'hospitalité pendant deux jours, que nous employâmes à visiter l'intérieur du monastère et à parcourir son vaste enclos, qui contenait à la fois des bois, des terres labourables, des prairies et des jardins. On nous fit remarquer principalement le tombeau du comte de Comminges et de sa trop malheureuse Adélaïde. Le souvenir de ces deux amans enfermés dans le même cloître, soumis aux mêmes travaux, supportant les mêmes privations, soupirant sans cesse l'un pour l'autre et se rencontrant tous les jours sans se reconnaître, était bien propre à exciter notre attendrissement. « Ces deux infortunés, nous dit l'abbé qui nous accompagnait, « ne se reconnurent qu'aux « derniers instans de leur vie. La mort de l'un « suivit de près celle de l'autre, et ils furent « réunis sous la même tombe. »

Nous suivîmes les moines de ce couvent dans leurs exercices religieux et dans leurs divers travaux; ils cultivaient la terre, et façonnaient eux-mêmes tout ce qui était nécessaire à leur habillement et aux différens besoins de la vie. Le troisième jour, nous quittâmes ce lieu de retraite, avec le regret d'y laisser quelques jeunes religieux dont la physionomie triste et l'extrême maigreur annonçaient de profonds chagrins.

A notre passage à Laval qui a vu naître

Ambroise Paré, le père de la chirurgie française, nous nous fîmes indiquer la maison qu'il avait habitée. En y entrant je fus saisi d'un sentiment de vénération tel que, m'abandonnant à une douce illusion, je crus que j'allais voir paraître à nos yeux ce grand homme, lorsque tout-à-coup la présence des propriétaires de la maison (c'étaient des tisserands) venus à notre rencontre pour nous montrer la chambre qu'il avait occupée, détruisit le prestige qui abusait mon imagination.

Nous continuâmes notre route, et, en traversant Rennes, nous voulûmes voir le palais du Parlement. L'aspect de la chambre ardente où l'on soumettait les prisonniers à la question, avait quelque chose de terrible. De Rennes nous nous acheminâmes directement vers Brest. Je n'avais encore rien vu de plus majestueux ni de plus imposant que la flotte mouillée dans la rade immense de ce port, que nous découvrîmes de la hauteur qui le domine à une distance d'environ une demi-lieue. La mer que je contemplais pour la première fois, et dont les ondes légèrement agitées par les vents réfractaient de mille manières différentes les rayons d'un beau soleil couchant, offrait à mes yeux un spectacle qui me frappa d'admiration. Je restai quelques instans en extase, et je me serais oublié sans doute plusieurs heures dans ce lieu, si nous n'eussions entendu le canon de retraite. Il fallut hâter la marche pour entrer dans la ville avant les portes fermantes.

Les officiers de santé en chef de la marine, MM. Billard, Lapoterie et Duret, tous trois célèbres par leurs travaux et leurs écrits, m'accueillirent avec bonté, et me firent subir le deuxième examen avec les autres chirurgiens venus de Paris. Je fus nommé chirurgien-major des vaisseaux du roi, à l'âge de vingt-un ans, et, contre l'usage, sans avoir encore navigué.

Cependant les Hollandais, en faveur desquels l'armement avait été fait, étant rentrés en paix avec l'Angleterre, on reçut ordre du ministre de désarmer tous les vaisseaux, à l'exception de ceux qui devaient se rendre dans nos colonies pour y faire respecter le pavillon français et protéger le commerce. Par le même motif, on licencia presque tous les chirurgiens auxiliaires de la marine, et je fus du petit nombre de ceux que M. l'intendant général et le conseil de santé désirèrent conserver.

Bientôt après je fus embarqué, en ma qualité de chirurgien-major, sur la frégate ou la corvette *la Vigilante*, commandée par M. le chevalier de Saques de Tourès, major de vaisseau. En attendant l'époque du départ, je passai l'hiver à donner aux jeunes étudians quelques leçons d'anatomie et de chirurgie. Je visitai le bagne des forçats, les arsenaux, les magasins et les chantiers de construction ; je me livrai surtout à l'étude de tout ce qui avait rapport à la navigation et à celle des fonctions que j'avais à remplir à bord.

Parmi les galériens détenus dans le bagne, on me fit remarquer un homme de soixante-sept ans, portant le nom de *Louis Bourbon*. Il était isolé dans une petite chambre, et servi avec des soins particuliers. Ce vieillard offrait un de ces phénomènes qu'on n'observe que très-rarement : il ne voyait les objets qu'à l'ombre de la nuit, et pendant le jour il était dans une cécité complète. Trente-trois ans non interrompus dans un cachot souterrain, avaient ainsi changé les fonctions de l'organe visuel. La conversation de cet infortuné intéressait vivement ; il vous charmait par le récit de ses malheurs, par sa résignation et par la gaîté de son caractère. Je n'ai entendu personne tirer des sons d'une flûte avec plus d'harmonie, de sentiment et de perfection : cet instrument était son seul objet de consolation ; la grande habitude qu'il avait d'en jouer avait fait exercer par le coude qui appuie sur la poitrine, une dépression sur les côtes correspondantes ; ce que nous avons reconnu, quelque temps après, à la mort de cet individu. Nous avons observé un second phénomène anatomique, non moins

rare, à l'ouverture du cadavre d'un autre galé-
rien, chez qui nous fûmes fort étonnés de voir
tous les viscères transposés [1]. Dans la poitrine,
le cœur se dirigeait à droite; dans le bas-ventre,
le foie était à gauche, la rate à droite. La petite
extrémité de l'estomac était aussi à gauche, et
les intestins avaient éprouvé une transposition
relative. Cette pièce est conservée dans le cabinet
d'anatomie de l'école de la marine. Quelques
autopsies cadavériques et plusieurs expériences
que je fis avec le professeur Duret, nous fournirent d'autres remarques non moins intéressantes
que j'aurai occasion de faire connaître.

L'industrie des galériens est surprenante, et
donne la preuve de ce que la persévérance dans
le travail est capable d'exécuter. Privés de toute
espèce d'instrumens tranchans ou piquans, même
d'outils un peu volumineux, tels que masses,
marteaux, tenailles, et seulement avec des clous,
des portions de limes, etc., ils viennent à bout
de construire des petits vaisseaux d'une perfection
étonnante, ornés d'ivoire, d'ébène ou de nacre;
les agrès sont disposés avec la plus grande exactitude, et se meuvent à volonté. Ils font toute
sorte de bijoux, de dessins, d'instrumens de

---

[1] Plusieurs auteurs, et notamment l'immortel Bichat,
rapportent de pareils exemples.

mécanique. Enfin ils étaient parvenus à imiter les billets de banque et à tirer de ce faux papier des sommes considérables.

Au mois d'avril 1788, on donna l'ordre de disposer *la Vigilante* à mettre à la voile aux premiers vents favorables; et, comme chirurgien-major, je fus chargé de l'approvisionnement des médicamens, des appareils à pansement et des instrumens de chirurgie. Je fus également chargé d'examiner les alimens légers destinés aux malades pendant la traversée, de les faire placer et arrimer convenablement. Je m'occupai de tous ces objets avec un soin particulier, persuadé que le chirurgien-major d'un vaisseau doit y attacher la plus grande importance. Nous passâmes quelques jours à bord avant de lever l'ancre. Je les consacrai à l'étude du vaisseau, surtout des agrès, des manœuvres, de l'arrimage, de la quantité et de la qualité des provisions que l'on embarque pour une campagne déterminée. Je m'informai aussi du régime auquel le matelot était soumis, de la nature des fonctions qu'il avait à remplir, de leur durée et du repos qui devait les suivre.

Sachant que notre vaisseau avait mission de se rendre à l'Amérique septentrionale, et particulièrement à l'île de Terre-Neuve, pour y protéger la pêche de la morue, je recueillis, près du docteur Lapoterie et de plusieurs officiers qui avaient navigué dans ces contrées, toutes les instructions qu'ils voulurent bien me donner sur la nature de ce climat, sur ses influences à l'égard de la santé des Européens, sur le caractère des insulaires de Terre-Neuve et sur les productions de ce pays. Je pris des renseignemens sur les difficultés de la traversée, sur la nature des mers ou des climats que nous avions à parcourir pour arriver à notre destination. Je me munis des ouvrages les plus propres à m'éclairer et à régler ma conduite, tant à bord du vaisseau que lors de notre arrivée à Terre-Neuve. J'avais un chirurgien aide-major et un élève, tous deux fort instruits et pleins de zèle. Je puisai dans les vastes connaissances du capitaine et du lieutenant, le chevalier Dutrevoux, qui m'accordèrent leur confiance et leur amitié, des secours précieux pour l'étude de la navigation, de l'histoire naturelle et de la géographie des contrées occidentales. Je faisais tous mes efforts pour mettre à profit les leçons que je recevais des officiers ou des maîtres d'équipage; car j'avais extrêmement à cœur de ne manquer aucune occasion de m'instruire; enfin je brûlais d'impatience de m'élancer sur l'immense Océan.

Les vents sont favorables, et le signal du départ est donné. Nous mettons à la voile le

3 mai, à trois heures de l'après-midi. Le ciel était serein, et le soleil, à son second degré de déclinaison, semblait nous devancer dans le chemin que nous devions tenir : l'appareillement du vaisseau, la levée de l'ancre sont des manœuvres difficiles et sans contredit les plus curieuses pour celui qui n'a point navigué. Je passerai rapidement sur les détails de notre navigation communs à ceux de tous les vaisseaux en marche ; je m'arrêterai seulement aux événemens remarquables qui nous survinrent et aux observations physiologiques, d'hygiène ou de pathologie qui peuvent mériter quelque attention. Favorisés par les vents, nous eûmes passé le goulet de la rade et doublé les pointes de ses rives en moins de trois heures. La terre s'éloignait, et bientôt elle disparut à nos yeux. Le soleil semblait s'être englouti au côté opposé de cette plaine liquide ; les ténèbres remplacèrent sa lumière, et je me vis pour la première fois entre le ciel et l'eau. Cette transition subite et cet isolement firent sur tous mes sens l'impression la plus vive. La pensée d'une fin malheureuse vint frapper mon imagination, et les réflexions les plus tristes succédèrent rapidement aux idées flatteuses que m'avait données l'espérance de voir, dans une longue navigation, de nouveaux pays et tant d'objets divers. Je ne

pus retenir mes larmes, et je regrettai vivement le sol que je venais de quitter[1]. Il serait difficile d'exprimer tout ce que j'éprouvai dans ce premier moment. Je passai toute la nuit sur le pont, comme je l'ai fait souvent depuis, pour suivre les mouvemens du vaisseau, les manœuvres du pilote et les travaux de l'officier de quart.

Nous fûmes favorisés par les vents jusque dans la nuit du 5 mai. Je n'avais point encore ressenti le mal de mer, et j'étais content. Tout-à-coup une tempête affreuse fond sur notre vaisseau; quelques voiles sont déchirées, et des vergues cassées; les cordages, agités par les vents, font entendre un sifflement horrible. La mer devient houleuse; les lames grossissent rapidement, s'élèvent de chaque côté comme des montagnes, et passent bientôt sur le pont. Nous sommes, à plusieurs reprises, comme submergés et dans un danger imminent. On s'empresse de plier les voiles, d'amener les vergues et de caler les mâts. La frégate est mise à la cape, et nous y restons vingt-quatre heures. Cependant la tempête s'appaise, les flots se calment, et les vents propices nous remettent sur

---

[1] Je m'affligeais surtout d'y laisser une mère tendre, veuve depuis long-temps, et à qui je savais que la nouvelle de mon embarquement serait infiniment pénible.

la bonne route. J'avais été très-affecté du mal de mer pendant ce mauvais temps; j'avais beaucoup entendu parler de cette maladie qu'on ne trouve décrite nulle part, et que je ne connaissais pas. Ceux qui ne l'ont point éprouvée la considèrent comme une indisposition passagère et de courte durée ; mais malheur à celui dont *l'idiosyncrasie* le rend *impressionable* aux causes qui la produisent! C'est, selon moi, le mal le plus incommode et le plus pénible dont l'homme destiné à la navigation puisse être atteint.

Ce mal se fait sentir avec plus ou moins de force chez ceux qui naviguent pour la première fois. Cependant il est des personnes qui en sont à peine incommodées, ou qui, ayant supporté une première épreuve, bravent ensuite toutes les tempêtes sans éprouver d'indisposition ; tandis qu'il en est d'autres qui, après plusieurs campagnes, sont constamment malades pendant les gros temps et ne peuvent se préserver de cette singulière affection. Nous tâcherons de faire connaître les causes de cette différence en parlant de celles qui produisent le mal de mer ; les symptômes en sont généralement connus, mais il s'agit d'en expliquer les phénomènes.

Tant que le vaisseau conserve son équilibre, et que sa marche est ferme et régulière, quelque rapide qu'elle soit, l'homme embarqué n'éprouve

aucune indisposition ; mais si les vents contrarient la marche du vaisseau, ou que par suite
d'un coup de vent il soit livré au gré des flots,
le marin reçoit les effets des deux principaux
mouvemens auxquels le bâtiment est alors
soumis. Le premier de ces mouvemens est désigné sous le nom de *roulis*, par lequel le
vaisseau est agité de tribord à bâbord avec
plus ou moins de force. Le second mouvement
se nomme *tangage*. Il consiste dans l'abaissement
et l'élévation réciproques de la proue et de
la poupe. Dans le premier cas, celui qui n'a
point d'expérience se persuade que le bâtiment
doit chavirer : dans le second cas, il craint de le
voir descendre dans l'abîme. L'imagination est
d'abord frappée de ces mouvemens désordonnés ;
à cette première cause morale, qui n'a pas lieu chez
les vieux marins, s'en joint une physique. Ces
mouvemens contre nature impriment des secousses dont les effets se concentrent au cerveau,
la partie du corps la plus *impressionable* par sa
masse, sa mollesse et son peu d'élasticité. Les
molécules de cet organe, après avoir éprouvé
une sorte d'ébranlement, sont affaissées sur elles-
mêmes, et de là tous les symptômes qui caractérisent le mal de mer. Plus la masse du cerveau
est grande et d'une consistance molle, plus cet
organe est accessible à l'impression de ces causes ;

c'est ce qui fait que les jeunes gens et ceux chez qui le cerveau est très-volumineux sont le plus sujets au mal de mer. Les personnes avancées en âge, dont le cerveau est diminué de volume, et offre d'ailleurs plus de consistance que chez les jeunes sujets, sont moins exposées à cette maladie. Les habitans des côtes maritimes et des climats froids, chez lesquels la masse cérébrale est généralement moins développée que chez ceux qui habitent les pays chauds et l'intérieur des terres, s'accoutument beaucoup mieux aux vicissitudes de la navigation ; c'est-à-dire, qu'ils sont moins sujets au mal de mer.[1]

Le premier effet de cette secousse cérébrale est la tristesse et une terreur panique qui s'empare de l'individu ; la pâleur couvre son visage ; ses yeux se baignent de larmes ; il a du dégoût pour tous les alimens ; il garde le silence, cherche la solitude et le repos ; il chancelle comme dans l'ivresse, il éprouve des vertiges, des tintemens d'oreille et une pesanteur incommode à la tête ;

---

[1] Je ne saurais déterminer au juste les causes de cette différence ; mais l'expérience nous apprend que tous les êtres animés, ainsi que les plantes, soumis aux influences des vents ou des gaz provenant de la mer, surtout sur les côtes exposées au nord, sont en général gênés dans leur développement total ou partiel, et entretenus dans un degré de compression et de petitesse relatives.

des nausées se déclarent, et bientôt après les vomissemens qui deviennent fréquens, doulou-reux, et se continuent, presque sans relâche, jusqu'au moment où la cause cesse. Ces vomisse-mens, symptôme principal de la maladie, sont quelquefois accompagnés d'effusion de sang et de mouvemens convulsifs. Ils sont sans doute déter-minés par l'irritation sympathique ou le trouble qui survient aux deux cordons des nerfs *pneumo-gastriques* (8.ᵉ paire), sur l'origine desquels les effets de l'ébranlement du cerveau paraissent se concentrer; et comme ils se distribuent presque en entier à l'estomac, ce viscère doit recevoir le premier l'impression de cette affection morbide, d'où elle se communique sympathiquement à tous les organes de la poitrine et du bas-ventre. Il en résulte des défaillances, de l'oppression, suppression dans les excrétions alvines, consti-pation opiniâtre et plus ou moins prolongée. Les forces du malade diminuent sensiblement et s'épuisent; les jambes ne supportent plus le poids du corps; et lorsque l'individu fait des efforts pour marcher, il perd l'équilibre, et tombe comme un homme qui est dans l'ivresse; il se tapit dans le premier recoin; il y reste immobile, jusqu'au moment où les vomissemens le forcent de changer de place. La nutrition est suspendue, puisque le malade ne peut garder

aucune espèce d'aliment dans son estomac ; la
maigreur se déclare, et va en augmentant ; les
facultés intellectuelles souffrent comme tous les
organes de la vie animale, et cette altération
est souvent portée à un si haut degré, que,
loin de redouter la mort comme dans la première
période de la maladie, la plupart des individus
arrivés à ce degré de souffrance, la désirent,
et quelques-uns même cherchent à se la donner.
On en a vu des exemples.

Cette maladie aurait sans doute une *terminaison*
fâcheuse si elle était d'une longue durée ; mais
il est rare que les causes qui la produisent se
conservent au même degré d'intensité au-delà de
sept, huit et neuf jours ; lorsque la tempête est
plus forte, elle passe plus vîte, et le mal cesse
avec le mauvais temps. Le retour des bons vents
ou des vents alizés fait cesser le mal de mer
comme par enchantement, et rétablit le malade
dans l'intégrité de toutes ses fonctions. Ses forces
se réparent très-vîte, et il a bientôt perdu le
souvenir de ses tourmens. Mais aux premiers
vents contraires, surtout s'ils sont impétueux, les
mêmes accidens se renouvellent et marchent chez
les uns avec le même appareil que la première
fois, tandis qu'ils sont très-modifiés chez d'autres ;
enfin, il en est qui n'en ont aucune récidive.
Les organes s'accoutument par degrés à ces

ébranlemens ou collisions, et finissent par remplir leurs fonctions sans trouble ni confusion. Il en est aussi chez qui les accidens sont aussi graves à la deuxième et à la troisième campagne qu'à la première. Il est difficile d'expliquer toutes ces différences : dans tous les cas, c'est le cerveau qui est le plus affecté ; et ce qui le prouve, c'est le soulagement qu'on se procure en se mettant dans un cadre suspendu, et en se couvrant la tête d'un bandeau bien serré. Tant que l'on est dans cette attitude, le mal de mer est appaisé ; mais il se reproduit aussitôt qu'on quitte son hamac pour se mettre en contact immédiat avec le vaisseau[1].

Quoique ce mal soit très-pénible, il est rare que les sujets qui en sont attaqués périssent, à moins qu'il ne s'y joigne d'autres complications ; mais le malade peut languir long-temps et tomber dans le marasme.

On connaît très-peu de moyens de se préserver de ce mal ; on n'en connaît point d'assez efficace pour s'en guérir. Il faut nécessairement que la cause cesse pour qu'il finisse : cependant

---

[1] On voit des personnes qui, voyageant dans des voitures mal suspendues, et ayant surtout le dos tourné dans le sens de la marche de ces voitures, sont incommodées de cette maladie. Les chameaux en Égypte produisent le même effet chez ceux qui les montent pour la première fois.

I. 2

il sera moins violent et de plus courte durée, si, avant les époques de son invasion, on ajoute aux soins de propreté, des lotions d'eau fortement vinaigrée, faites sur toute l'habitude du corps, une grande sobriété, l'usage des acides végétaux mêlés aux alimens et aux boissons, et celui de la pipe avec modération. On devra éviter l'impression de l'air froid et humide pendant la nuit, et rester le moins possible dans les entre-ponts et les endroits de l'intérieur du vaisseau où l'on respire un air vicié et nauséabond, qui dispose d'avance au vomissement. Il faut en cela suivre l'exemple des vieux marins, qui, pendant les heures de repos, se promènent sur le pont, où l'air est plus pur, et où l'on accoutume ses yeux aux mouvemens du vaisseau et des ondes.

Lorsque le mal de mer s'est déclaré, il faut manger très-peu, et ne faire usage que d'alimens faciles à digérer, qui aient la propriété d'absorber le suc gastrique, très-abondant dans cette circonstance, et de fortifier l'estomac : tels sont les croûtes de pain et le biscuit, trempés dans du café ou du bon vin, dans de l'oxycrat ou de la limonade, pour ceux qui n'aiment ni le café ni le vin. Le thé et le punch léger sont également salutaires ; mais il faut éviter les alimens gras et sucrés, les salades, les potages et toute espèce de légumes. On ne doit se permettre que très-peu de viande rôtie et du riz préparé à la turque. Il faut se tenir chaudement, prendre de l'exercice, se récréer par la musique ou tout autre moyen analogue : on calme ainsi les accidens du mal de mer, et l'on en prévient les suites fâcheuses [1].

Après quelques jours d'une navigation heureuse, nous fûmes assaillis par une tempête beaucoup plus forte que la première, et d'une plus longue durée, qui nous jeta à deux cents lieues du grand banc de Terre-Neuve, assez près des îles Açores pour que nous pussions en distinguer les côtes. Nous restâmes trois jours à la cape, livrés à la merci des flots.

Cependant nous reprîmes notre route vers le grand banc de Terre-Neuve, où nous avions conçu le projet de nous arrêter pour pêcher de la morue verte. Nous fûmes surpris, à quelques lieues de ce banc, par un calme plat qui retarda encore notre marche. Ces momens étaient pour moi les plus heureux : je me portais bien ; et je jouissais du beau spectacle que la nature nous

---

[1] M. le docteur Keraudren, médecin inspecteur en chef de la marine, que j'ai eu occasion de consulter sur cet objet, pense aussi que, dans cet état, le cerveau est primitivement affecté, et que les phénomènes qui ont lieu sont surtout déterminés par l'influence de cet organe.

2 *

offrait à chaque instant. Dans les jours à demi-
sereins, le coucher du soleil était constamment
remarquable par la variété infinie des reflets et
de la décomposition de la lumière. C'est aussi
une des circonstances où les poissons se montrent
à la surface des eaux : on apercevait beaucoup
de cétacées, tels que des marsouins de toutes
grandeurs, des cachalots, des baleines et des
spadons. J'ai vu surtout avec un extrême plaisir
le combat singulier de ces deux dernières espèces
d'animaux. Le spadon s'élance tout-à-coup hors de
l'eau, et retombe avec vîtesse, dirigeant sa scie
obliquement sur le corps de la baleine, qui plonge
aussitôt en faisant la culbute pour échapper à
l'attaque de son ennemi, et c'est dans sa chute
qu'elle cherche elle-même à l'atteindre de sa
queue. Elle remonte ensuite à la surface de la
mer, darde l'eau par ses évents, afin d'écarter
son adversaire, qui la poursuit entre deux eaux
pour l'attaquer de nouveau et à l'improviste.
J'ai vu ces attaques se répéter plusieurs fois sans
que ni l'un ni l'autre des combattans fût blessé.
Une baleine, d'une grandeur monstrueuse, a
suivi d'assez près notre corvette, mais en se
donnant de garde de trop l'approcher, dans la
crainte sans doute d'en être écrasée ; et en effet,
il n'y a pas de comparaison à établir entre la
force de la queue de cet animal et celle de la

quille d'un bâtiment de guerre doublé en cuivre ;
preuve certaine du peu de vérité des histoires
que l'on débite sur les effets dangereux du passage
de ces cétacées sous les vaisseaux.

Les vents passèrent tout-à-coup au sud-est,
et nous arrivâmes enfin au grand banc où
nous pêchâmes, à la ligne, de la morue, sur
un fond de soixante brasses. On est dans l'usage
de décapiter et d'éventrer ces poissons aussitôt
qu'ils sont sortis de l'eau. Je fus surpris de la
précipitation avec laquelle le matelot chargé de
cet emploi retirait sa main du ventre de l'animal.
Je lui en fis l'observation ; il me répondit que le
froid extrême qu'il ressentait à la main en la plon-
geant dans les entrailles du poisson, le forçait
de la retirer promptement. Je fis la même expérience, et je sentis comme lui qu'elles étaient
glaciales. Si j'avais eu un thermomètre, j'aurais pu
déterminer à peu près la température du fond de
ces mers ; car je pense qu'elle est analogue, selon
le degré de profondeur, à celle de leurs habitans.

Nous nous remîmes en route pour Terre-
Neuve, et nous laissâmes sur le grand banc
plusieurs pêcheurs hollandais qui paraissaient
affronter toutes les tempêtes et les intempéries de
la saison pour continuer leur pêche. La morue de
ce parage, nommée morue verte, est délicieuse ;
aussi est-elle la plus recherchée. A quelque

distance du grand banc, nous fûmes surpris par
une brume fort épaisse et très-froide. On se
distinguait à peine sur le pont, à quatre pas l'un
de l'autre. La frégate ne filait alors que deux
nœuds. Ce changement subit de température
annonçait l'approche des glaces aux marins qui
avaient fréquenté ces parages. Dans cette crainte,
on ralentit la marche du vaisseau, et on en
changea un peu la direction. Peu d'heures après,
le brouillard se dissipa, les vents devinrent plus
forts, et nous reprîmes notre route. Nous aperçûmes aussitôt deux grosses montagnes de glace
vers lesquelles nous marchions sans le savoir :
nous les évitâmes facilement en appuyant au
nord. Ces monceaux de glace étaient de la grandeur d'une maison à trois ou quatre étages : ils
avaient à l'extérieur une forme conique ; la portion qui plongeait dans l'eau, paraissait être d'un
égal volume à la portion extérieure. Nous ne
tardâmes point à en découvrir beaucoup d'autres,
et enfin nous rencontrâmes un banc glacé qui
paraissait se continuer jusqu'à Terre-Neuve. Si
le brouillard avait été plus épais, nous y aurions
infailliblement péri. Nous marchâmes quelque
temps le long de cet écueil, pour ne pas trop
nous éloigner. Quelques matelots aperçurent sur
ses bords des cages à poule surnageant, et dans
lesquelles il y avait des volailles mortes et quelques

canards encore vivans qu'ils enlevèrent. Nous
vîmes aussi un chapeau, quelques morceaux de
bois, et une petite vergue de perroquet avec sa
voile. Ces débris nous firent présumer la perte
de quelque bâtiment. Nous redoublâmes alors de
prudence et de précautions, et nous nous éloi-
gnâmes promptement du danger en dirigeant
notre marche plus à l'est. Le lendemain matin,
vers dix heures, nous nous trouvâmes à la hauteur
de Belle-Isle, que nous côtoyâmes d'assez près.
Les matelots de service aperçurent des signaux
au pied de cette petite île encore couverte de
neige, et en avertirent l'officier de quart :
celui-ci, à l'aide de sa lunette d'approche, reconnut, sur le rivage, des hommes qui, depuis
long-temps, élevaient leurs chapeaux. On laissa
arriver la frégate de quelques degrés, et on se
tint en panne. La grande chaloupe fut mise de
suite à la mer, et un officier, accompagné d'un
nombre suffisant de matelots, eut ordre d'aller
chercher ces infortunés.

Chacun de nous faisait des conjectures sur leur
sort : on était impatient de les voir, et l'on
craignait de les entendre. Je me serais élancé
dans la chaloupe, si le capitaine me l'eût permis.
Le trajet se fit avec assez de vîtesse, les vents
étant assez forts. La chaloupe aborda, et le sifflet
du maître se fit entendre, pour qu'on aidât ces

malheureux à monter sur notre vaisseau : dans le même instant tout l'équipage fut à tribord, et les hommes de l'embarcation furent enlevés.

Je courus au-devant des naufragés ; ils étaient vingt-un, de vingt-trois jetés sur cette île ; pâles, défigurés, transis de froid, mourant de faim et de soif. Je reconnus que plusieurs d'entre eux avaient les pieds et quelques doigts des mains gelés. Nous nous empressâmes de les faire descendre dans les chambres du capitaine et du grand conseil, où l'on avait placé des matelas et des couvertures pour les coucher. Des embrocations d'eau-de-vie camphrée froide, quelques bouillons de tablettes de viande et de bon vin sucré les ranimèrent et les rendirent à la vie. Je m'occupai par la suite de l'affection gangréneuse locale dont la plupart étaient atteints.

A peine furent-ils un peu restaurés, que, pressentant notre impatience de connaître les causes de leur naufrage, ils demandèrent à nous en faire le récit. Voici, en substance, ce que nous raconta M. Doré, chef de cette petite troupe, ex-lieutenant des vaisseaux du roi et capitaine marchand.

Il conduisait un bâtiment de quatre-vingts hommes d'équipage, destiné à la pêche de la morue, lorsqu'il fut surpris, à quinze lieues nord-ouest de Belle-Isle, et à l'entrée de la nuit, par un brouillard extrêmement épais qui l'empêcha de gouverner. Il continua cependant sa route encore quelques heures. Un froid extrêmement vif, que ressentirent les matelots de service, les avertit de l'approche des glaces qu'on ne pouvait distinguer à cause de la brume. Peu de momens après, le bâtiment éprouva une secousse violente; il venait de toucher une glace énorme. Aussitôt on sonna l'alarme, tout l'équipage monta sur le pont, et l'on vira de bord pour éviter l'écueil; mais ils tombèrent de Carybde en Scylla. Comme le bâtiment commençait à marcher dans sa nouvelle direction, il se trouva tout-à-coup engagé; malgré les manœuvres et tous les efforts de l'équipage, ses flancs furent enfoncés, et l'eau pénétra dans l'intérieur.

Le danger n'était plus équivoque, et ils en découvrirent toute l'étendue, le lever du soleil ayant, au même instant, fait disparaître le brouillard. Ils se trouvèrent pris entre le banc glacé que nous avions aperçu, et l'une des montagnes de glace dont nous avons déjà parlé. Le vaisseau allait s'engloutir!...... La plupart des matelots épouvantés sautèrent alors avec précipitation sur le banc aplati de glaces qui semblait se continuer jusqu'à terre. Le capitaine Doré, plus prudent et plus expérimenté, s'efforçait de les retenir, et ordonnait de disposer les embarcations pour se sauver. Vingt-deux seulement obéirent : ils se

saisirent du premier canot, en coupèrent les
amarres, et, sans s'occuper de provisions, le
mirent à l'eau, prirent la boussole de l'habitacle,
s'embarquèrent et poussèrent vîte au large. Cette
embarcation était heureusement fournie d'une
petite voile et de deux avirons; mais ils n'avaient
pour eux tous que deux galettes de biscuit. En
moins de deux minutes, le bâtiment disparut. Le
reste de l'équipage était déjà loin sur le banc de
glaces, et Doré ne contenait qu'avec peine ses
compagnons qui auraient désiré suivre leurs
camarades, regardant comme plus certain leur
moyen de salut. Il s'était fait assez de chemin des
deux côtés!..... Hélas! les hommes embarqués
virent bientôt les autres revenir vers le lieu du
naufrage, en jetant des cris épouvantables et les
appelant à leur secours........ Ici, la voix du
capitaine s'était affaiblie; il avait interrompu son
récit pour laisser couler ses pleurs : les yeux caves
et plombés de ses compagnons étaient aussi baignés de larmes, et il n'y eut pas un de nous qui
ne fût vivement ému.

« Nous les avons vus périr tous sur les glaces,
reprit-il après quelques momens de silence; ils
se jetaient les uns sur les autres; quelques-uns
même se précipitèrent dans les flots qui les
engloutirent pour toujours » : leur mort ne pouvait manquer d'être affreuse, car ces bancs sont

couverts d'ours blancs et de loups marins qui
devaient les dévorer à mesure qu'ils tombaient.

« Il nous fut impossible, continua le capitaine,
d'aller chercher nos camarades, malgré le désir
que nous en avions : notre embarcation, qui
pouvait à peine nous porter, était beaucoup
trop petite pour un si grand nombre. Nous
avons à les regretter tous : mais au nombre de
ces victimes sont mon frère, un de mes cousins,
mon maître d'équipage et le chirurgien-major,
mon ami ; leur mort sera particulièrement pour
moi un sujet éternel de douleur. »

« Nous forçâmes autant que nous pûmes notre
marche, ajouta-t-il, nous dirigeant au nord-
nord-est ; après vingt-quatre heures, nous
aperçûmes l'île où vous nous avez pris à votre
bord, et où le mauvais temps et le défaut de
subsistances nous forcèrent de descendre : mes
matelots étaient d'ailleurs épuisés de fatigue, de
faim et de soif. C'est de la faim que nous avons le
plus cruellement souffert. Nous nous étions partagé
les deux galettes de biscuit ; nous avalâmes de la
neige pour nous désaltérer. Le besoin de nourriture
s'étant fait sentir de nouveau, nous cherchâmes
en vain des racines sur cette terre stérile, et
nous étions au troisième jour de nos souffrances,
en proie à toutes les angoisses de la mort, ayant

déjà perdu deux des nôtres par le froid et
les autres privations, lorsque vous nous avez
aperçus. »

Les détails de ce naufrage nous affectèrent
douloureusement, et nous vîmes encore couverts
d'un peu de sable, sur le rivage, les cadavres
des deux infortunés dont on venait de nous
retracer la fin déplorable.

Nous arrivâmes enfin, le 26 juin, après
cinquante-quatre jours d'une navigation pénible
et dangereuse, à la baie de *Croc*, à Terre-Neuve,
où étaient les principales pêcheries de la morue,
et nous y restâmes jusqu'au 31 juillet suivant.

Dès le lendemain, après avoir orienté la
frégate, et mis les embarcations à la mer, nous
descendîmes sur la côte, où le capitaine fit
tracer des établissemens pour les officiers. Il
donna ordre aux matelots de les aider à construire leurs cabanes. J'en fis élever une, d'abord
pour mes malades et les naufragés qui avaient
subi des opérations; ensuite je fis établir la
mienne à côté de la leur, avec un petit jardin
que je cultivai moi-même. Pendant cette station,
je visitai fréquemment les pêcheries des Européens, j'empaillai des oiseaux, des quadrupèdes;
j'allais à la chasse, et faisais assez souvent des
excursions dans les terres.

Les morues que l'on prend à la ligne, et

rarement au filet, sont d'abord éventrées et vidées par des personnes qui n'ont que cet emploi. Les uns leur coupent la tête et les aplatissent, d'autres les salent et les font sécher, etc. Ces opérations se font très-rapidement : des mousses s'occupent à recueillir les langues et les œufs de morue qu'on prépare séparément.

Le climat de Terre-Neuve, quoique cette île ne soit qu'entre les 46.ᵉ et 52.ᵉ degrés de latitude nord, paraît très-froid et très-humide. A notre arrivée, à la fin de juin, les montagnes étaient couvertes de neige. Nous la vîmes, dans quelques endroits, extrêmement épaisse et congelée, ce qui me fit croire qu'elle ne fond jamais. Sur ces montagnes croissent des forêts de pins, de sapins, de mélèzes et de bouleaux. La petitesse de ces arbres prouve l'âpreté du climat. On y voit aussi des poiriers sauvages de quelques pouces de hauteur, dont le fruit n'excède pas la grosseur d'un pois. Toutes les plantes en général sont dénaturées et plus petites qu'en Europe.

Parmi les animaux du pays on remarque l'ours blanc de mer, beaucoup plus grand et plus féroce que l'ours brun commun (qui existe aussi à Terre-Neuve). Cet animal poursuit quelquefois à la nage les bateaux des pêcheurs, surtout quand ces bateaux sont petits; il les fait

chavirer avec ses pattes de devant lorsqu'il peut
les saisir, et s'empare des pêcheurs. Il dévaste
souvent les pêcheries, et l'on est obligé alors
de se réunir en grand nombre pour l'attaquer.
M'étant un jour égaré à la chasse, dans l'intérieur
de l'île et au milieu des montagnes, j'aperçus
une de ces bêtes féroces, à travers les arbres,
sur un monticule au pied duquel je passais. Son
énorme grandeur et les mouvemens de sa tête
me saisirent d'effroi; forcé de céder au sentiment de terreur qui s'étoit emparé de moi, je
pris la fuite. Il est probable, cependant, que
cet animal ne m'avait point aperçu.

On voit aussi dans ces contrées une espèce
de grand cerf, qu'on nomme *caribou*. Il ne
diffère du cerf ordinaire que parce que ses
dimensions sont plus grandes, et que son bois
est couvert, pendant l'accroissement, d'un poil
court et fauve. Ces caribous s'approchent quelquefois des habitations : il y en eut un qui
pénétra, une nuit, dans le bercail de nos moutons, où nous avions une vache qui devint pleine
de cet animal. Elle aura sans doute produit un
métis; mais je perdis l'occasion de m'assurer de
ce fait, quoiqu'elle eût été amenée à Brest. On
prétend qu'il y a dans ce pays des rennes semblables à ceux du Canada. Il n'y a point de
loups, mais on rencontre fréquemment des loups

cerviers. J'ai vu un renard noir, dont la queue
était blanche à son extrémité : la fourrure en
est, dit-on, très-recherchée. Je regrettai beaucoup de n'en pouvoir prendre à la chasse.
Les castors n'y sont pas rares. En démolissant
une de leurs cabanes, j'y surpris deux petits
dont l'un m'échappa. La construction de ces
cabanes est extrêmement curieuse, et justifie,
à cet égard, ce qu'en ont dit les natura-
listes.

On trouve à Terre-Neuve une espèce de chat
sauvage qui porte du musc comme la civette.
Les lièvres, de la même espèce que ceux d'Europe,
mais plus grands, sont gris en été, et blancs
en hiver. Le bord de leurs oreilles se conserve
toujours blanc. Les Européens, établis dans
l'île, prétendent qu'ils changent de couleur
sans changer de poil. On les tue plus facilement
que ceux d'Europe, parce qu'ils sont moins
épouvantés.

Plusieurs oiseaux offrent, sous ce climat, des
variétés remarquables : une espèce de perdrix
rouge fort commune (lagopède, *tetra lagopus.*
Lin.) diffère de celle d'Europe, en ce qu'elle
est plus grande. Le pourtour des yeux est garni
d'un bourlet charnu écarlate. Le bec est rouge,
et les tarses sont couverts, jusqu'aux ongles,
de soies ou poils gris fort épais. Ces perdrix

sont d'un rouge tacheté de brun en été, et blanchés en hiver. J'en ai vu dans ces deux états. On prétend aussi que ce changement de couleur arrive sans que ces oiseaux perdent leurs plumes. Les merles sont également d'un rouge brun en été, et blancs en hiver; ce changement s'opère sans doute de la même manière que chez la perdrix. Ces oiseaux, presque domestiques, restent probablement cachés une partie de l'hiver dans des trous, privés de lumière, où ils s'étiolent : peut-être encore la nature les a-t-elle doués de cette métamorphose pour les soustraire à la poursuite du renard. Nous avons vu une espèce de mésange d'un gris blanchâtre, d'une petitesse égale à celle des colibris du Sénégal. Il y en a une très-grande quantité, et elles se laissent prendre à la main. Les havres et les rivières sont remplis d'oiseaux aquatiques de tout genre.

Les insulaires de Terre-Neuve sont de la race des Esquimaux du Labrador. Ils viennent rarement sur les côtes fréquentées par les pêcheurs; ils ne commercent avec eux que par l'intermédiaire de quelques Européens établis depuis long-temps à Terre-Neuve et dans des lieux plus ou moins enfoncés dans l'île. Étant un jour à la chasse avec un de nos officiers, je rencontrai deux de ces sauvages qui coururent au-devant de nous. L'officier qui connaissait beaucoup le pays, me rassura sur les craintes que j'avais d'abord éprouvées à leur aspect, en me rappelant qu'on les qualifiait d'anthropophages. Ils étaient totalement habillés de peaux d'ours et de loup marin, espèce de phoque très-commun dans ce parage. Leur accoutrement consistait dans un grand bonnet fait en forme de casque, un *pultau* fort large et court, une espèce de pantalon large, et des bottines dont les semelles paraissaient être d'un cuir épais. Par dessus le pultau, une longue bande, également de peau, leur servait de ceinture. Ils avaient un arc, des flèches, dont le dard très-aigu était fait avec une portion d'os.

Ils portaient, dans une espèce de havresac, de la viande fumée et quelques pelleteries. Ils étaient d'une taille médiocre; d'ailleurs assez bien faits, musculeux, ayant les cheveux bruns, plats et assez courts. L'un d'eux avait une barbe brune, peu fournie; l'autre était jeune. Leurs yeux me parurent petits, enfoncés, d'un regard sinistre, ombragés par des sourcils noirs, froncés et courts; le nez droit, un peu évasé vers la pointe; les lèvres un peu saillantes; les dents jaunâtres; le teint hâlé et basané. Nous ne comprîmes point leur langage; mais ils nous firent entendre par signes qu'ils désiraient boire et manger. Nous leur

offrîmes de l'eau-de-vie, du biscuit et du fromage,
qui nous restaient de nos provisions. Ils s'en
saisirent avec avidité, mirent bas leurs armes,
s'assirent et eurent l'air de dévorer ces alimens :
ils gardèrent cependant un peu d'eau-de-vie et
du biscuit. Plus généreux que je n'aurais pensé,
ils nous donnèrent en échange quelques peaux
préparées pour fourrures. Ils excellent dans l'art
d'apprêter ces peaux et de les coudre pour leurs
différens usages. Ils se servent d'arrêtes de poisson
pour aiguilles, et de cordes de boyau, plus ou
moins fines, pour cordonnet de fil. Ils paraissent
moins cruels que les voyageurs ne le supposent.
Je dirai deux mots de leurs qualités, de leurs
coutumes et de leur médecine. Nous les quittâmes
avec quelque regret de n'avoir pu nous expliquer
avec eux ni visiter leurs cabanes.

D'après les divers détails que nous avons recueillis, nous avons appris que ces cabanes sont
bâties en forme de tentes, avec des solives étroi-
tement cimentées, au-devant d'une grotte ou au
pied d'un rocher. Ils en défendent l'entrée au
moyen d'une palissade. Ils font du feu au milieu
de la hutte; et des peaux d'animaux, préparées et
étendues autour du foyer, leur servent de lit. Ils
se nourrissent en grande partie de poissons salés,
de végétaux et du produit de leur chasse. Ils
prennent pour boisson une liqueur fermentée,

faite avec des bourgeons de sapin; et, dans les rigueurs de l'hiver, de l'huile de baleine, qui ne contribue pas peu à augmenter l'action du calorique : ils s'en frottent toute l'habitude du corps pour fortifier leurs membres et entretenir leur agilité. Les Esquimaux sont extrêmement jaloux de leurs femmes qu'ils ne laissent jamais sortir de leurs cabanes, ce qui nous a privés de les voir. Ces Indiens, ainsi que les colons, font leurs provisions d'hiver pendant la belle saison, pour ne plus sortir de leur retraite. Le climat de Terre-Neuve, comme nous l'avons déjà observé, est extrêmement froid en hiver, et humide au printemps, par l'effet du dégel et des brouillards presque continuels qui règnent, dans les premiers mois de cette dernière saison, sur les côtes, et principalement du côté du grand banc.

Les matelots destinés à la pêche de la morue furent d'abord attaqués du scorbut; une grande partie de l'équipage éprouva aussi des affections catarrhales. Nous employâmes tous les moyens propres à nous prémunir contre toutes ces vicissitudes; mais en partant d'Europe, on n'avait pas pris assez de précautions pour se garantir de l'humidité et du froid rigoureux du climat que nous devions habiter dans deux saisons différentes. On ne devrait donc jamais s'embarquer

pour les mers Glaciales sans que les équipages
fussent pourvus de deux sortes d'habillemens,
l'un bien fourré et très-chaud pour l'hiver, l'autre
léger pour l'été. Le changement de température,
l'usage des plantes potagères que nous avions
semées et récoltées avec succès, ou de celles
du pays ; celui du pain frais, l'exercice de
la chasse et de la pêche me donnèrent les
moyens de faire disparaître assez promptement
et heureusement ces maladies. Les têtes de morue
surtout, cuites avec ces plantes, me fournirent
un bouillon aussi délicieux qu'excellent anti-
scorbutique.

Au mois de juillet, les vents qui se fixent au
nord nord-est amenèrent le beau temps et la
chaleur ; effectivement elle devint alors tellement
forte dans les vallons et les havres, que notre
thermomètre montait, vers la fin de ce mois, aux
vingt-septième et vingt-huitième degrés au-dessus
de zéro. Lorsque le soleil est sous le tropique,
les nuits disparaissent au point que le crépuscule
donne, pour ainsi dire, la main à l'aurore. Plusieurs fois je suis revenu de la chasse à onze
heures ou minuit, bien persuadé qu'il n'était
guère plus de sept à huit heures du soir.

Malgré la rigueur des frimas, malgré la grande
quantité de neige qui se conserve pendant l'hiver
dans cette île, et que nous avons jugée être de

cinq à six pieds de hauteur par celle que nous
avions vue; les forêts de Terre-Neuve, d'ailleurs
fort nombreuses, sont remplies d'oiseaux et
d'insectes. On y est surtout horriblement tourmenté par une espèce de cousin, nommé *moustic*,
dont la piqûre détermine l'enflure des parties
et la fièvre, qui n'est, il est vrai, qu'éphémère.
Nous en avons été tous incommodés. Ce serait,
je pense, un supplice bien cruel à faire
subir à un individu que de l'attacher nu au
tronc d'un arbre, les mains liées derrière le
dos, exposé ainsi à la piqûre de ces insectes.
Je ne doute point qu'il ne succombât en moins
de deux heures.

Des lotions d'eau salée, le repos et les rafraîchissans suffisaient pour faire disparaître les effets
de ces piqûres. On parvint à s'en garantir, par
mes conseils, avec des frictions d'huile légèrement camphrée, et à l'aide d'un voile de gaze
que nous avions l'habitude de porter sur le
visage.

Nous avons vu souvent dans les havres de
Terre-Neuve ces lueurs éblouissantes qui se
forment pendant la nuit, surtout lorsqu'il fait
chaud, autour des rames ou dans le sillage des
navires. Les recherches que j'ai faites me portent
à croire que ces lueurs sont le résultat de la
présence d'une grande quantité d'animalcules

phosphoriques et de substances animales putré-
fiées et disséminées dans l'eau. Les lieux où
ces lueurs sont très-abondantes sont par conséquent malsains, si on y séjourne long-temps.

Nous partîmes du Croc, le 31 juillet, pour
aller reconnaître toute la partie septentrionale
de l'île. On mouilla dans la baie des Canaries,
où tombe une cataracte élevée de plus de soixante
pieds. Nous y pêchâmes une très-grande quantité
de saumons, dont les plus petits pesaient quinze
livres. De là nous passâmes dans la baie Blanche,
et nous nous engageâmes dans la mer Glaciale,
jusqu'au-delà de la baie d'Orange, sur la côte
de Labrador, par les 55.ᵉ et 56.ᵉ degrés de
latitude nord. Nous devions repasser dans le
détroit de Belle-Isle pour visiter la baie de
Saint-Laurent; mais le mauvais temps et les
glaces nous forcèrent de rester à la baie du
Croc, où nous séjournâmes encore quelques
jours. Nos habitations étaient dans le même
état où nous les avions laissées. J'avoue que je
quittai cette solitude avec quelque regret. Du
Croc nous passâmes à Saint-Jean-de-Latran,
colonie anglaise avantageusement située au sud-est
de Terre-Neuve : l'entrée du port est défendue
par une tour hérissée de canons. Les signaux
de reconnaissance ayant été faits de part et
d'autre, on nous permit d'entrer dans la rade.

En passant sous le fort, nous fûmes salués de
plusieurs coups de canon, et le gouverneur de
Saint-Jean envoya immédiatement un officier
de marine pour nous mouiller et nous orienter,
ce qui fut fait en quelques minutes. Nous trouvâmes dans cette rade un assez grand nombre
de bâtimens marchands, un vaisseau de guerre
et quelques frégates. La ville se présentait en
amphithéâtre à notre droite ; la plage du côté
opposé était couverte de pêcheries beaucoup
plus belles que les pêcheries françaises et hol-
landaises. Presque toutes les maisons de la ville
sont construites en bois ; elles n'en sont pas
moins apparentes et d'une distribution commode
dans leur intérieur. Le capitaine reçut une
invitation pour aller dîner le lendemain chez
le gouverneur, et nous fûmes, de notre côté,
invités par les officiers du vaisseau de guerre,
le Salisbury, commandé par M. Riou, un des
compagnons du capitaine Cook. Avant de nous
y rendre, nous descendîmes à terre pour voir
la ville et les environs. Nous fûmes étonnés de
la beauté des femmes anglaises que nous rencontrâmes dans notre promenade : presque toutes
sont d'une taille avantageuse, bien faites, ayant
de belles formes, une belle chevelure, une coupe
de figure agréable, de beaux yeux et des dents
d'une blancheur éclatante. Chez quelques-unes,

des cheveux bruns et des sourcils de la même
couleur contrastent agréablement avec de grands
yeux bleus.

Le capitaine Riou avait fait pavoiser le
vaisseau et nous reçut avec une grande distinction. Il ordonna en notre présence le branle
bas général, l'exercice des mousses et du canon;
toutes ces manœuvres étaient remarquables par
leur précision et leur célérité. Je vis avec plaisir
l'intérieur de ce vaisseau où régnaient le plus grand
ordre et la plus grande propreté. On se mit à table
à midi; et à minuit nous étions encore réunis.

Presque tous les officiers anglais parlaient
assez le français pour que nous pussions suivre
leur conversation. M. Riou, qui avait suivi le
capitaine Cook dans son dernier voyage autour
du monde, nous raconta plusieurs des aventures
de ce célèbre voyageur, et la manière dont il
avait péri à l'île d'Owhyhée dans la mer
Pacifique, après avoir reconnu et visité les
îles de Sandwich. A minuit, notre capitaine,
qui était rentré à bord de la frégate, nous fit
donner le signal du départ. Nous prîmes congé
de nos hôtes, et nous fûmes promptement
rendus à notre poste. Peu de momens après
on ordonna d'appareiller. On allait lever la
dernière ancre, lorsque les vents qui étaient
déjà très-forts se convertirent en ouragan,

en changeant de direction. Nous fûmes menacés
d'être jetés à la côte, ou d'éprouver, à notre
passage sous le fort, de grands accidens. On
rejeta promptement les ancres, on cargua les
voiles, et on différa le départ jusqu'au jour.
Les vents s'étant appaisés et étant devenus
favorables, nous débouquâmes facilement, et
nous fûmes en peu d'instans au large. On fit
route sur Saint-Pierre de Miquelon, colonie
française qu'on devait inspecter. Elle est située
au sud-est, à l'extrémité de Terre-Neuve. Le
deuxième jour de navigation nous fûmes jetés,
par les courans et une tempête furieuse qui
s'éleva du côté de terre, à plus de deux cents
lieues de notre destination, sur les côtes de
la Nouvelle-Angleterre. Nous fûmes pendant
trois jours à la cape. Cependant les bons
vents succédèrent à cette bourasque, et nous
ramenèrent à Saint-Pierre où nous arrivâmes
le 23 septembre 1788. Le havre et la petite
ville de ce nom, ressemblent assez à Saint-Jean.
Le bâtiment fut mouillé dans un lieu favorable;
on mit les embarcations à la mer, et l'on
orientait la frégate, lorsqu'un vent très-fort
s'éleva du sud-est et alla en augmentant jusqu'à
trois heures du matin. C'était un des ouragans
les plus épouvantables que j'aie jamais vus. On
fut obligé d'employer tous les câbles et les

chaînes pour amarrer le vaisseau aux corps-
morts de la rade; on cargua les vergues, les
mâts de hune et de perroquet. Malgré ces
mesures, la frégate fut en dérive de plusieurs
brasses, et elle allait échouer sur un rocher
voisin très-escarpé où nous aurions immanqua-
blement péri corps et biens, si on ne s'était
hâté de jeter à la mer l'ancre de Miséricorde.
Cette résistance énorme arrêta la marche forcée
du vaisseau; mais au même instant les amarres
du canot appartenant au capitaine furent rompues
par les lames, et le canot fut lancé vers la
grande mer. Dix-huit hommes, dont un des
premiers maîtres d'équipage, se trouvant dans
la chaloupe, voulurent aller à la rencontre
du canot pour le ramener à bord; la chaloupe
fut elle-même entraînée par les vagues et jetée
en pleine mer; cependant elle atteignit le
canot. Deux matelots y étaient déjà entrés
lorsque les flots séparèrent encore ces deux
petits bâtimens. Dès ce moment nous les perdîmes de vue. Quoique nous ne fussions point
nous-mêmes sans danger, toute notre sollicitude
s'était dirigée vers ces malheureux que nous
croyions submergés. Nous passâmes la nuit
dans les plus cruelles angoisses, et pour la perte
considérable que nous venions de faire, et pour
les périls qui nous menaçaient encore.

Vers les quatre heures du matin, l'ouragan cessa, et la mer était calme au lever du soleil. On orienta le vaisseau, on remit les vergues et la mâture en position, et on envoya, sur le rivage, à la découverte, la troisième embarcation qui nous restait : les hommes de ce canot nous apprirent, à leur retour, qu'à une demi-lieue de la rade et sur la côte déserte de Terre-Neuve, ils avaient trouvé la chaloupe brisée en morceaux épars et deux chapeaux de matelots qu'ils nous rapportaient. Cette nouvelle acheva de nous jeter dans la consternation. On ne pouvait plus douter que ces intrépides marins n'eussent péri dans ce naufrage, et que les phoques et les ours blancs ne les eussent dévorés à peine expirans, puisque nos matelots n'avaient pas même découvert un seul cadavre.

Quelques heures après, des pêcheurs venant de la pointe de l'île signalèrent deux naufragés qu'ils portaient dans leur bateau. On alla à leur rencontre, et les deux individus furent reconnus pour appartenir à l'équipage de notre chaloupe? C'étaient les deux marins qui étaient entrés dans le canot du capitaine. L'un d'eux n'existait plus, c'était le second maître d'équipage; tous les secours que je lui administrai pour le rappeler à la vie furent inutiles. L'autre était très-malade et dans un état de

torpeur : je lui prodiguai mes soins, et il se
rétablit. Suivant le rapport de ce matelot, le
canot, après avoir été battu quelque temps par
la tempête, s'était brisé sur le rocher *l'Enfant
perdu*, où ces deux malheureux échouèrent. Les
violentes secousses qu'ils avaient reçues et le froid
rigoureux qu'ils éprouvèrent pendant la nuit,
avaient fait mourir le maître d'équipage; l'autre
se sentait lui-même fort mal, lorsque le bateau
pêcheur passa près de la vigie où il les avait aperçus.

Nous étions toujours dans l'inquiétude de savoir ce qu'étaient devenus les seize matelots qui
étaient restés dans la chaloupe ; on désespérait
même de les revoir, lorsque le surlendemain nous
découvrîmes sur le rivage quelques hommes qui
nous faisaient des signaux pour les aller prendre ;
c'étaient nos braves compagnons que les sauvages
venaient de conduire jusqu'au bord de la rade.

Échappés au danger du naufrage qu'ils avaient
fait sur la côte, ils s'étaient enfoncés pendant
la nuit dans l'intérieur des terres, avec l'espoir
de trouver un asile et des secours. A quelque
distance du rivage, ils rencontrèrent des Esquimaux qui les conduisirent dans leurs cabanes.
Ces sauvages, après les avoir déshabillés, les
couchèrent sur des peaux de bêtes, leur frottèrent
toute l'habitude du corps avec une liqueur hui-
leuse aromatique chaude, les enveloppèrent dans

des peaux d'animaux récemment tués, et leur firent avaler un breuvage confortant; ils firent sécher leurs habits et les parfumèrent; enfin ils les ramenèrent à la rade de Saint-Pierre. Telle fut la conduite de ces insulaires que les voyageurs font passer pour anthropophages. Nos matelots ne pouvaient recevoir des secours plus efficaces et plus doux que ceux qu'ils leur administrèrent avec tant de zèle et d'humanité.

Il serait difficile d'exprimer la surprise et la joie que produisit sur nous tous le retour de ces marins. On fit les obsèques du maître d'équipage que tout le monde regrettait, et on mit à la voile peu d'heures après pour retourner en France; c'était le 27 septembre au soir.

Les vents nous furent favorables pendant les six premiers jours; mais ensuite ils devinrent contraires et si violens, que nous fûmes encore forcés de nous mettre à la cape. Les courans et les flots nous jetèrent loin de notre route; et, par la continuation des mauvais vents, nous nous engageâmes dans la Manche. Ce ne fut qu'avec la plus grande peine, et après plusieurs jours de navigation, que nous arrivâmes à la hauteur d'Ouessant dont nous fûmes écartés encore par les vents contraires. Notre séjour prolongé à Terre-Neuve, les retards que nous avions éprouvés dans nos différentes traversées,

et le sacrifice que nous avions fait de nos
comestibles en faveur des naufragés de Belle-
Isle, nous avaient déjà mis dans un état cruel
de disette; depuis plusieurs jours nous étions
réduits à quatre onces de biscuit chacun, et
à une bouteille de mauvaise eau qu'il fallait
passer dans un linge pour en écarter les vers.
Le mauvais temps qui nous était survenu de
nouveau, obligea de diminuer encore notre
pitance : il nous restait seulement un peu d'eau-
de-vie et une vache pleine et très-maigre. On
faisait en vain des efforts pour arriver au port
le plus voisin; on n'était pourtant éloigné des
côtes de France que d'une soixantaine de lieues.
Nous n'avions rencontré aucun vaisseau qui
pût nous donner du secours : au moment où
nous étions à la fin de nos ressources, nous
reconnûmes un bâtiment danois se dirigeant
au nord, et justement dans le sens opposé à
notre marche. On le laisse approcher, on lui
fait le signal de détresse, et on le hèle pour
lui demander du secours; mais il vire de
bord, et force de voiles pour échapper à
notre poursuite. On lui tira inutilement plusieurs coups de canon. Cet incident nous éloigna
encore de notre patrie, et nous allions être
livrés aux horreurs de la famine, lorsqu'enfin
les vents changèrent. Nous mîmes toutes nos voiles

dehors, et en vingt-six heures nous reconnûmes cette terre que j'avais vue disparaître avec tant de regrets. A l'instant où le mousse annonça du haut du grand mât cette nouvelle, tout l'équipage jeta un cri de joie, et dès ce moment nous eûmes plus de courage à supporter les pressans besoins qui avaient déjà affaibli les trois quarts de l'équipage. Nous croisâmes l'île d'Ouessant, et nous entrâmes dans la rade de Brest, en suivant par bordées le contour du goulet ; enfin nous mouillâmes à l'entrée du port, le 31 octobre 1788.

Pendant ces six mois de navigation nous n'avions perdu que le second maître d'équipage qui s'était échoué, comme on l'a vu, avec un autre marin, sur un des rochers qui bordent l'entrée de la rade de Saint-Pierre ; mais j'avais eu à traiter de différentes maladies, durant le cours de l'expédition, quatre-vingts personnes environ, non compris les naufragés de Belle-Isle. La moitié au moins avaient été affectés du scorbut à différens degrés ; quelques-uns en avaient été dangereusement malades ; d'autres avaient essuyé des fièvres putrides, nerveuses, malignes et éruptives. Parmi ces dernières s'est trouvée une petite vérole confluente, d'un très-mauvais caractère. Le reste avait été atteint d'affections catarrhales, gastriques, rhumatis-

males, de syphilis et d'ophtalmie. Les bons
médicamens que j'avais à bord, les alimens
légers, rafraîchissans, le bon bouillon, les vins
généreux et le pain frais, ont beaucoup contribué, avec le zèle de mes confrères, à la
guérison de ces malades. J'avais amputé les
orteils ou les pieds, sphacelés par la gelée, à
plusieurs naufragés; j'avais fait aussi avec succès
quelques autres opérations délicates.

La propreté du vaisseau, les parfums de
nitre et de soufre que je faisais faire fréquemment, le renouvellement d'air au moyen du
ventilateur et de la manche, le branle bas
général que l'on faisait journellement sur ma
demande, les lotions fréquentes d'eau et de
vinaigre que je prescrivais aux matelots, l'exercice permanent, excepté aux heures du repos,
la danse, la bonne nourriture et les boissons
aiguisées avec le vinaigre ou l'eau-de-vie, sont
les moyens que j'ai employés pour conserver la
santé de l'équipage et rétablir les convalescens.

A notre rentrée dans le port, la frégate fut
désarmée. Je sollicitai mon licenciement pour
retourner à Paris. Je ne l'obtins qu'avec peine,
et je dois dire que je reçus en même temps, du
conseil de santé de Brest et de M. l'intendant
général, les témoignages les plus honorables
de satisfaction et de regret.

CAMPAGNE

DU RHIN.

~~~~~~~~~~~~~~~

Depuis mon retour à Paris, au commencement du grand hiver de 1789, jusqu'à ma première campagne dans les contrées voisines de
l'Allemagne, plusieurs événemens mémorables
dont j'ai été témoin se sont passés dans cette
capitale : je me bornerai à rapporter succinctement ce qu'ils ont présenté de relatif à l'art de
guérir.

Les premiers orages de la révolution furent
suivis d'explosions violentes qui éclatèrent d'abord
dans le faubourg Saint-Antoine, à l'occasion
d'un soulèvement qui se forma parmi les ouvriers
du manufacturier Réveillon. Un combat assez
sanglant s'engagea entre ces ouvriers, une partie
des habitans du faubourg, et deux régimens de
cavalerie, qu'on avait envoyés pour rétablir le
bon ordre : il en résulta un assez grand nombre
de blessés de part et d'autre, mais surtout du
côté des habitans, dont une partie fut trans-
portée à l'Hôtel-Dieu, où je suivais les cours de

chirurgie clinique que M. Desault y faisait avec
tant de zèle et de succès. Cet illustre praticien
saisit cette circonstance pour consulter l'expérience sur plusieurs points de la chirurgie militaire.

1.º On se servait des spiritueux dans les pansemens de toutes les plaies d'armes à feu. Desault
nous fit voir que leur usage était pernicieux, et
qu'il fallait revenir aux émolliens conseillés et mis
en usage par Ambroise Paré : on employa aussi
l'eau vegeto-minérale.

2.º Il nous démontra également, par des exemples, que le trop grand débridement de ces plaies
a l'inconvénient de produire des hernies musculaires.

3.º On prétendait que les incisions changeaient
la nature des plaies d'armes à feu. Desault nous
apprit qu'il ne suffit pas de rendre une plaie
saignante pour la faire passer de l'état compliqué
à l'état simple ; que le seul moyen d'y parvenir
est de rafraîchir avec l'instrument tranchant les
bords contus, puis de réunir la plaie par la
suture ; et que ce procédé n'est praticable que
dans les coups de feu à la face, avec déchirure
des parois molles de la bouche. J'ai mis à profit,
dans mes campagnes d'Allemagne et d'Egypte,
la leçon pratique de cet homme de génie, qui me
paraît avoir fait en cela une des plus importantes
découvertes dont la chirurgie puisse s'honorer.

4.º Prévenu en faveur de l'opinion de Faure sur le temps des amputations à la suite des coups de feu, Desault n'obtint pas de celles qu'il fit consécutivement tout le succès qu'il s'en était promis. Quelques amputés périrent du tétanos, et chez un petit nombre la guérison resta long-temps indécise.

Nos divisions intestines amenèrent deux ou trois combats; tels que ceux du jardin des Tuileries, de la Bastille et du Champ–de–Mars, qui produisirent des blessures de tout genre.

Etant de service à l'Hôtel Royal des Invalides au moment où la loi martiale fût proclamée dans le Champ de Mars, je reçus une partie des blessés de cette malheureuse journée. C'est sur plusieurs d'entre eux, qui avaient eu les jambes fracturées par des coups de feu, que je pus apprécier les bons préceptes donnés par mon illustre maître Sabatier, premier chirurgien de cet hôtel, et le premier chirurgien des armées navales à Brest, Billard.

J'eus occasion de faire d'autres remarques assez importantes sur plusieurs maladies, et principalement sur le scorbut, dont je parlerai dans la suite de cet ouvrage

Dans l'un des intervalles de ces événemens, je fus appelé pour donner mes soins à la femme d'un boucher, nommé *Lenormand*, attaquée d'un

4*

charbon, ou pustule maligne portée au plus haut
degré. Cette maladie qui avait effrayé tous les
habitans du quartier, avait déjà fait périr deux
personnes de la même famille. Je développerai
dans un autre endroit le caractère de la pustule
maligne; je me contenterai pour le moment de
rapporter l'observation telle qu'elle fut insérée
dans la Gazette de Santé.

Le 13 mai, 1789, un bœuf frappé d'un charbon
fut acheté, par mégarde, au marché de Mont-
Rouge, par le sieur Lenormand, boucher, qui,
ayant reconnu le mal sans prévoir ses dangers,
s'empressa de faire tuer l'animal pour éviter
de perdre la viande. Un de ses garçons, âgé de
vingt-sept ans, après avoir assommé et égorgé
ce bœuf, fut saisi, pendant qu'il l'écorchait,
d'une forte syncope. Bientôt après il fut pris
de maux de tête, de vertiges, et d'un engourdissement à la joue gauche, où il se manifesta
une légère pustule noirâtre, qui ne fixa point
d'abord l'attention du malade. Cependant il se
déclara de la douleur, de l'engorgement dans
toutes les parties environnantes; de la chaleur,
et une rougeur pourprée, dans le pourtour
de la tumeur noire et déprimée au centre.
Un chirurgien fut appelé; on appliqua des
cataplasmes émolliens; on pratiqua deux saignées,
et l'on prescrivit l'usage des boissons rafraî-

chissantes et des bains. Les progrès du mal furent si rapides, que le malade fut frappé de mort le 21 du même mois. La moitié de la face était déjà gangrénée. Un second garçon éprouva le même sort. La pustule s'était manifestée au cou et avait été accompagnée des mêmes circonstances. La mort prompte de ces deux individus, de même que le caractère et l'intensité du charbon que portait la femme du boucher, avaient effrayé les assistans et les médecins (ceux-ci abandonnèrent la malade) au point de leur faire craindre la contagion. Elle se serait établie d'autant plus facilement, que la saison, alors fort chaude et humide, aurait favorisé le développement de cette maladie, et lui aurait donné peut-être un caractère pestilentiel : d'ailleurs l'hiver rigoureux que l'on venait de passer, avait enlevé aux indigens toute ressource pour se préserver d'un tel fléau.

La femme Lenormand avait déjà subi le même traitement, lorsque je fus appelé. Le danger était imminent : le charbon avait son siége, comme chez le premier garçon boucher, sur la joue gauche, vers l'angle de la mâchoire; la tumeur était gangrénée dans le centre, avec rougeur et tuméfaction à sa circonférence. Il y avait prostration des forces, difficulté de respirer, hoquet, écoulement de salive au-dehors,

nausées, vomissemens, décoloration de la peau,
froideur des extrémités, petitesse et intermit-
tence du pouls, aberration mentale; tout annonçait enfin une mort prochaine. Je prescrivis
les potions cordiales antiseptiques, les cataplasmes aromatiques, et une limonade minérale
pour boisson. Je fis mettre du vinaigre en évapo
ration dans l'appartement. Avant de procéder
à aucune opération, j'appelai en consultation
M. Boyer, alors chirurgien gagnant maîtrise à
la Charité [1]. Il fut d'avis avec moi d'emporter
autant que possible les portions gangrénées
de la pustule, et d'appliquer immédiatement,
sur les parties désorganisées qui avaient échappé
au bistouri, des caustiques liquides. Dans les
premières vingt-quatre heures, les accidens se
calmèrent, le dégorgement commença à se faire,
et les forces de la malade paraissaient déja reprendre de la vie. J'ajoutai aux remèdes internes
l'usage du quinquina et du bon vin. La malade
sortit de l'état de danger où elle était, et alla
toujours de mieux en mieux jusqu'à sa parfaite
guérison, qui eut lieu six semaines après. Le
bandage unissant acheva la réunion des lèvres de
la plaie, qui se fit sans fistule, et seulement avec
un peu de difformité.

[1] Aujourd'hui premier chirurgien de S. M. l'Empereur.

Deux autres garçons bouchers avaient contracté aussi la pustule maligne : j'en prévins les suites par le traitement que je leur fis suivre.

Au moment où la guerre se déclara, je fus nommé par le ministre pour être employé, en qualité d'aide-major (ou chirurgien-major des hôpitaux), à l'armée du Rhin, commandée par le maréchal Luxner. Je me rendis à son quartier-général, à Strasbourg, le 1.er avril 1792. Les premières semaines furent consacrées aux préparatifs de la campagne. Nous employâmes ce temps de repos à notre instruction[1] et à la confection des appareils à pansement. L'armée était campée derrière les lignes de Weissembourg.

Je fus d'abord chargé de la direction chirurgicale d'une division commandée par le lieutenant-général Kellermann, qui, après avoir fait une excursion dans les montagnes de Limbac, forma un camp d'observation sous les murs de Phalsbourg; il rejoignit le corps d'armée à Weissembourg, et prit presque aussitôt le commandement de l'armée, en remplacement du maréchal Luckner, appelé au Camp de la Lune. Kellermann, envoyé lui-même à l'armée de la Moselle, fut remplacé par le général Biron,

---

[1] J'avais formé une société médicale, où l'on discutait tous les points de la chirurgie militaire.

et celui-ci le fut bientôt après par le lieutenant-général Custine. C'est sous ce général que
la campagne s'ouvrit. Pendant mon séjour à
Phalsbourg, j'avais fait quelques opérations délicates avec beaucoup de succès, entre autres celle
d'une hernie extrêmement compliquée, dont
l'observation est consignée dans le quatrième
volume du Journal de Chirurgie, par Desault.

Déjà nos avant-gardes avaient été attaquées
sur les bords du Rhin par les légions de Condé
et de Mirabeau; le général Custine projeta le
passage de ce fleuve, et se mit en marche sur
Spire pour l'effectuer, le 29 septembre 1792.
Le grand ordre et l'esprit de discipline qui
régnaient dans cette armée, forte d'environ vingt
mille hommes, la conduisirent sur les hauteurs
de cette ville, sans que sa marche fût connue
ni des habitans ni de la garnison, composée
d'environ quatre mille cinq cents hommes. A la
pointe du jour nous surprîmes les troupes faisant
l'exercice sur les glacis : elles n'eurent que le
temps de rentrer dans la place et d'en fermer les
portes. L'ennemi ayant répondu à la première
sommation par des coups de canon, le général
ordonna le blocus de la ville, et l'attaqua immédiatement. L'assaut allait être livré, lorsqu'on
demanda à capituler. Les portes furent ouvertes;
le général en chef entra des premiers avec son

état-major : mais à peine avait-il fait quelques pas
dans la grande rue, qu'il fut de toutes parts
assailli par des coups de fusil tirés des caves et des
fenêtres des maisons. Un de ses aides-de-camp fut
tué à ses côtés, et un second grièvement blessé.
Quelques décharges d'artillerie et de mous-
queterie firent sauver tous les soldats ennemis
qui n'avaient point été blessés, dans une petite
presqu'île du Rhin, où ils furent bloqués et
faits prisonniers de guerre. Le général avait
abandonné la ville au pillage; cependant, au premier signal de retraite qu'il fit donner, on vit
tous nos soldats rejoindre leurs drapeaux avec
autant de promptitude que de résolution. C'est
une des meilleures preuves de la bonne discipline
qui distinguait cette armée, considérée, sous ce
rapport, comme le modèle de toutes les autres.

Ce fut alors que je reconnus, pour la première
fois, les grands inconvéniens de la marche de nos
ambulances et de leur manière d'agir. Les régle-
mens militaires portaient qu'elles se tiendraient
constamment à une lieue de l'armée. On laissait
les blessés sur le champ de bataille jusqu'après le
combat, puis on les réunissait dans un local favorable où l'ambulance se rendait aussi promptement
qu'il était possible; mais la quantité d'équipages
interposés entre elle et l'armée, et beaucoup
d'autres difficultés la retardaient au point qu'elle

n'arrivait jamais avant vingt-quatre heures, quelquefois même trente-six heures et davantage; en
sorte que la plupart des blessés périssaient faute
de secours. La prise de Spire nous en ayant donné
un assez grand nombre, j'eus la douleur d'en voir
mourir plusieurs, victimes de cet inconvénient; ce
qui me donna l'idée d'établir une nouvelle ambulance qui fût en état de porter de prompts secours
sur le champ de bataille même. Il ne me fut possible d'exécuter ce projet que quelque temps après.

Nous réunîmes les blessés, dont le nombre
s'élevait à trois cent soixante, dans un vaste
couvent très-bien disposé pour former un
hôpital. Il se présenta des blessures fort graves,
et qui exigèrent de grandes opérations.

Après avoir levé le camp, le général Custine
dirigea son armée sur Mayence, où nous arrivâmes le 18 octobre après trois jours de marche.
Une ligne de circonvallation fut formée autour
de la ville, et l'on fit des préparatifs pour
l'assaut. Le gouverneur et les magistrats furent
sommés de se rendre. Le troisième jour, la
capitulation fut proposée par la garnison et
acceptée par le général en chef. Les habitans
vinrent à notre rencontre; nous prîmes possession
de la ville aux acclamations du peuple et au
son d'une musique qui précédait l'armée.
Mayence est une des places les plus fortes de

l'Europe; on y forma les principaux établissemens, et je fus chargé, sous les auspices du
chirurgien consultant, avec le titre d'aide-
major principal, de la direction chirurgicale du
service de santé de l'armée et des hôpitaux. On
poussa quelques reconnaissances aux environs
de Mayence, et les troupes furent casernées
dans la ville, ou cantonnées dans les environs.

Je profitai de ces momens de repos pour
suivre les travaux anatomiques du célèbre
Sœmmering, et répéter avec le docteur Strak
les premières expériences que l'on connaissait
sur le galvanisme. Après en avoir fait un grand
nombre sur des animaux vivans, je voulus essayer
d'en faire sur l'homme. Un accident fâcheux,
arrivé à un de nos soldats, m'en fournit l'occasion.

Le désordre qu'avait produit, dans le genou
et la jambe de ce militaire, le passage d'une
roue de voiture d'artillerie, nécessita immédiatement l'amputation de la cuisse. La section
du membre étant faite, je confiai la ligature
des vaisseaux et le pansement à un aide intelligent, pour m'occuper promptement de notre
expérience galvanique. En conséquence je dis-
séquai le nerf poplité, dont j'isolai le tronc
jusqu'aux premières branches. Ayant ensuite
enveloppé ce tronc avec une lame de plomb,
et mis à découvert le corps des muscles

gastronomiens, je pris une pièce d'argent dans
chacune de mes mains; je touchai avec l'une
l'armature de plomb, je mis l'autre en contact
avec les muscles, et il en résulta des mouvemens
convulsifs très-forts qui agissaient sur la jambe
et sur le pied. Le docteur Strak renouvela
l'expérience; mais nous observâmes que des
morceaux de fer et d'acier né produisaient pas
des phénomènes aussi marqués. Les effets augmentèrent singulièrement lorsque nous nous
servîmes, pour conducteur, d'un stylet d'argent
recourbé, quoique la chaleur animale eût alors
baissé considérablement [1].

Le résultat heureux de ces expériences m'avait
fait espérer que des excitations galvaniques ou
électriques portées directement sur les filets
nerveux sous-cutanés, mis à découvert, des
membres paralysés, pourraient y rappeler la vitalité et les rétablir dans leurs premières fonctions.
Avant de tenter ce moyen, je soumis mon
idée à la société philomatique, en lui rendant
compte de mon expérience sur la jambe amputée.
Les faibles avantages qu'on a retirés depuis du
galvanisme et de l'électricité employés pour

---

[1] On trouvera dans l'Histoire du Galvanisme, par M. le
docteur Sue, médecin en chef de l'hôpital de la garde,
un grand nombre d'expériences extrêmement curieuses,
qui ont de l'analogie avec la mienne et celles de Galvani.

diverses maladies m'ont fait renoncer à mon projet, et la question est restée indécise.

Avant mon départ de Paris, et pendant mes exercices à l'école pratique, j'avais imaginé une aiguille particulière pour les sutures. Le succès avec lequel je m'en étais servi dans plusieurs cas pendant notre première campagne, m'engagea à en faire l'objet d'un très-court mémoire que j'adressai à l'académie royale de chirurgie qui s'occupait de la question agitée depuis long-temps sur ces sortes d'instrumens de chirurgie.

L'académie accueillit favorablement mon mémoire ainsi que le modèle d'aiguille, et me décerna l'un des *accessit* au grand prix (c'était une médaille d'or de la valeur de cent livres).

La publication des travaux de cette académie ayant été suspendue depuis la mort de M. Louis, son secrétaire perpétuel, mon mémoire n'a pas été imprimé; j'en donnerai ici un extrait.

J'ai tâché d'abord de faire connaître les inconvéniens des aiguilles qui avaient été usitées jusqu'alors. J'ai décrit ensuite celles que j'ai imaginées, et j'ai développé les avantages qu'elles présentent. Elles sont d'un acier fin et de bonne trempe; on doit en avoir de grandes, de moyennes, de petites, et de très-petites, pour la suture des plaies du bas-ventre, du col, de la face, des oreilles et des paupières. Elles sont courbes, de manière à former le demi-cercle ; les extrémités sont parallèles. La pointe a la forme d'une petite lance ou pique légèrement courbe ; cette pointe est assez aiguë, et elle est tranchante sur les côtés. Les tranchans se terminent vers le corps de l'aiguille par deux angles arrondis formant sur ce même corps une saillie plus ou moins grande, selon la dimension de l'instrument. Ce corps a la même largeur et la même épaisseur dans toute son étendue ; il est poli sur ses deux surfaces ; ses côtés sont arrondis et un peu plus minces que le centre.

L'extrémité opposée à la pointe, c'est-à-dire le talon, est percée d'une ouverture transversale et carrée, distante d'environ cinq millimètres de cette extrémité, et creusée par une gouttière plane propre à loger le cordonnet ou le ruban de fil. Ces aiguilles passent dans la peau avec aisance, et ne forment qu'une plaie simple dans laquelle le ruban de fil est libre, et conserve sa forme aplatie ; ce qui maintient parfaitement les lèvres de la division. Ces petites plaies faites par les aiguilles ne sont jamais accompagnées d'accident ; et, lorsque le cordonnet de fil en est extrait, elles se cicatrisent très-promptement.

En comparant ces aiguilles avec celles des anciens et des modernes, il sera facile d'établir

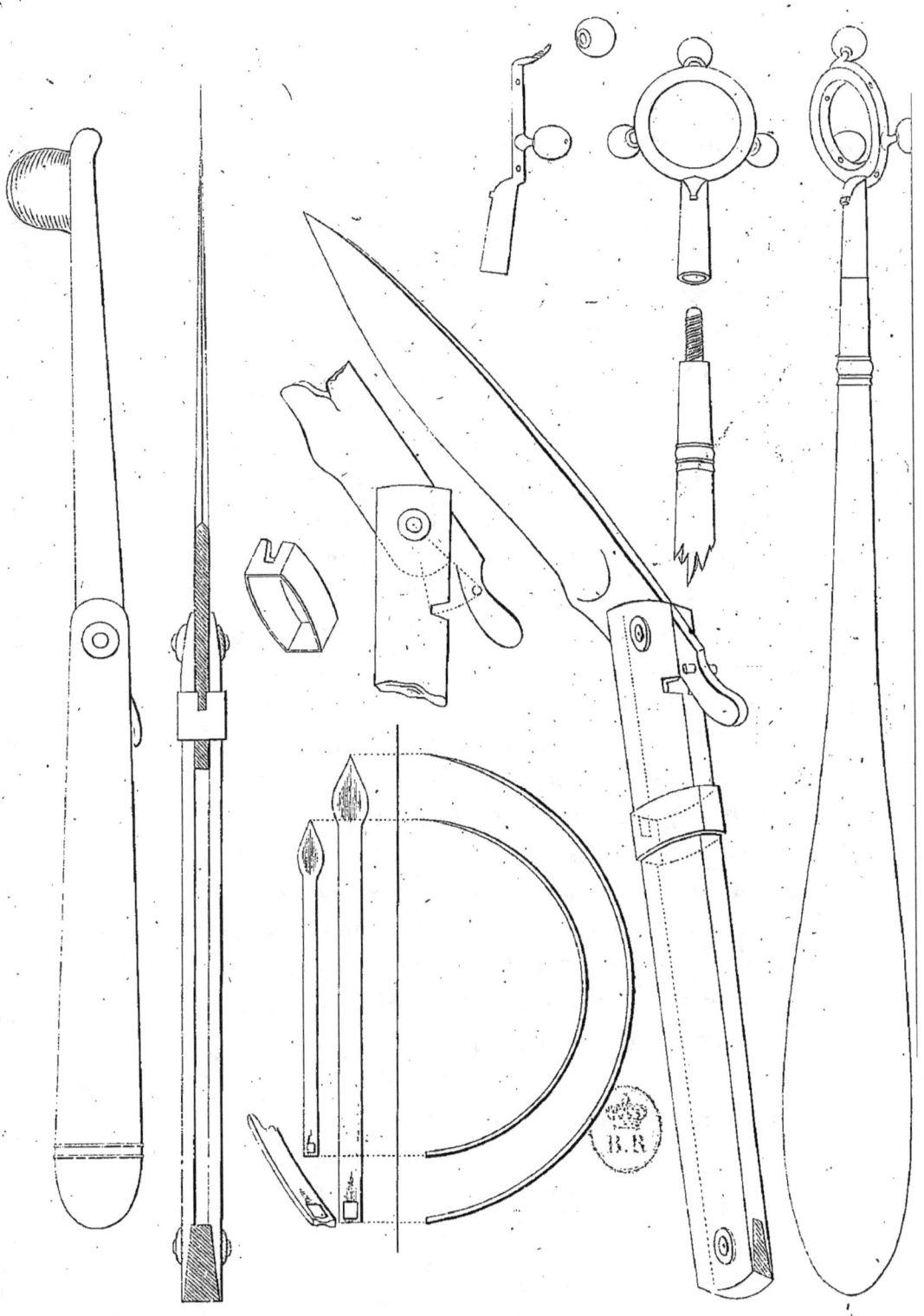

la différence qui existe entre elles, et d'apprécier les avantages qu'offrent celles qui passent
dans la membrane dense et élastique de la peau
avec autant de facilité, en ne formant que des
plaies semblables à celles qui sont produites
par une lancette.

Je me suis servi bien des fois de ces aiguilles[1],
et toujours avec le plus grand succès.

Je présentai à l'académie une seconde aiguille
pour l'anévrisme. Elle ne diffère de la première
que par la forme de la pointe qui est mousse,
assez mince et arrondie, de manière qu'elle peut
aisément passer à travers le tissu cellulaire ; mais
elle ne peut piquer les cordons nerveux, ni
couper les branches collatérales de l'artère que
l'on doit lier. L'ouverture destinée à recevoir le
petit ruban de fil est disposée de la même manière
que celle de l'aiguille à suture. L'aiguille à ligature
est un peu flexible, pour suivre sans obstacles
les contours qu'elle a quelquefois à parcourir.
Nous aurons occasion de parler, dans le cours
de cet ouvrage, des cas où la suture convient.

Malgré les obstacles et les contrariétés que le
général Custine éprouva dans l'exécution de ses
projets, il se mit en marche, à la fin de novembre
1792, avec une portion de son armée, pour faire

---

[1] Voyez la planche des instrumens,

l'expédition de la Franconie, et se trouver
à la rencontre des Prussiens, à leur passage
à Coblentz. La rapidité de ses marches, l'activité et l'habileté de ses opérations surprirent
les garnisons des places fortes dont il se rendit
maître dans cette courte expédition. Son nom
seul suppléa au renfort qu'il avait demandé. Le
sénat de Francfort vint offrir au général les clefs
de la ville au moment où il parut devant cette
place. Il continua sa marche après y avoir laissé une
garnison. Hanau imita l'exemple de Francfort,
et on ne trouva plus d'obstacles jusqu'à Limbourg.
En effet, Friedberg, Usingen et Weilbourg,
que nous trouvâmes sur notre passage, se rendirent à discrétion. Koenigsthein, forteresse établie
sur le défilé des montagnes qui bordent la rive
droite du Rhin, résista bien quelques jours ; mais
elle finit par se rendre, et l'on y laissa une garnison, commandée par le capitaine Meunier.

Arrivée à Limbourg, l'avant-garde, aux ordres
du général Houchard, eut à soutenir un combat
assez vif contre celle de l'armée du roi de Prusse.
L'éloignement de nos ambulances, que je
dirigeais en chef, priva une partie des blessés
des secours que leur état exigeait. Les forces
supérieures de l'ennemi forcèrent Houchard à
effectuer pendant la nuit sa retraite, quoiqu'il
eût gagné le champ de bataille : de son côté,

le général en chef, informé de la marche soudaine
d'une forte colonne qui s'avançait sur sa gauche,
devança ce mouvement pour prendre une position
avantageuse entre Hoechst et Francfort, et nous
fûmes dans l'impossibilité d'aller chercher nos
blessés qui tombèrent au pouvoir des ennemis.
Ce fâcheux contre-temps me détermina à pro-
poser au général en chef et au commissaire général
Villemansy, plein de zèle et de sollicitude pour
cette classe d'infortunés, l'établissement d'une
ambulance capable de suivre tous les mouvemens de l'avant-garde, à l'instar de l'artillerie
volante. Ma proposition fut acceptée, et je fus
autorisé à organiser cette ambulance, que je
nommai *ambulance volante*. J'avais d'abord imaginé de faire porter les blessés sur des chevaux
garnis de bâts et de paniers convenables, mais
l'expérience me fit bientôt connaître l'insuffisance et l'inutilité de ce moyen. Je conçus
alors un système de voiture suspendue, qui pût
réunir à la solidité, la célérité et la légèreté.
Je donnerai la description de cette ambulance
dans ma campagne d'Italie de l'an v (1797), où
je l'avais déjà portée au degré de perfection
qu'elle a aujourd'hui.

Cette institution fit une grande sensation chez
les soldats; ils étaient tous déjà persuadés d'être
secourus au même instant qu'ils seraient blessés,

et d'être enlevés immédiatement du champ de bataille. Après avoir organisé cette ambulance, je me rendis avec elle, en vertu des ordres du général Custine, à l'avant-garde de Houchard, bivouaquée sur les montagnes d'Oberuchel, près Koenigstein. Elles étaient couvertes de neige : Houchard devait arrêter, au défilé de ces montagnes, la colonne ennemie qui a déjà été désignée. Malgré les rigueurs de la saison et la pénurie des vivres qui ne nous parvenaient que difficilement, les soldats de cette avant-garde, composée en grande partie des premiers volontaires que Paris avait fournis, étaient décidés à arrêter les Autrichiens, ou à subir le sort de ces Lacédémoniens qui terminèrent si glorieusement leur carrière au détroit des Thermopyles ; mais l'ennemi, informé de notre position par un de nos déserteurs, et guidé par quelques habitans de ces contrées, tourna pendant la nuit le poste imprenable que nous occupions, et nous cerna avec des troupes trois fois plus nombreuses que les nôtres. Nous vîmes l'instant où nous allions tous périr, ou devenir prisonniers de guerre, lorsque, par une manœuvre imprévue et extrêmement habile, Houchard nous sauva du danger. Il fait une trouée sur un des points faibles de l'armée ennemie, gagne un terrain favorable à sa retraite qu'il effectue sur notre corps d'armée, et protège

en même temps la retraite générale. Plusieurs de
nos compagnons furent tués dans le défilé, et nous
eûmes une trentaine de blessés que nous trans-
portâmes avec nous, après les avoir pansés pour
la première fois sur le champ de bataille.

Ce combat, dont je fus témoin de si près, avait
fait d'abord sur moi une vive impression; mais la
jouissance intérieure que me causa l'idée du service éminent que venait de rendre aux blessés ma
nouvelle institution, parvint bientôt à éloigner
les sentimens qui m'affectaient, et depuis ce
moment j'ai toujours vu avec calme les combats
et batailles auxquels j'ai assisté.

Cette courte retraite avait été extrêmement
pénible, à cause d'un verglas qui tomba sans
interruption pendant trois ou quatre heures.
Nous avions été arrêtés en pleine campagne, par
l'impossibilité où nous étions de marcher, et
cependant chacun de nous souffrait de la faim et
du froid. Nous passâmes la moitié d'une journée
dans cette position, ensuite nous parvînmes à
gagner un village où nous trouvâmes quelques
secours; et bientôt après nous joignîmes le corps
d'armée.

La reddition inattendue de Francfort, dont la
garnison avait été égorgée, et la force supérieure
de l'ennemi, nous obligèrent à continuer de nous
retirer jusqu'à Mayence. Cependant le capitaine

5*

Meunier, aujourd'hui général de division, conserva le fort de Koenigstein qui se défendit pendant six mois. Notre avant-garde s'arrêta sur les hauteurs de Cassel, dont les fortifications n'étaient pas encore achevées. On en accéléra les travaux, et bientôt nous fûmes contraints de nous y retrancher. Nous essuyâmes auparavant plusieurs combats sanglans, entre autres celui du 6 janvier 1793, et l'on eut à s'applaudir de nouveau des services que rendit l'ambulance volante.

Menacé sur tous les points par les armées réunies des Prussiens et des Autrichiens, le général Custine ordonna des préparatifs pour la défense de Mayence, y laissa une forte garnison, et se mit en marche avec le reste de ses troupes pour le duché de Deux-Ponts, se dirigeant sur Baccarach, où une forte colonne ennemie venait de passer le Rhin.

Je reçus l'ordre du général en chef de le suivre avec mon ambulance volante. A deux journées de marche nous rencontrâmes l'ennemi qui s'était emparé des forts et des défilés des montagnes de Kreutznach et de Stromberg. Custine lui enleva ces forts et ces positions à la baïonnette, et l'aurait même contraint à repasser le Rhin, s'il avait eu assez de troupes : mais il fallait combattre un contre six; aussi, malgré les avantages qu'il venait de remporter, fut-il forcé d'effectuer sa retraite.

Le grand nombre d'ennemis qui nous pressait de
toutes parts, la rendit difficile; on eut à livrer des
combats continuels pour arrêter leur marche,
couvrir Mayence, et donner le temps à cette ville
de s'approvisionner. Elle fut bientôt bloquée,
et le reste de l'armée obligé de se porter sur
Frankenthal.

L'avant-garde prit une position militaire sur
les hauteurs d'Altzey pour observer l'ennemi, et
le corps d'armée continua sa route jusqu'à Frankenthal. Nous passâmes la nuit sur le *qui vive*.
A la pointe du jour, notre arrière-garde fut
attaquée par une colonne nombreuse à laquelle se
joignit bientôt une nouvelle colonne qui était
presque parvenue à nous cerner. Le général
Custine avait heureusement aperçu leur marche;
il vint à notre secours avec quelques régimens
de cavalerie légère et un renfort d'artillerie
volante; il était accompagné du commissaire
général Villemansy, qui eut une ordonnance
tuée à ses côtés, une autre blessée, et courut
lui-même les plus grands dangers. Les savantes
et très-actives manœuvres que le général en chef
fit exécuter à l'avant-garde, toujours commandée
par le général Houchard, nous empêchèrent de
tomber dans le piége que l'ennemi nous avait
tendu. Il s'engagea une action très-vive; la mêlée
devint complète, et la victoire, après avoir

chancelé de part et d'autre, se fixa enfin de
notre côté. L'ennemi laissa sur le champ de
bataille un grand nombre des siens ; le reste
battit en retraite. Custine chargea à la tête de
sa cavalerie, et nous dûmes sans doute notre
salut à son courage et à ses talens.

J'ai parlé, dans un Mémoire sur les Amputations, de celles que je fis alors sur le champ de
bataille. Pendant que les soldats écorchaient les
chevaux tués des hussards autrichiens pour en
manger la viande que j'ai trouvée moi-même
très-bonne, nous nous occupâmes à faire enlever
nos blessés, et à les faire porter à Frankenthal.

Malgré ce succès, l'avant-garde eut ordre de
continuer sa retraite sur Landau, où elle fut
devancée par le corps d'armée. Nous fîmes évacuer les blessés des villes intermédiaires, et nous
ne tardâmes point à arriver sur les hauteurs de cette
place. On s'empressa de l'approvisionner ; et,
après y avoir jeté une forte garnison, commandée
par les généraux Lobadère et Delmas, l'armée
poursuivit sa marche jusqu'aux lignes de Weissembourg, en avant desquelles Custine fit faire
de nouveaux retranchemens pour y prendre
position et y établir ses camps.

Pendant ces deux campagnes j'avais soigneusement observé les phénomènes des grandes plaies
d'armes à feu, et j'avais déjà senti la nécessité

de faire l'amputation sur-le-champ lorsqu'elle est indiquée. Le succès que j'avais obtenu de l'application de ce précepte m'avait fait reconnaître l'erreur de Faure et de Bilguer, qui avait des partisans même dans le sein de l'académie de chirurgie. J'en fis l'objet d'une nouvelle question que je cherchai à résoudre. Je poursuivis mes recherches ; et, quand j'eus un assez grand nombre de faits, je crus pouvoir émettre mon opinion. Elle trouva d'abord de grands antagonistes ; ce qui, sans me décourager, ne fit que suspendre l'envoi de mon Mémoire à l'école de médecine qui remplaçait l'académie. Il lui fut adressé plus tard ; on le trouvera inséré dans le cours de cet ouvrage.

C'est dans ces campagnes aussi qu'ayant enlevé du champ de bataille, pour donner des leçons à mes élèves, plusieurs cadavres de soldats que l'on m'avait dit avoir été tués par l'air du boulet, et qui étaient sans blessure, je reconnus cette erreur, et je fus à même d'expliquer le mécanisme de la cause matérielle qui produit ces morts plus ou moins promptes, sans aucune marque de lésion extérieure. Les désordres que je trouvai constamment dans les organes intérieurs ne me laissèrent plus de doute sur l'action immédiate de ce projectile. Le développement de ces preuves fait suite au Mémoire précité.

Nous eûmes peu de maladies internes: la bonne constitution et l'énergie des soldats, le bon régime, la bonne tenue, la discipline sévère qui régnait dans l'armée, et l'activité constante où Custine tenait ses troupes, les en ont sans doute préservées. La bonne nourriture et surtout l'exercice sont les plus grands antidotes des maladies. C'est ce que nous aurons occasion de vérifier dans les campagnes suivantes.

Le chirurgien en chef Dupont ayant été enfermé dans Mayence avec une partie de l'état-major administratif, je fus chargé, depuis notre départ de cette ville jusqu'à notre arrivée à Weissembourg, de la direction du service chirurgical de l'armée. Le chirurgien consultant, Lombard, vint ensuite reprendre cette direction, et je restai avec mon ambulance à l'avant-garde.

Cependant le général Custine reçoit quelques renforts; pour la première fois il réunit les grenadiers de tous les régimens en corps d'élite; il organise de nouveau son armée, simplifie les administrations, leur donne un caractère militaire, et fait habiller ses soldats. Dans cet intervalle l'ennemi s'approche, se met en mesure, et pénètre dans la forêt de Candel d'où l'on veut le débusquer. Une attaque générale a lieu le 17 mai 1793. La victoire cette fois nous fut infidèle; plusieurs causes qu'il ne m'appartient point

d'approfondir trompèrent l'attente de notre habile
général. Les deux armées se séparèrent pour reprendre leurs positions respectives. Le général
Houchard fut envoyé à la Moselle pour commander l'armée de ce nom : il fut remplacé par
le général Landremont. Custine fut appelé au
nord pour réorganiser l'armée que Dumourier
avait laissée en mauvais état, et en prendre le
commandement en chef. Il fut remplacé par le
général Beauharnois. Custine, dont le nom seul
faisait trembler l'ennemi, aurait été vivement
regretté, si le général Beauharnois n'eût fixé
l'attention, et attiré la confiance par son améni-
té, par le maintien d'une discipline non moins
sévère que celle de son prédécesseur, et par
les talens militaires qu'il déploya dans les premiers combats. Ces deux généraux étaient sans
doute dignes d'un autre sort que celui qu'on
leur réservait. Le général Beauharnois, voulant
lever le blocus de Landau et de Mayence, se mit
en marche à la tête de son armée, et attaqua
l'ennemi le 20 juillet suivant. Jusqu'au 22, on
n'eut que des combats partiels; mais dans cette
journée, il se livra une bataille générale et sanglante qui aurait infailliblement décidé de la
levée du blocus de Mayence, si nous n'eussions
reçu le lendemain la nouvelle de sa reddition à
l'ennemi.

Ce fut dans cette journée si glorieuse pour le général Beauharnois, que les chirurgiens militaires reçurent pour la première fois des témoignages authentiques de satisfaction de la part des généraux en chef et du gouvernement. Je crois devoir rapporter ici l'extrait de la relation de cette mémorable bataille (pour ce qui concerne la chirurgie), adressée à la convention par le général Beauharnois lui-même :

« Parmi ceux des braves dont l'intelligence
« et l'activité ont servi brillamment la république
« dans cette journée, je ne dois pas laisser
« ignorer l'adjudant-général Bailly, Abbatouchi,
« de l'artillerie légère, et le chirurgien-major
« Larrey avec ses camarades de l'ambulance
« volante, dont les infatigables soins dans le
« pansement des blessés ont diminué ce qu'un
« pareil jour a d'affligeant pour l'humanité,
« et ont servi l'humanité elle-même en contri-
« buant à conserver les braves défenseurs de la
« patrie [1]. »

La reddition de Mayence arrêta notre marche ; on prit position, et l'on observa les mouvemens de l'ennemi. Mais bientôt notre général en chef fut rappelé en France. Peut-on songer

[1] Voyez le Bulletin des Lois et le Moniteur du 27 juillet 1793, n.° 208.

sans douleur au genre de triomphe qui lui était préparé! L'armée du Rhin déplora sincèrement la perte des deux généraux qui venaient de la commander successivement avec tant de distinction, et tous les bons Français gémirent sur le sort infortuné de ces deux victimes de la faction anarchique. Dès ce moment nous fûmes assiégés nous-mêmes par les malheurs les plus affreux. Après avoir essuyé plusieurs combats où nous n'eûmes pas l'avantage, nous faillîmes être tous égorgés par suite de trahison dans les lignes de Weissembourg. Une déroute complète fut le résultat de cette attaque inopinée, et ce ne fut que sous les remparts de Strasbourg que l'armée fit halte et se rallia. Au milieu de ces événemens désastreux, je courus les plus grands dangers, et je n'échappai aux armes de l'ennemi que par une circonstance miraculeuse et après avoir reçu une blessure légère à la jambe gauche.

Cependant nos ennemis n'ayant pas su profiter de leurs victoires, nous eûmes le temps de nous retrancher et de faire de nouveaux préparatifs. Le général Pichegru vint prendre le commandement de l'armée du Rhin, en remplacement du général Carlin dont l'existence ne fut qu'éphémère. Cette armée fut réunie peu de jours après à celle de la Moselle, et le commandement en chef en fut confié au

général Hoche qui, quoique jeune, s'était déjà
signalé par de nobles exploits. Il attaqua bientôt
les retranchemens de l'armée coalisée; et, après
dix-sept jours de combats non interrompus, il
enleva ses lignes et les redoutes très-fortes qui les
protégeaient, fit lever le blocus de Landau et
l'obligea à repasser le fleuve. Landremont ayant
été rappelé, le général Desaix prit le commandement de l'avant-garde à laquelle je restai
constamment attaché. Ce corps obtint de
grands succès, et fit le plus grand mal à l'armée
austro-prussienne qui fut repoussée jusqu'à
Mayence. La saison rigoureuse n'ayant pas permis
de former le blocus de cette ville, on prit,
pour la première fois, depuis la guerre, des quartiers d'hiver. Ce fut alors que les Prussiens se
séparèrent de la coalition, et firent une paix
particulière. Les Autrichiens restèrent seuls en
présence, et résolurent de défendre Mayence.

Je fis, pendant cette dernière campagne,
un grand nombre d'opérations, dont quelques-
unes de remarquables, telles que l'amputation
du pied entre le tarse et le métatarse, et l'extirpation de la tête de l'humérus, en conservant
le bras. Je rendis compte du résultat de ces
opérations, qui furent presque toutes heureuses,
à MM. les membres du conseil de santé. Il en
sera parlé plus tard.

A peine nos troupes furent-elles en repos dans leurs cantonnemens, qu'une fièvre adynamique se déclara, et prit en peu de temps un caractère épidémique. L'hiver avait été pluvieux; les troupes avaient supporté de grandes fatigues, éprouvé de fortes privations, et les villages où elles étaient stationnées étaient encombrés. Ces causes réunies étaient plus que suffisantes pour produire cette épidémie, qui néanmoins ne fit pas de grands progrès, et n'eut pas de suites funestes, parce qu'on sut en attaquer les causes principales. En effet, on fit étendre vers l'intérieur les cantonnemens pour faire cesser l'encombrement, et l'on construisit des baraques pour les avant-gardes. Le pain du soldat fut amélioré, et on lui fit des distributions journalières de pommes de terre, de vinaigre, d'eau-de-vie et de bière. On était pourvu d'excellens médicamens, surtout de bon quinquina qu'on employait avantageusement avec l'opium.

Les succès qu'on obtint dans le traitement de cette maladie, étaient dus au zèle, aux soins infatigables et aux talens des officiers de santé, surtout aux grandes lumières et à la sollicitude constante du célèbre Laurenz, médecin en chef de cette armée. C'est à lui, et aux chirurgiens consultans, Percy et Lombard, que l'on fut redevable des changemens opérés dans le

campement et le régime du soldat. Plusieurs
médecins et chirurgiens furent malheureusement
victimes de la maladie et de leur empressement à
soigner les malades.

Au mois d'avril, je fus envoyé à Paris par les
généraux et les représentans du peuple pour
faire organiser complétement mon ambulance
volante, et en faire établir de semblables dans
les autres armées, en considération de son utilité
et des services importans qu'elle avait rendus à
l'armée du Rhin.

CAMPAGNE

DE CORSE,

DES ALPES-MARITIMES ET DE CATALOGNE.

~~~~~~~~~~~~~~

La formation d'une quatrième armée destinée à l'expédition de la Corse, ne me permit pas de mettre à exécution le projet que j'avais conçu pour l'organisation de mon ambulance. Je reçus, presque aussitôt mon arrivée à Paris, le brevet de chirurgien en chef de l'armée de Corse, et l'ordre de me rendre sur-le-champ à Toulon, d'où je devais parvenir à ma destination. Je pus néanmoins, pendant le court séjour que je fis dans la capitale, accomplir des vœux formés depuis long-temps, en m'unissant à Mlle Charlotte-Elisabeth, l'une des filles de M. Laville-Leroux, ministre des finances sous Louis XVI. Je partis ensuite pour Toulon, non sans regretter de ne pas retourner à l'armée du Rhin, que j'avais espéré rejoindre. Je voulus passer par Toulouse pour y voir mes parens et y laisser ma femme jusqu'à mon retour.

Mon imagination était sans doute remplie des

souvenirs les plus chers ; cependant, je l'avouerai,
elle fut plusieurs fois distraite et frappée des éton-
nantes productions que l'art et la nature offrirent
à mes regards dans le trajet que j'eus à parcourir.
Je fis ce voyage, avec un de mes élèves, au mois
de germinal an II (avril 1794). Nous suivîmes
le canal du Languedoc jusqu'à Béziers. La fertilité
des campagnes qui l'avoisinent, les vues pittoresques qui se renouvellent à chaque instant sur
ses rives, et la richesse des habitations où le voyageur se repose avec plaisir, étaient autant d'objets
bien propres à nous charmer et à nous occuper
délicieusement. De Béziers nous passâmes à Montpellier : plusieurs motifs puissans m'arrêtèrent
dans cette ville ; j'étais surtout désireux de connaître l'enseignement de son illustre université,
et d'y voir les professeurs. Je me rappellerai
toujours l'accueil flatteur que me firent quelques-uns de ces savans distingués. Le tombeau
élevé dans le jardin botanique à la fille du philo-
sophe Young est un des objets qui piquèrent le
plus notre curiosité. De Montpellier, nous nous
dirigeâmes vers Nîmes, où l'on admire encore
quelques monumens bâtis par les Romains, entre
autres un amphithéâtre bien conservé, et le
pont du Gard.

Nous passâmes le Rhône à Beaucaire, lieu
renommé par ses foires annuelles, et nous

arrivâmes bientôt à Aix, ville fameuse par la
sévérité de son ancien parlement. On y remarque
des sources salutaires d'eaux minérales chaudes
et froides, quelques beaux monumens, et surtout
de magnifiques jardins. Ici commencent les sites
variés de la Provence, si fertiles en oliviers et
en vignes. On arrive à Marseille à travers une
chaîne de coteaux que l'on trouve très-bien
cultivés. Lorsque, pour la première fois, on
voit du haut de la montagne cette ancienne
colonie des Phocéens, on est étonné de la
beauté et de la richesse du bassin qui l'entoure
à la gauche, et de l'étendue immense du port
qui se présente à la droite. On aperçoit aussi
une partie de la Méditerranée où les vaisseaux
s'entre-croisent en tous sens, lorsque la navigation est libre.

Marseille est encore remarquable par sa grandeur, et par quelques monumens publics d'un
bel ordre d'architecture. J'eus occasion de voir
le tableau où David a représenté avec tant de
génie et de vérité la peste qui ravagea cette
ville en 1720. J'y séjournai fort peu de temps,
vu la nécessité où j'étais de me rendre promptement à Toulon. Le chemin qui y conduit est
pratiqué dans une chaîne de montagnes élevées, arides et d'un aspect lugubre. L'on aime
à passer rapidement cette route, qui n'est

point agréable. Toulon, sous le rapport topo-
graphique, et pour les campagnes qui l'envi-
ronnent, a beaucoup d'analogie avec Marseille.
Le bassin de construction, l'arsenal et les magasins sont des chefs-d'œuvre de l'art. A mon arrivée
dans cette ville, je me présentai aux chefs de
l'armée, du nombre desquels était le général
Bonaparte, commandant l'artillerie de l'expédition. J'organisai promptement mon service
et fis embarquer tous les objets dont nous
pouvions avoir besoin pour le traitement des
blessés pendant la traversée, ou dans l'île de
Corse.

L'escadre, qui était prête à mettre à la voile,
avait à prendre des troupes de débarquement à
Nice, d'où le départ devait avoir lieu. Je reçus
en conséquence l'ordre de m'y rendre.

Avant mon départ de Toulon, j'avais été invité
par M. Heurteloup, inspecteur des hôpitaux,
à l'aider et à l'assister dans la mission qu'il
avait à remplir près de notre armée et de celle
qui occupait alors les Alpes-Maritimes, dont le
quartier-général était à Nice. Nous nous mîmes
en route tous les deux pour cette dernière ville.
Après y avoir examiné en sa présence les jeunes
chirurgiens de l'armée et des hôpitaux militaires,
je fus chargé de la direction du service chirurgical du grand hôpital des blessés. Je dois dire que

dans cet examen je distinguai le jeune Gouraud, devenu mon élève et mon ami. Ce chirurgien a justifié mon attente, il est parvenu aux premiers rangs.

L'expédition n'ayant pu se faire à cause des fortes croisières anglaises qui couvraient le passage de la Corse, je prolongeai mon séjour à l'armée des Alpes-Maritimes, où je remplissais les fonctions de chirurgien en chef. Des confrères habiles, des disciples zélés me mirent dans le cas d'observer avec fruit les phénomènes remarquables qu'un assez grand nombre de maladies internes et externes nous offrirent. C'est en donnant des leçons d'anatomie pathologique que je confirmai une découverte faite à la fin du dernier siècle, sur les effets de la submersion; mais avant de rapporter le résultat de mes dissections à ce sujet, je vais dire par quel moyen j'ai eu le bonheur de rappeler quelques noyés à la vie. Ces moyens, généralement connus, peuvent réussir entre les mains de tout le monde.

A l'instant où j'apprends qu'un noyé vient d'être retiré de l'eau, je m'empresse de le secourir. Je le fais étendre doucement sur un matelas devant un grand feu; je coupe ses vêtemens pour dégager promptement le corps et le visiter partout. Pendant que l'on fait sans relâche des frictions générales avec des flanelles chaudes, je pousse, à

6 *

diverses reprises, au moyen d'un soufflet, de l'air dans une narine, tenant l'autre fermée, et ensuite je comprime alternativement la poitrine et le bas-ventre : tantôt j'introduis dans le fond de la bouche un peu de liqueur spiritueuse tiède ; tantôt je cherche à irriter le dedans des narines et le gosier avec les barbes d'une plume imprégnées d'ammoniaque. J'administre des lavemens de décoction chaude de tabac, et j'ai le soin de présenter successivement au feu toutes les régions du corps, afin de les échauffer également et de prévenir les brûlures. Je continue sans interruption, pendant plus de six heures, ces tentatives qui me paraissent propres à ramener la chaleur intérieure et la sensibilité. La saignée à la jugulaire, qui, dans cette circonstance, donne toujours beaucoup de sang, est utile en dégorgeant le cerveau, comme l'émétique est nuisible par l'impulsion qu'il donne au sang vers cet organe dans les secousses du vomissement. L'ouverture de la trachée-artère et les commotions électriques ne procurent aucun avantage.

Quelle joie transporte le chirurgien qui voit paraître un mouvement sur les lèvres et les paupières d'un noyé, qui sent battre le cœur, entend la respiration d'un homme dont on pleure le sort funeste ! C'est le ravissement de Pygmalion lorsqu'il sentit le marbre s'animer sous ses doigts.

A mesure que le flambeau de la vie se rallume,
je redouble de zèle et place enfin le malade dans
un lit bien chaud, qu'il est ordinairement obligé
de garder quelques jours.

Malheureusement on ne sauve que très-peu de
noyés, parce que, chez le plus grand nombre, la
vie est totalement éteinte au moment où on leur
donne des secours. A l'ouverture des cadavres
j'ai reconnu que la cause première de la mort
est l'introduction de l'eau à la place de l'air dans
les voies aériennes, puisque constamment les
poumons sont plus pesans et moins crépitans
que dans l'état naturel, et pleins, ainsi que les
bronches, d'une eau rougeâtre écumeuse : ajoutez
que l'épiglotte est soulevée et appliquée contre
l'os hyoïde.

J'ai toujours trouvé peu d'eau dans l'estomac,
dont les vaisseaux étaient souvent injectés ; les intestins sont ordinairement pleins de gaz ; les substances du cerveau ramollies, affaissées, et les artères,
comme les sinus, pleins de sang noir carbonisé ;
ce qui prouve qu'outre l'effet mécanique qui se
passe dans le système bronchique, et successivement au cœur, il y a un effet chimique délétère
qui tue la vie animale. Il paraît que la carbonisation
du sang artériel, ou plutôt le passage du sang noir
dans le système des vaisseaux à sang rouge,
détermine l'asphyxie, en agissant d'abord sur les

organes de la circulation dont les fonctions sont
affaiblies, et presque immédiatement sur la substance nerveuse du cerveau, d'où viennent la
suspension des facultés de la vie de relation et l'altération successive de la vie intérieure. L'organe
de l'ouïe participant des deux vies est le dernier
des sens à s'éteindre. Des expériences que nous
avons faites sur les animaux vivans, en confirmant
ces vérités, nous ont donné l'explication des épiphénomènes qui accompagnent la submersion
des individus et la mort des noyés. Une fois ces
connaissances acquises, les moyens curatifs, ou
propres à rappeler les noyés à la vie, sont faciles
à employer[1].

Nous eûmes à traiter une maladie singulière,
qui fut prise pour une affection syphillitique par
les uns, et par les autres pour une affection
scorbutique. C'était une altération particulière de
la membrane muqueuse de la bouche, du palais
et des gencives, semblable à celle que nous avons
observée dans la grande armée, à son retour de
la campagne d'Eylau. Ainsi, en exposant les
épiphénomènes et les causes de cette maladie
dont les troupes de l'armée des Alpes-Maritimes
furent affectées à leur retour de la prise de

[1] Ces moyens sont développés dans l'analyse que nous avons
faite de l'excellent ouvrage du célèbre Portal, sur les noyés,
insérées, en 1805, dans un des numéros du *Moniteur*.

Saourgio et des autres défilés des montagnes, au commencement du printemps de l'an II (1794), je donnerai l'idée de celle qui a affecté épidémiquement la grande armée à son arrivée aux camps d'Osterode (Pologne prussienne). Les individus atteints de cette affection, et le nombre en était assez considérable, déclarèrent qu'en descendant les montagnes encore couvertes de neige, ils avaient bu, au défaut d'eau de source ou de rivière, de l'eau de neige que le dégel faisait fondre dans les lieux exposés au soleil. Cette eau provoquait chez eux des coliques, le cours de ventre et une sorte de chaleur dans la bouche, qu'ils cherchaient vainement à éteindre en buvant encore de la même eau, sans se douter de ses fâcheux effets, ce qui aggravait le mal. Ils s'apercevaient bientôt d'une excoriation qui s'établissait sur les gencives; des aphtes couvraient en peu de jours les parois de la bouche; le palais et quelquefois même la langue participaient à cette maladie. Ces aphtes ont un aspect chancreux; ils sont blanchâtres; les bords en sont rouges et frangés. Les portions de la membrane qui échappaient à ces ulcérations étaient décolorées et fort sensibles; les lèvres étaient tuméfiées, et les parties environnantes de la bouche plus ou moins engorgées. A ces premiers symptômes se joignaient la diarrhée, la faiblesse et un amaigrissement général,

Les antiscorbutiques ayant été employés inutilement, on voulut se servir de préparations mercurielles qui exaspérèrent la maladie. Le repos, les bons alimens, les boissons acidulées avec les acides végétaux, et les gargarismes aiguisés avec l'acide muriatique firent disparaître ces ulcérations. La diarrhée qui reconnaissait la même cause, résistait rarement à l'usage de l'opium gommeux pris le soir dans du vin sucré chaud, et à quelques grains d'ipécacuana qu'on employait quelquefois dans le commencement de la maladie.

Je pense aussi que le séjour de ces malades dans une contrée particulièrement vantée pour la pureté de l'air, la chaleur du climat, la bonne qualité des eaux et la beauté des sites, n'a pas peu contribué à leur prompt rétablissement.

Les phénomènes singuliers de cette maladie, sa marche rapide et son caractère épidémique laissaient la plus grande incertitude sur les causes qui avaient pu la produire. La campagne de Pologne m'a confirmé dans les idées que j'avais conçues long-temps auparavant sur sa véritable cause, que j'ai cru pouvoir rapporter à l'usage que nos soldats avaient fait en descendant des montagnes, et au moment du dégel, de l'eau de neige fondue, au défaut de bonne eau qu'on ne pouvait découvrir à raison de la quantité de

neige qui masquait toutes les sources. Ces eaux,
contenant en surabondance de l'oxigène, et privées
en grande partie d'air atmosphérique et du calorique, devaient nécessairement irriter et stu-
péfier les membranes muqueuses de la bouche
et du canal digestif; et, loin d'étancher la soif,
elles l'excitaient davantage. Il en résultait bientôt
une phlogôse dans cette première cavité, des
aphtes ou ulcérations d'un aspect chancreux,
et une irritation dans la membrane muqueuse des
intestins, d'où provenait la diarrhée ou des flux
dyssentériques.

Comme l'escadre paraissait être bloquée pour
long-temps dans le golfe Jouan, les troupes de
débarquement campèrent sur la côte, et l'état-
major de notre armée établit sa résidence à Nice.
Dans cet état de choses, mes services étant jugés
moins utiles à cette armée que dans d'autres plus
actives, j'acceptai volontiers l'invitation qui me
fut faite par les représentans du peuple à l'armée
de l'Espagne Orientale, Millaud et Soubrani,
de me rendre à cette armée pour y diriger en
chef le service de santé chirurgical, en remplacement de MM. Boizot et Bénézeck, chirurgiens
en chef, tous deux avancés en âge, et dont le
premier était presque aveugle.

Je partis avec d'autant plus d'empressement,
qu'ayant laissé ma femme à Toulouse, j'allais

jouir du plaisir de la revoir; je devais aussi retrouver mon frère, alors chirurgien de première
classe à l'armée de Catalogue, et que je n'avais
pas vu depuis 1787. Je m'arrêtai fort peu de
temps à Toulouse, et je me rendis au quartier-
général déjà transféré de Perpignan à la Jun-
quière, où j'arrivai le 25 brumaire an III (1794).
Plusieurs actions importantes s'étaient déjà passées
dans cette armée, que ses succès constans avaient
conduite à la première ligne des camps retran-
chés de l'ennemi. Là résistance que les Espagnols
parurent vouloir faire dans leurs lignes, à l'entrée de la plaine de Figuières, porta le général
en chef, Dugommier, à ordonner les plus grands
et les plus prompts préparatifs pour une attaque
générale. Je fus chargé, par ses ordres, de ceux
qui étaient relatifs au pansement des blessés
que pourrait nous donner la bataille qui devait avoir lieu le surlendemain, 27. Stimulé
par les témoignages de confiance de cet illustre
général, j'employai ce temps à la confection
des appareils et autres objets essentiels à mon
service.

Le 27, au lever de l'aurore, les avant-gardes
et leurs colonnes étaient déjà aux prises avec les
Espagnols; bientôt après la bataille devint générale. La première ligne de l'ennemi fut enlevée
à la baïonnette, et quelques redoutes formidables

qui la protégeaient furent prises d'assaut : mais
un premier événement funeste suspendit le
cours de nos succès; l'ennemi fit sauter deux de
ses redoutes au moment où nos soldats venaient
d'y pénétrer. On ne peut imaginer de tableau
plus effrayant et plus horrible que cette explosion.
Plus de cent de nos volontaires étaient dans les
fortifications à l'instant où les mines éclatèrent;
ils furent tous enlevés avec les débris des épaule-
mens construits en pierre, et ceux des pièces
d'artillerie qui les défendaient. Les fragmens de
cette artillerie, les pierres, les hommes ou des
parcelles de leurs membres, furent emportés
pêle-mêle par l'explosion, et retombèrent çà et là
d'une hauteur plus ou moins considérable. Plusieurs des victimes de cette affreuse catastrophe
n'existaient déjà plus au moment de l'ascension;
d'autres avaient trouvé la mort en tombant sur
des rochers. Nous pansâmes ceux qui n'avaient
point été écrasés ou totalement brûlés; ils
étaient encore au nombre de soixante-seize. Les
uns étaient mutilés d'un ou de plusieurs membres, d'autres brûlés sur toute la surface du
corps, ou dans de grandes régions; quelques-uns,
chez qui la commotion avait été violente ou chez
qui la brûlure s'étendait jusqu'aux viscères du
bas-ventre, moururent peu d'heures après leur
entrée à l'ambulance. Je fus obligé de couper les

deux cuisses à un des militaires qui avaient sur-
vécu à ce désastre : outre le sphacèle aux deux
membres, produit par la désorganisation totale
des parties, il avait eu la face, la poitrine et les
mains brûlées. Malgré la perte de ces deux extrémités et les énormes brûlures dont il était couvert,
ce brave soldat béarnais fut sauvé et guéri complétement.

Un second, à qui je coupai la cuisse gauche
et le bras droit, aussi maltraité par les brûlures
que le précédent, fut également conduit à une
guérison parfaite.

Ces deux hommes offrirent un phénomène
physiologique assez piquant : ils recouvrèrent
tout leur appétit et prirent beaucoup d'embon-
point; mais comme chez eux le cercle de la
nutrition s'était très-rétréci, il en résulta que
leurs évacuations alvines devinrent sensiblement
plus rapprochées.

Un troisième, à qui je fis l'amputation de la
jambe et de l'avant-bras, et qui avait aussi eu la
figure brûlée, fut guéri aussi heureusement que
les deux premiers.

Un quatrième eut les deux bras coupés, et fut
également sauvé.

J'eus encore occasion de faire dans cette armée,
avec le même succès qu'à l'armée du Rhin, deux
extirpations du bras à l'article, et une extirpation

du pied entre les deux rangées des os du tarse.

Les mauvais effets des répercussifs, tels que l'eau fraîche ammoniacée, l'oxycrat, l'eau végéto-minérale et la dissolution d'opium dans l'eau glaciale, préconisés dans quelques ouvrages modernes, et employés par le plus grand nombre des praticiens pour les brûlures profondes, m'avaient frappé depuis long-temps, et je me persuadais que ces sortes de blessures ne sont si souvent mortelles que faute d'un traitement mieux entendu. Je crus donc devoir ici m'écarter des sentiers battus par la routine, et me frayer une route nouvelle. Je voulus que toutes ces brûlures fussent pansées avec du linge fin et usé, enduit de pommade safranée, qui a la propriété de calmer un peu la douleur et de prévenir l'irritation, en garantissant les houppes nerveuses du contact de l'air et de la pression immédiate des linges et des vêtemens. On continua l'usage de cette pommade, que l'on pourrait remplacer par le miel, si l'on n'avait pas de bonne huile pour la composer, jusqu'à l'époque de la suppuration. Celle-ci une fois établie, pour soutenir les forces systaltiques des vaisseaux subjacens, faciliter la chute des escarres et arrêter les progrès de la putréfaction, j'employai l'onguent de styrax. Après la chute des escarres, je revins à la pommade safranée, à laquelle je substituai par degrés la charpie sèche avec des bandelettes festonnées enduites de cérat; et, lorsque les vaisseaux dépassaient le niveau des lèvres de la plaie, je les cautérisais avec le nitrate d'argent. Je fis usage aussi quelquefois de lotions d'une dissolution légère de muriate suroxigéné de mercure et de sulfate de cuivre.

Je prescrivis les boissons adoucissantes et antispasmodiques, que l'on faisait prendre tièdes, telles que le lait d'amandes nitré et édulcoré, l'hydromel, la tisane de riz, etc. Les blessés ne furent jamais privés d'alimens légers, comme bouillons, gelées de viande, œufs frais, potage, etc.; l'expérience m'avait appris que les hommes de guerre supportent plus difficilement la diète rigoureuse que les personnes d'une vie sédentaire : d'ailleurs, la cicatrisation se faisant attendre long-temps dans ces plaies avec perte de substance, ce serait aller contre le précepte d'Hippocrate que de tenir les brûlés à une diète sévère. Ce traitement simple, légèrement tonique et calmant, m'a presque toujours réussi.

Pour démontrer les avantages de notre méthode sur les moyens adoptés par la plupart des praticiens, il suffit d'exposer les phénomènes des brûlures profondes produites soit par un liquide en ébullition, soit par une substance enflammée

appliquée sur une grande surface du corps. Dans
le premier cas, la peau est molle, insensible et
livide, avec détachement de l'épiderme; dans le
second cas, qui est le plus fréquent, le feu a
déprimé, desséché et réduit en escarre l'épiderme, le derme et le tissu cellulaire qu'il a
touchés directement; les humeurs mises en ébullition à l'endroit de la brûlure, fuient rapidement
et portent dans les environs une chaleur vive qui
diminue à mesure qu'elle s'étend; le blessé jette
les hauts cris et souffre une douleur cuisante qui
cause la fièvre, la soif et l'insomnie. Dans l'un
et l'autre cas, le mal est encore plus grand qu'il
ne le paraît, et ce n'est que quelques jours après
l'accident qu'on peut juger de la grandeur de
l'escarre.

Il est à peu près indifférent de panser les brûlures superficielles avec les répercussifs ou les
émolliens; la nature est assez forte pour en opérer
la guérison : mais dans les brûlures profondes, il
est extrêmement dangereux de prendre le contre-
pied. On a vu que les parties affectées sont les
unes complétement désorganisées, et les autres
dans un état plus ou moins prochain de désorganisation, suivant leur distance du centre de la
brûlure. Les répercussifs, tels que l'eau froide
glaciale, les acides, les préparations de plomb,
de chaux, ne peuvent qu'anéantir, dans le

premier moment de l'accident, ce qui reste de
force vitale dans les parties affectées, et favoriser le développement de la gangrène. L'opium
ne convient ni à l'intérieur ni à l'extérieur; à
l'extérieur, il stupéfie les parties au lieu de les
pousser à une inflammation salutaire; à l'intérieur, et pris en grande quantité, il affaiblit,
après avoir produit une excitation momentanée,
tous les organes. Si vous continuez l'usage des
répercussifs jusqu'à la chute de l'escarre, ils
irritent et agacent les fibrilles et les houppes nerveuses du derme dépouillé de son enveloppe;
la douleur, plus cuisante à chaque pansement,
entretient l'érétisme et trouble la suppuration :
de là les convulsions, les métastases, les ravages
de la gangrène et la mort. Plusieurs, brûlés du
malheureux incendie de la salle de l'ambassadeur
d'Autriche, à Paris, en 1810, ont été victimes
de ce traitement, tandis que nous avons généralement conservé ceux que nous avons traités
suivant notre méthode.

L'explosion qui nous avait fait tant de mal
n'empêcha point l'armée de poursuivre l'ennemi
jusqu'à la deuxième ligne de ses retranchemens;
et sans doute que la victoire eût été complète,
si, au milieu de ses succès, le général en chef,
Dugommier, n'eût été atteint d'un obus qui
lui fit partager le sort des braves qui avaient

glorieusement terminé leur carrière dans cette journée. Il n'existait déjà plus lorsque j'arrivai sur le champ de bataille pour lui donner mes secours; l'obus avait traversé une partie de la poitrine, et dilacéré les principaux organes de cette cavité.

Un armistice de vingt-quatre heures fut arrêté pour qu'on eût le temps de célébrer les obsèques de ce général. Son corps fut transporté et enterré dans le fort de Bellegarde. Une profonde consternation et un morne silence, qui n'était interrompu que par les sons d'une musique plaintive, donnèrent à la cérémonie funèbre le caractère le plus lugubre.

Cette journée produisit environ sept cents blessés, dont le tiers était atteint de blessures fort graves. Je les opérai et les pansai presque tous dans les premières douze heures avec le petit nombre de chirurgiens que j'avais à mon ambulance. J'ai rapporté les observations les plus importantes dans ma dissertation sur les amputations des membres. Toutes nos opérations eurent en général un succès complet.

Le deuxième jour après les obsèques de notre général, l'attaque recommença sous le commandement du général Pérignon. Les dernières batailles eurent des résultats plus heureux que la première; tels que la prise des forts et redoutes

qui défendaient l'entrée de la plaine de Figuières
(le général en chef espagnol, Laünion, fut tué
dans cette deuxième journée), la reddition du
fort de cette ville, où l'on fit près de dix mille
prisonniers, et la retraite du reste de l'armée
espagnole, dont une partie se réfugia dans les
montagnes escarpées de Barcelonne, et l'autre
se jeta dans le port de Roses. Les provisions de
guerre et de bouche que l'on trouva dans le
fort de Figuières étaient immenses; il y avait
aussi une grande quantité de bestiaux de toute
espèce. Je n'ai jamais vu de si beaux magasins
d'ambulance : la toile à pansement était comme
de la batiste, et la charpie était aussi fine que le
byssus, sorte de soie produite par la pinne marine, et recherchée autrefois pour la confection
des manteaux des empereurs romains. Cette
charpie avait été préparée et disposée en petits
paquets liés avec des faveurs de différentes couleurs, par la reine d'Espagne et les dames de
sa cour. La forteresse de Figuières est, dit-on,
un des chefs-d'œuvre de Vauban.

Après avoir donné les premiers secours aux
blessés, et avoir établi dans la ville des hôpitaux
pour les recevoir, je pris la direction du service
de santé des ambulances destinées au siége de
Roses. Je fus remplacé au quartier général,
en résidence à Figuières, par M. de Lagrésie,

chirurgien en chef d'armée, distingué par son mérite et ses talens administratifs. Je choisis pour l'établissement général de mon ambulance le village de Palau, le plus voisin de la ligne de circonvallation formée autour de Roses, et je plaçai deux subdivisions aux deux principaux points de la tranchée.

Le siége de cette ville dura tout l'hiver de 1795 à 1796, qui fut presque aussi rigoureux que celui de 1789. Le thermomètre descendit jusqu'à 13 degrés, et nous eûmes tellement à souffrir du froid excessif qui régna pendant quelques jours, que plusieurs des sentinelles avancés, de notre côté comme du côté de l'ennemi, furent trouvés morts lorsqu'on alla les relever, et qu'un assez grand nombre de soldats eurent les pieds gelés. Je parlerai, dans ma campagne de Pologne, des phénomènes de cette congélation, et je tâcherai d'expliquer le mécanisme des causes qui la produisent.

Le siége de Roses fut extrêmement pénible à cause de la position avantageuse de cette place défendue à l'est par la mer, à l'ouest par des fossés profonds et des marécages, et au nord-est par une chaîne de montagnes escarpées et couvertes de neige. L'escadre espagnole, mouillée dans la rade, rendait l'approche de la ville encore plus difficile ; cependant on surmonta

7 *.

tous les obstacles; on profitait des ténèbres
de la nuit pour faire avancer les travaux, on
avait taillé à travers les montagnes un chemin
tortueux par lequel on monta à bras les pièces
d'artillerie : ce poste important était commandé
par le général Victor[1]. On parvint ainsi à élever
sur les hauteurs plusieurs batteries qui contribuèrent beaucoup au succès du siége. Les
fossés et les marécages qui protégeaient le côté
occidental furent bientôt comblés par les glaces;
enfin on arriva jusqu'à la troisième parallèle
d'où l'on battit en brèche. Au moment où l'on
allait livrer l'assaut, la garnison espagnole, à
l'exception d'une centaine d'hommes, s'embarqua, à la faveur d'une nuit sombre, sur
quelques bâtimens qui restaient encore, et mit
à la voile. Le lendemain, les pavillons de la
paix étaient arborés sur les remparts, et l'on
entra dans Roses par la brèche. La ville avait
été réduite en cendres; les fortifications en
étaient presque totalement démolies, et nous
trouvâmes la plage et les fossés jonchés de
cadavres. Jamais ville forte n'avait montré plus
d'opiniâtreté et n'avait fait plus de résistance.
Les sorties fréquentes de la garnison et les
travaux de la tranchée coûtèrent la vie à

[1] Aujourd'hui maréchal d'empire, duc de Bellune.

plusieurs de nos soldats, et nous eûmes un
nombre proportionné de blessés, dont la moitié
avait reçu des blessures fort graves. C'est pendant
ce siége que je fus encore à portée de vérifier
les effets immédiats du boulet ou d'autres
corps orbes déplacés ou poussés avec vîtesse
par la poudre à canon; je les fis remarquer à
M. Antoine Dubois, alors inspecteur du service
de santé des armées, et qui vint visiter en cette
qualité nos ambulances. Il fut également témoin
des avantages que nous obtînmes de l'amputation
faite immédiatement après l'accident. Je rapporte
quelques-unes de ces observations dans mon
mémoire sur les amputations. M. Dubois par-
tagea quelques jours nos dangers, nos pénibles
travaux et les fortes privations que nous eûmes
à essuyer, surtout à la fin du siége, lorsque le
dégel et le débordement subit des torrens des
montagnes interrompirent nos communications
avec le quartier général et les autres lieux de
la Catalogne.

Après la prise de Roses, l'ennemi envoya des
parlementaires pour faire des propositions de
paix. Pendant les pourparlers, l'armée prit des
cantonnemens et campa autour de Figuières.
A peine fus-je de retour dans cette ville, que
je reçus l'ordre du comité de salut public de
rejoindre mon premier poste à Toulon pour

l'expédition de la Méditerranée qu'on organisait de nouveau. Je quittai l'armée des Pyrénées au moment où la paix fut conclue avec l'Espagne, et je me rendis à ma destination. Comme le départ de l'expédition paraissait encore éloigné, il me fut permis de retourner à Paris pour rétablir ma santé delabrée et y voir ma famille : c'était en l'an IV (1796); les circonstances politiques et la rareté du pain rendant alors le séjour de cette capitale peu favorable, je ne pus jouir qu'imparfaitement du congé qui m'avait été accordé ; on jugea même à propos de me charger de la direction du service des ambulances attachées aux troupes qui étaient destinées à rétablir l'ordre dans le faubourg Saint-Antoine.

Bientôt les orages populaires furent dissipés sans nul accident, et Paris fut encore rendu à la tranquillité. Je me flattais de pouvoir en profiter, lorsqu'un nouvel ordre me renvoya pour la troisième fois à Toulon.

Le départ de l'expédition pour la Corse ayant été indéfiniment ajourné, j'ouvris, à la sollicitation d'un grand nombre de chirurgiens de terre et de mer, des cours d'anatomie et de chirurgie théorique et clinique. L'émulation qui s'établit parmi les élèves qui suivaient ces cours, leur donna de la célébrité. Chaque leçon d'anatomie physiologique était suivie d'expériences relatives sur les animaux vivans, et tous les cadavres des hôpitaux de terre et de la marine étaient consacrés aux dissections ainsi qu'à nos préparations anatomiques. Mon élève Gouraud me rejoignit à Toulon, et me seconda dans mes travaux.

Chargé aussi de la direction chirurgicale des hôpitaux militaires de cette ville, je fis des remarques sur plusieurs maladies graves, accompagnées de symptômes et de phénomènes particuliers. La pustule maligne, fort commune dans ces contrées, et qu'on peut regarder comme une peste locale, fut particulièrement l'objet de mes recherches. Cette pustule, surtout lorsqu'elle est aiguë, ne diffère point du charbon pestilentiel. Je vais rapporter le mémoire que j'ai fait sur la première de ces maladies.

Ma pratique en ville, ou dans les campagnes environnantes, me fournit aussi plusieurs cas dignes d'attention. Des paralysies complètes des membres ou d'autres organes de la vie animale furent guéries par le moxa appliqué avec quelques modifications. L'opération de la taille fut faite chez une femme de cinquante-quatre ans avec un tel avantage, que la malade était guérie le septième jour et sans incontinence d'urine, circonstance assez rare. J'attribue ce succès au

procédé opératoire. J'avais évité la section de
la cloison qui sépare l'urètre du vagin, en
incisant ce canal sur les côtés, selon la méthode
de Louis, avec la différence que je me servis
du bistouri et de la sonde cannelée, instrumens
plus faciles à conduire, et plus simples. Si la
pierre se trouve trop grosse, comme je l'ai
vu une fois depuis, je coupe même le canal,
à sa partie supérieure, vers la symphise du
pubis. Je fis, avec un égal succès et avec les
mêmes instrumens, l'opération de la taille à
plusieurs enfans et à des adultes.

Mémoire sur l'Anthrax.

La pustule maligne ne diffère pas essentiellement
du charbon. Les symptômes de l'un et de l'autre
sont les mêmes quant à leur nature; seulement
ils ont plus d'intensité et une marche plus rapide dans le charbon. On peut donc regarder
la pustule maligne comme la tumeur la moins
dangereuse ou la plus simple de celles désignées
sous le nom de *charbonneuses*, et le charbon,
comme la plus grave ou la plus maligne. La
première, lorsque sa marche est lente, et que
l'affection gangréneuse est peu étendue, ne
produit ordinairement qu'une affection locale,
tandis que le charbon, proprement dit, est

accompagné d'une altération plus ou moins
notable dans tous les systèmes. Cette différence
tient au mode d'agir de la cause qui produit
ces deux états de maladie ; car la cause est la
même pour ces deux genres d'affection. Nous
en parlerons plus loin. Dans le premier état,
il paraît que le principe délétère qui engendre
la tumeur se borne à quelques points de la
peau, en y pénétrant de dehors en dedans ;
dans le charbon, au contraire, il paraît que ce
principe délétère porte ses effets sur tous les
organes, et amène une ataxie plus ou moins
marquée.

Quoique les symptômes de cette ataxie aient
beaucoup d'analogie avec ceux de la peste, les
charbons qui accompagnent ces deux genres
de maladies, diffèrent entre eux par leur marche :
celui de la peste se déclare tout-à-coup, très-
souvent sans qu'on éprouve le moindre sentiment de douleur ni de prurit ; et son développement est si rapide, qu'il peut être arrivé
à son dernier degré avant que le malade ne
s'en aperçoive. D'ailleurs la fièvre pestilentielle,
dont le charbon n'est qu'un des effets, a un
caractère qui lui est propre, comme nous le
verrons à la description de la peste d'Égypte.

Ces différences m'ont paru nécessiter la
description de l'anthrax ou charbon local qui

se manifeste fréquemment en Provence et dans d'autres contrées méridionales de l'Europe.

Cette maladie commence par un sentiment de prurit désagréable mêlé à quelques élancemens douloureux qui se font sentir dans l'endroit où va se former la tumeur. Cet endroit rougit, se boursouffle légèrement; ce qui fait croire au malade qu'il a été piqué par un insecte ou un reptile. Bientôt après il s'élève sur le point douloureux une ou plusieurs vésicules jaunâtres, pleines d'une sérosité âcre et de couleur citrine. Le tissu de la peau s'engorge et se tuméfie dans son pourtour, en formant une espèce d'auréole, d'abord rougeâtre, qui devient ensuite livide, et produit presque toujours des vésicules semblables aux premières. L'engorgement se propage plus ou moins loin dans la circonférence. Les vésicules, qui occupaient le centre de la tumeur, se percent et laissent échapper le fluide qu'elles contiennent. Le tissu dermoïde, qui se met à découvert, devient noir, se dessèche, se durcit, et prend l'aspect d'un morceau de cuir brûlé. Ce point adhère fortement aux parties subjacentes et se déprime, tandis que l'auréole dont nous avons parlé s'élève, s'élargit, prend une couleur plus livide, et ne tarde pas aussi à être frappée de gangrène. Dans la première période, au prurit que ressent d'abord le malade, succède

une tension pénible dans la partie affectée, avec
engourdissement et de légères douleurs pulsa-
tives qui disparaissent à la seconde période.

Un malaise général précède ou accompagne
constamment l'invasion de la tumeur. Le malade
éprouve des douleurs sourdes à la tête, des vertiges, quelquefois des envies de vomir. L'appétit
se perd; le sommeil est troublé par des rêves
pénibles et par des mouvemens de délire. Le
pouls est d'abord faible, lent; et, à mesure que
le mal fait des progrès, les pulsations artérielles
diminuent. La respiration est moins libre que
dans l'état naturel; l'urine devient rare, et les
évacuations alvines sont suspendues. Quelquefois
le malade a le hoquet; quelquefois aussi ses
facultés morales sont lésées, et à des degrés plus
ou moins grands, selon la gravité du charbon
ou de l'affection générale. Si le charbon est de
mauvais caractère, tous les symptômes s'aggravent et s'accroissent rapidement; l'escarre
gangréneuse s'étend du centre à la circonférence;
les phlyctaines que l'on remarque dans son pourtour se rompent, et laissent écouler une liqueur
séreuse, rougeâtre, qui noircit les métaux; toute
la tumeur présente une exubérance considérable,
déforme la région sur laquelle elle se développe,
et gêne les fonctions non seulement des parties
qui sont en rapport avec elle, mais encore des

organes éloignés. Si les forces vitales ne sont pas assez énergiques pour cerner la tumeur, et l'isoler du reste de l'économie par un cercle inflammatoire très-prononcé, la mortification qu'on peut appeler gangrène sèche, s'étend rapidement en profondeur et en largeur; la résorption du principe gangréneux et délétère qui se fait sans doute par les lymphatiques ou le tissu cellulaire, lèse les fonctions; la vie organique est atteinte la première; les malades tombent dans des faiblesses fréquentes; le hoquet survient avec difficulté de respirer, et palpitations; ce qui apporte dans le pouls des changemens sensibles. Les fonctions de la vie animale sont aussi attaquées successivement; il y a par intervalles assoupissement, vertiges, suspension des facultés intellectuelles, et la mort générale suit de près ces altérations.

Dans les charbons d'un mauvais caractère, et qu'on peut appeler *aigus*, la mort survient du troisième au neuvième jour. Si le malade passe cette époque, la crise peut être salutaire. Dans le cas de pustule, ou d'anthrax bénin, la marche des accidens est plus lente. Quoique, chez tous les sujets, et dans tous les cas analogues, il y ait des symptômes de fièvre maligne, on peut considérer cette maladie comme idiopathique dans le principe, et produite par une

cause externe : mais ici, comme dans l'inoculation extérieure de tous les virus, l'infection
générale se développe très-rapidement, et la
rapidité de la marche de ses effets est relative
à la quantité et à la qualité du virus absorbé.
Il est également vrai que le traitement doit être
varié ou modifié selon les symptômes prédo-
minans.

A une disposition particulière de la part de
l'individu, se joignent différentes causes dépendant
du pays qu'il habite. L'absorption partielle ou
générale de certains effluves gazeux délétères,
très-abondans dans quelques contrées marécageuses du midi de la France, sont les principales
causes du charbon. Ces émanations méphi-
tiques se forment plus fréquemment, lorsque
les premières chaleurs de l'été ouvrent les pores
de la terre, et achèvent la décomposition des
substances animales et végétales qui fermentaient
lentement pendant le froid compressif de l'hiver
et les premiers jours du printemps. Les lieux
les plus exposés à ces émanations sont les voieries
ou les cimetières qui restent couverts de neige
pendant l'hiver; les environs des eaux croupissantes et des lacs temporaires, c'est-à-dire des
lacs formés par la fonte des neiges ou les
pluies de l'hiver, dans lesquels s'engendrent et
se développent une grande quantité de reptiles,

de mollusques et de poissons. Ces lacs, en se
desséchant, laissent à découvert un nombre prodigieux d'animaux qui se putréfient et engendrent
des émanations pernicieuses. C'est principalement
à cette cause que l'on doit rapporter l'*endémicité* de la peste en Egypte, et des typhus plus ou
moins contagieux en Pologne, etc. Si donc un
individu, disposé à l'affection morbide, s'expose,
un laps de temps suffisant, au contact de ces
effluves putrides, il sera attaqué du charbon, ou
de l'une de ces maladies, selon la température
et la nature du climat. Le charbon sera plus ou
moins léger et bénin, selon l'action de ces
gaz. S'ils n'ont été humés que par un point
de la surface du corps, tel que le visage, le col
ou les mains, il peut rester bénin et idiopathique
(ou local) ; si le principe délétère est absorbé ou
humé par l'inspiration pulmonaire et cutanée,
alors il y aura affection générale, et des charbons
plus ou moins graves se manifesteront à telle
ou telle partie du corps.

Les animaux domestiques qui passent tout-à-
coup de l'air salubre et chaud de l'étable à
l'air infect de ces lieux marécageux, sont plus
aptes à contracter le charbon qu'ils transmettent
ensuite à l'homme avec une grande activité;
c'est la voie de contagion la plus commune.
Les émanations putrides, beaucoup plus actives

chez les animaux que chez l'homme affecté de la même maladie et au même degré, se reçoivent pendant la vie de l'animal, ou par le contact, ou par l'absorption. La contagion a plus rarement lieu d'homme à homme, et elle se communique au contraire très-subtilement de l'animal à l'homme; aussi frappe-t-elle fréquemment les bouchers, les corroyeurs, les cuisiniers, etc. Il est possible aussi que les personnes qui mangent de la viande de ces animaux charbonnés, ne contractent pas la maladie; on le prétend, et je n'ai pas d'exemple du contraire. Cependant, si la viande de ces animaux perd, par l'action du feu, ses qualités contagieuses, il est probable qu'elle conserve au moins quelque chose de malfaisant: aussi, dans les armées, lorsque j'étais consulté sur les épizooties qu'on voit régner fréquemment parmi les bestiaux qui les suivent pour la consommation des troupes, je faisais tuer d'avance, et enterrer tous ceux qui avaient les moindres symptômes de la maladie.

L'abstinence, la mauvaise nourriture et la malpropreté disposent encore au charbon, ce qui fait souvent rencontrer cette maladie chez les indigens. Il attaque rarement les enfans et les vieillards; les premiers, parce que les forces vitales, très-actives chez eux, repoussent sans doute les principes délétères, ou les neutra-

lisent; les vieillards, parce que le système
absorbant a très-peu d'action, et que la sensibilité nerveuse n'a plus le degré de suscep-
tibilité nécessaire pour recevoir l'impression
morbide.

Le danger est relatif à la nature du charbon,
à la constitution de l'individu et au climat. Le
charbon, accompagné des symptômes d'une
affection générale, est très-dangereux. Le principe
délétère, en désorganisant le point charbonné,
porte en même temps ses effets sur tous les
organes et en trouble bientôt les fonctions : si
la nature de l'atmosphère, si celle du climat
ou de la saison est propre à développer l'ataxie,
cette maladie prend alors un caractère insidieux;
tandis que, sans cette circonstance, elle conserve
son génie propre, et reste circonscrite à telle
ou telle partie. Dans les contrées occidentales
de l'Europe, il est rare que la fièvre ataxique
complique la pustule maligne; et, dans tous les
cas, cette fièvre n'aurait jamais le caractère de la
fièvre pestilentielle, à moins d'une transplantation
de ce genre de typhus contagieux. Nous avons
été à même de comparer ces deux maladies, en
les observant toutes deux dans leurs climats
respectifs. Le charbon que j'ai vu en Provence,
outre le caractère qui lui est propre, était ordinairement accompagné des symptômes généraux.

d'ataxie; ainsi il fallait combattre à la fois l'affection générale et l'anthrax.

De quelque nature que soit la tumeur charbonneuse, si elle n'est qu'idiopathique, elle se
guérira facilement par de légers toniques et
l'application de remèdes extérieurs; mais si elle
présente les symptômes de la malignité générale, tels que la petitesse du pouls, la chaleur,
la sécheresse de la langue, sa couleur noire,
les douleurs sourdes à la tête, le délire, la
suppression des excrétions alvines, la dyspnée,
le hoquet, les soupirs, et les soubresauts dans
les tendons, il faut se hâter d'employer des
remèdes internes. Lorsque les accidens marchent
avec un peu de rapidité, le malade meurt
promptement. Dans tous les cas, il ne faut point
négliger l'usage à l'intérieur des médicamens
toniques qui, en aidant la nature à cerner l'escarre, excitent les forces vitales, et expulsent au
dehors, par la plaie, le principe délétère répandu
dans les systèmes.

Néanmoins les remèdes varieront selon le caractère et les périodes de la maladie. Quelle que soit
sa nature, en supposant que l'on soit appelé dès
son invasion, et avant que les symptômes inflammatoires ne se soient déclarés, on administrera
avec avantage un vomitif, lequel, en débarrassant
les premières voies, donne au système nerveux

I. 8

une secousse propre à lui faire reprendre son action et son énergie. Ce remède suffit quelquefois pour faire avorter la maladie. Si, malgré ce moyen, elle suit sa marche ordinaire, les premiers symptômes qui se manifestent se présentant sous un aspect plus ou moins inflammatoire, on doit prescrire aux malades l'usage de boissons délayantes, et aiguisées avec des acides minéraux, tels que l'alcool nitrique ou sulfurique, le camphre combiné avec le nitrate de potasse, à des doses relatives, et quelques potions légères antispasmodiques thériacales. On emploie pour topiques des cataplasmes aromatiques et légèrement camphrés. Si l'éruption de la pustule maligne paraissait se faire difficilement, on en faciliterait le développement par l'application de quelques ventouses sèches ou scarifiées. La saignée dans cette période serait dangereuse, comme elle l'est dans la peste.

Lorsque cette première période est passée et que le malade menace de tomber dans l'affaissement, on joint aux boissons acidulées minérales des toniques excitans dont on augmente la dose graduellement, tels que le quinquina, la serpentaire de Virginie et l'arnica. On peut ajouter aux potions antispasmodiques l'acétate d'ammoniaque et l'éther sulfurique. Enfin, dans la troisième période, et au moment où l'anthrax est à son

plus haut degré de développement, époque où
la nature cherche à se débarrasser par une crise
de ces substances étrangères et délétères, on la
secondera avantageusement en incisant les escarres gangréneuses, et en extirpant même toutes
celles qui sont à la portée de l'instrument, sans
léser les parties vivantes; ensuite on applique
immédiatement de l'acide sulfurique concentré
dans les incisions, afin d'exciter le système capil-
laire subjacent, et de faciliter l'inflammation
critique, ainsi que l'expulsion des portions gangrénées qui restent. Lorsque les escarres sont
entièrement détachées, on panse l'ulcère ou la
plaie qui en résulte, avec un digestif simple et
le vin miellé, etc. A mesure que les symptômes
s'appaisent, on fait faire usage au malade, par
degrés, d'alimens légers, nourrissans, de bon
vin, et il est promptement conduit à la guérison.

Telle est, en abrégé, l'histoire de l'anthrax
ou pustule maligne que nous retrouverons encore,
avec quelques différences, dans la peste d'Égypte.
Nous eûmes, à l'hôpital militaire de Toulon et
dans la ville, une douzaine d'individus atteints
de cette maladie, à peu près à la même époque,
au mois de mai. La chaleur assez forte qui
régnait alors, avait été précédée de pluies
abondantes; on trouvait une grande quantité
de reptiles et de mollusques dans les fossés de

la ville et dans les bassins qui l'entourent.
Comme ces lieux sont les premiers à se parer
des ornemens du printemps, les soldats et les
habitans y font leur promenade. Je remarquai que
tous ceux qui avaient été frappés du charbon,
disaient avoir été piqués, dans ces mêmes lieux,
par quelque reptile ou insecte, au moment
où ils s'étaient assis sur l'herbe à peine nais-
sante, tandis qu'ils avaient sans doute absorbé
des effluves de gaz insalubres. Ce germe de
contagion caractérise l'endémicité de la pustule maligne en Provence et dans d'autres
contrées du midi dont le climat est analogue.
Tous ces malades furent guéris, à l'exception
de deux. Les corps de ces derniers dont je fis
l'ouverture avaient, à l'époque de la mort, le
pourtour de l'anthrax gangréné, l'estomac et
les intestins remplis de gaz infects et frappés
de plusieurs points de gangrène, les épiploons
jaunâtres et flétris ; tout le système veineux
était gorgé d'un sang noir et liquide ; en sorte
que, par les résultats, cette maladie me paraît
avoir beaucoup de rapport avec la peste.

Le climat de la côte de la Méditerranée,
qui s'étend d'Arles à Nice, offre des particularités assez remarquables. Les vents d'est, qui
partout ailleurs donnent le beau temps, amènent
la pluie. Il règne aussi quelquefois des vents

si impétueux, venant du sud-sud-ouest, qu'ils déracinent les arbres et enlèvent les toits des maisons. Il tombe peu de neige en hiver, et elle se fond presque aussitôt; le froid est aussi peu rigoureux, et le printemps s'établit de bonne heure. A la fin de cette saison, toutes ces contrées forment autant de jardins délicieux et variés à l'infini, qui en rendent le séjour aussi agréable que salutaire.

C'est au milieu des succès flatteurs que je recueillais déjà de l'exercice de mon art dans la ville de Toulon, et des travaux d'enseignement auxquels je me livrais, que je reçus l'ordre du ministre de la guerre de me rendre à Paris pour occuper, à l'école militaire de santé que l'on venait d'établir au Val-de-Grâce, l'une des places de professeur. Tous mes disciples, chirurgiens de terre et de la marine de Toulon, qui m'étaient attachés, sollicitèrent en vain auprès des autorités supérieures l'ordre de me faire rester dans ce port avec la qualité d'officier de santé en chef. Je partis pour me rendre à ma nouvelle destination, emportant les témoignages sincères de leur reconnaissance.

Peu de jours après mon arrivée à Paris, l'inauguration de l'école de médecine militaire fut solennellement faite sous la présidence de M. le docteur Coste, inspecteur médecin des

hôpitaux militaires. Parmi les discours d'ouverture prononcés par chaque professeur, et
relatifs au sujet que chacun d'eux avait à en-
seigner, nous distinguâmes ceux de nos respectables collègues, MM. Dufouard et Chayron, et
je me rappelle encore l'impression que firent
sur l'assemblée les traits d'éloquence et les
vérités philosophiques dont ils étaient remplis.
Le premier devait professer la jurisprudence
chirurgicale, et le second la pathologie interne.
J'étais spécialement chargé des cours d'anatomie
et d'opérations. Un grand nombre d'étudians
suivaient régulièrement nos leçons, et les progrès rapides que faisaient la plupart d'entre eux
prouvaient suffisamment les avantages qu'on
devait retirer de cette école.

Outre les leçons théoriques qui se faisaient à
l'amphithéâtre de cet hôpital d'instruction, il y
avait un enseignement clinique interne et externe
réparti entre quatre professeurs, deux pour la
chirurgie et deux pour la médecine. Tous les cas
graves étaient l'objet de conférences publiques
qui avaient lieu les jeudis, et à l'insu du malade :
là, chaque professeur, après avoir entendu le
récit de la maladie, fait par le chirurgien ou
le médecin traitant, émettait son opinion avec
calme et impartialité. On s'éclairait mutuelle-
ment; il était rare enfin que la maladie ne fût

pas jugée selon son vrai caractère, et que son indication ne fût pas parfaitement remplie. S'il s'agissait d'une opération importante, elle était faite à l'amphithéâtre même, en présence des élèves et des professeurs, après qu'on en avait décrit le procédé, et indiqué tout ce qui devait l'accompagner et la suivre. Des notes exactes de ces conférences, avec les observations de chaque maladie rare, étaient soigneusement recueillies et enregistrées, de manière à ce qu'on pût les consulter au besoin. Les travaux anatomiques et les expériences physiologiques [1] auxquelles on soumettait certains animaux, étaient notés avec la même attention ; l'ouverture des cadavres surtout se faisait avec une exactitude scrupuleuse.

Des leçons faites sur la botanique et la matière médicale, sur la chimie et celle qui est applicable aux arts, rendaient complet l'enseignement de cette nouvelle institution. C'est là que nous comptions former une académie qui, par degrés et par des efforts soutenus, aurait pu, sinon remplacer l'ancienne académie de chirurgie, du moins rétablir, parmi les chirurgiens militaires, cette émulation qui jadis leur faisait recueillir avec tant de zèle et de soin tous les faits.

---

[1] M. le docteur Desgenettes, mon collègue, chargé de l'enseignement de la physiologie, dirigeait ces expériences.

susceptibles de contribuer aux progrès de la science et au soulagement de l'humanité : peut-être réalisera-t-on un jour cet utile projet.

Je touchais à la fin de mon cours d'anatomie, lorsque, sur la demande qu'en avaient faite, au ministre de la guerre, le général en chef de l'armée d'Italie et le commissaire général Villemanzy, je reçus l'ordre très-pressé de me rendre à cette armée pour organiser et diriger des ambulances volantes conformes à celles que j'avais établies à l'armée du Rhin en 1793.

CAMPAGNE

D'ITALIE.

~~~~~~~~~~~~~~~~~~~~

L'ORDRE de S. E. le ministre de la guerre
étant urgent, j'accélérai mon départ, et je me
mis en route le 12 floréal an v (1.er mai 1797).
Je passai par Lyon; et, sans m'arrêter dans cette
ville qui m'était déjà connue, je fus bientôt
arrivé au pont de Beauvoisin, l'une des anciennes limites de la France, où commence
la première chaîne des Alpes. A mesure que
l'on avance dans les gorges qui les traversent
tortueusement, on les voit s'élever autour de
soi d'une manière prodigieuse; l'aspect en est
quelquefois effrayant. Le chemin pratiqué sur le
revers de ces montagnes n'offre, dans beaucoup
d'endroits, que la voie nécessaire au passage
d'une seule voiture.

Malgré les difficultés de cette route, nous
arrivâmes sans accident à la montée de la grotte
(les habitans donnent ce nom à ce qu'on
appelle *les Échelles*, parce qu'il semble en effet
qu'on ne puisse franchir ces montagnes qu'au

moyen d'échelles). C'est un chemin tortueux ,
ouvert dans la partie qui regarde le ciel , et
d'une longueur d'environ cinq cents toises ; il
traverse une des plus hautes montagnes de la
seconde chaîne des Alpes , coupée à plus de
soixante pieds de profondeur ; ce qui présente ,
des deux côtés , deux murailles de roche taillées
assez uniformément. Quand on considère de
près cet ouvrage merveilleux , l'imagination
reste étonnée des efforts et des moyens employés
par Charles-Emmanuel ii, roi de Sardaigne, pour
faire pratiquer, dans l'épaisseur de ces montagnes escarpées, une route aussi belle et où
le passage des voitures soit aussi facile ; c'est
assurément un des monumens les plus utiles
auquel un monarque puisse attacher et son nom
et sa gloire.

Après être sortis de ce défilé , nous nous
engageâmes dans la vallée de la Maurienne. Les
récits des voyageurs et le triste spectacle qui,
de toutes parts , dans cette vallée, afflige les
regards, me portèrent à en observer avec
attention le site et les habitans. Pour mieux y
parvenir, je descendis de voiture et fis toute
la route à pied. Les habitations y paraissent
ensevelies dans les gorges profondes et téné-
breuses d'une chaîne de montagnes très-élevées
et couvertes de neige pendant les deux tiers

de l'année. Dans la belle saison, au lieu de
ces couches de neige, l'on n'aperçoit que des
sapins noircis par les nuages épais, amoncelés
à leur cime. On n'entend, sous ces forêts touf-
fues, que le sifflement des marmottes, le hur-
lement des loups, et quelquefois le grognement
ou le rugissement des ours. Les chants harmo-
nieux du rossignol, les tendres accens de
l'amoureuse fauvette sont absolument inconnus
dans ces contrées sombres et désagréables.

Je n'ai pas rencontré en Europe de peuple
dans une situation plus pénible que la plupart des
habitans de la Maurienne ; je n'en ai point vu
de plus disgracié de la nature, sous le rapport
des qualités physiques. Presque tous sont affectés
de goëtres plus ou moins volumineux qui défor-
ment la face et en rendent les traits hideux. A
cette affreuse difformité se joint, chez plusieurs
d'entre eux, celle du crâne dont la petitesse
et l'extrême épaisseur sont surtout à remarquer.
On a donné à ces infortunés le nom de *Cretins*.
Ils sont dépourvus d'intelligence et présentent
tous les caractères de l'idiotisme. Ces infirmités
paraissent provenir de l'usage presque habituel
qu'ils font de l'eau de neige, des privations
auxquelles ils sont assujettis, d'un mauvais
régime, et de l'air insalubre qu'ils respirent
dans leurs demeures. Les habitations donnent

elles-mêmes une idée du naturel idiot et stupide de ces individus. Ce sont des cabanes informes, mal fermées, sans fenêtres ni cheminées. La fumée s'échappe par une ouverture pratiquée au toit. Le toit est couvert d'ardoises larges et épaisses, posées presque horizontalement les unes sur les autres; de telle sorte que la neige s'y accumule en hiver, et quelquefois écrase sous son poids ces grossières constructions, sous les débris desquelles les malheureux habitans peuvent eux-mêmes être ensevelis. On nous fit remarquer un hameau dont la moitié venait d'essuyer cette horrible catastrophe.

Nous nous hâtâmes de nous éloigner de ces lieux lugubres, et nous atteignîmes bientôt Lans-le-bourg, village situé au pied du Mont-Cénis. Impatient d'arriver à ma destination, j'aurais désiré traverser aussitôt cette haute montagne; mais la quantité de neige qui était tombée, et les vents impétueux qui entraînaient cette neige avec la rapidité d'un torrent, rendaient le passage difficile et dangereux.

Quinze prisonniers de guerre ayant été engloutis l'avant-veille sous ces avalanches avec leurs guides, personne ne voulait entreprendre de nous conduire. Nous fûmes forcés de séjourner dans le village pour attendre une température favorable. Le calme qui survint au

bout de quarante-huit heures, nous fit entreprendre la traversée ; mais ce calme n'était qu'ap-
parent, et nous courûmes de grands dangers[1].
Enfin, après huit à neuf heures d'une marche
très-pénible et très-périlleuse, nous arrivâmes
à Suze, première ville du Piémont. De cette
ville à Turin, la route est belle ; mais elle était
alors peu sûre.

Tout annonce, à l'approche de Turin, que
cette ville était digne du séjour d'un roi. C'est
une des plus jolies capitales de l'Europe ; la
démolition de ses remparts n'a pu qu'ajouter à sa
beauté, à son agrément, et surtout à sa salubrité.

En sortant de Turin, on entre dans les belles
plaines de l'Italie. Nous traversâmes rapidement
celle qui sépare cette ville de l'ancienne capitale
de la Lombardie. La ville de Milan est plus
grande que celle de Turin, mais moins belle et
moins régulière ; la cathédrale d'ordre gothique
est un des plus beaux monumens de ce genre.

J'avais entendu parler de l'Hôtel-Dieu de cette
ville comme d'un établissement digne de remarque : je m'empressai de le visiter. Il peut,
à juste titre, être placé, à cause de sa grandeur,
de sa construction élégante, et de sa bonne

---

[1] La route qui traverse cette montagne est maintenant
établie de manière à préserver les voyageurs de pareils
accidens.

distribution intérieure, au rang des plus beaux
hospices de l'Europe. On y prodigue aux malades
les soins les mieux entendus : le mobilier, la
cuisine, la pharmacie ne laissent rien à désirer.

Milan renferme un grand nombre de beaux
palais, et de belles maisons dont les appartemens sont élevés, spacieux, et où tout est
disposé pour entretenir la fraîcheur et faciliter
les courans d'air. De grandes fenêtres à jalousies,
des ventouses pour réfléchir les vents du nord,
des parquets de stuc, ou de mosaïque, des
peintures à fresque suppléant aux tentures, tout
concourt à condenser l'air intérieur. Les lits,
aussi larges que longs, sont garnis de rideaux
de gaze pour en éloigner les moucherons très-
incommodes en Italie. Cette ville est d'ailleurs
arrosée par des canaux qui la traversent en
tous sens et qui favorisent le commerce.

A mon arrivée, j'avais appris que les préliminaires de paix venaient d'être signés, et
que l'armée française rétrogradait; en effet,
peu de jours après, le quartier général fut
établi à Milan, et les troupes prirent des positions militaires dans le Frioul, dans les états de
Venise, le Mantouan et la Lombardie. Malgré
l'armistice, je reçus des chefs de l'armée l'ordre
d'organiser mon ambulance volante. Il fallut
s'occuper d'abord de la confection des voitures:

pendant ce temps, le commissaire général Villemanzy m'invita à l'accompagner dans une
inspection qu'il devait faire sur tous les points
de l'armée pour organiser les ambulances et les
hôpitaux; il me chargea aussi d'examiner, dans
cette tournée, les jeunes officiers de santé, et de
prendre toutes les mesures que je croyais convenables pour l'amélioration du service.

Nous partîmes de Milan le 6 prairial de
l'an v (25 mai 1797); nous suivîmes la ligne
qui s'étend de cette ville aux gorges de la
Carinthie. Notre inspection commença à Lodi,
lieu mémorable par le passage du pont de
l'Adda. Après y avoir organisé l'hôpital, nous
nous rendîmes à Crémone, ville intéressante
par quelques beaux palais anciens, et par des
monumens auxquels se rattachent d'illustres
souvenirs. Nous établîmes à Crémone trois
hôpitaux militaires; nous en ouvrîmes un quatrième à Pizzigitone, et nous nous dirigeâmes
vers Mantoue. Cette ville est placée au milieu
d'un lac immense, traversé lui-même par le
Mincio, ce qui en rend l'accès difficile; elle
est d'ailleurs fortifiée par un double rempart.

On admirait alors dans le palais du prince
une immense galerie remplie de tableaux de
Jules-Romain, du Carrache et d'autres grands
peintres de l'ancienne académie de Mantoue.

On y voyait aussi une galerie de statues antiques
et de bustes d'une grande beauté. Celui de
Virgile fixa surtout mon attention; c'est une
tête jeune, portant l'empreinte du génie, de la
douceur, et de cette gaîté qui charme et annonce
l'heureuse harmonie des organes de l'entende-
ment. Je visitai avec un vif intérêt la Virgiliale,
située à deux milles environ de la ville: une grotte
ombragée par des lauriers-roses, des saules-
pleureurs, et tapissée d'une vigne sauvage; un
ruisseau d'eau limpide qui serpente au pied de
cette grotte, et quelques ruines de monumens
antiques qu'on trouve éparses dans ses environs,
ajoutent à l'effet pittoresque de ce lieu solitaire
où le poëte romain composa ses œuvres im-
mortelles.

Il convient de dire ici quelques mots de
l'insalubrité de Mantoue, et des influences de
son territoire sur la santé des habitans.

L'été et l'automne sont les saisons les plus
pernicieuses sous ce climat. En été, la chaleur
est extrêmement forte le jour, soit à raison
du degré de latitude, soit à cause de la réver-
bération et de la réfraction qui se fait des
rayons du soleil sur le lac immense qui entoure
cette cité, et sur le pavé large et calcaire dont
les rues sont recouvertes. Pendant le peu de
jours que nous nous y arrêtâmes, le thermo-

mètre de Réaumur fut constamment entre
le 30 et le 31.° degré. A cette chaleur qui
devient suffocante, lorsque les vents sont au
sud, succède, après le coucher du soleil, une
fraîcheur humide d'autant plus forte, qu'on
s'éloigne davantage du solstice d'été, ou que
les vents passent pendant la nuit au nord ou
nord-d'ouest. Le mercure descend alors de
6, 7, 8 et 10 degrés. Cette humidité est si considérable, qu'en moins de deux heures, les
personnes qui ont l'imprudence de rester à la
promenade le soir, ont leurs habits mouillés
comme s'ils avaient été trempés dans le Mincio.
J'ai été surpris par cette pluie imperceptible,
d'autant plus abondante que le ciel est plus serein.

Il est facile de concevoir maintenant pourquoi les fièvres intermittentes et les affections
catharrales sont si fréquentes dans cette ville.
Un étranger qui passe à Mantoue quelques jours,
est presque toujours atteint de l'une de ces
maladies, surtout lorsque, ne connoissant pas
ces influences pernicieuses, il ne prend aucune
précaution pour s'en garantir. La plus importante et la meilleure, c'est de ne point sortir
le soir ou la nuit sans avoir soin de se couvrir
d'une bonne capote ou d'un manteau. De cette
manière on évite le contact de l'air froid et
humide, et l'on ne risque pas de déranger le

I. 9

cours de la transpiration cutanée, à la répercussion de laquelle on peut rapporter principalement la cause des maladies endémiques à Mantoue.

De cette ville nous allâmes à S. Benedetto, l'un des plus beaux et des plus riches couvens de l'Italie. Nous y établîmes un hôpital qui servit par la suite au traitement des malades de la garnison de Mantoue, et d'entrepôt à ceux que fournissaient les deux lignes d'évacuation des corps avancés de l'armée; mais le séjour de cet hôpital devint nuisible, à cause de l'encombrement qui s'y fit d'un trop grand nombre d'individus, et du terrain marécageux qui l'avoisine.

De S. Benedetto nous repassâmes à Mantoue pour nous rendre à Véronne, ville ancienne, grande, irrégulièrement bâtie, divisée par l'Addige en deux parties d'une grandeur à peu près égale, l'une qui appartenait au Mantouan, et l'autre au Frioul.

Il existait déjà à Véronne un assez grand hôpital où nos blessés avaient été réunis peu de temps avant notre arrivée. Nous en établîmes deux autres, et nous nous remîmes en route pour Vicence, petite ville ancienne, située sur la Brenta, remarquable par le grand nombre de palais qu'elle renferme, et quelques monumens bâtis du temps des Romains.

En sortant de Vicence, nous traversâmes les campagnes riantes et extrêmement variées qui bordent la Brenta, et nous arrivâmes sans nous en apercevoir à Padoue. Pendant le séjour que je fis dans cette ville, M. Malacarné, chirurgien, l'un des professeurs célèbres de l'université, eut la complaisance de me faire voir tout ce que cet établissement renfermait d'intéressant. J'y contemplai avec vénération les bustes en marbre de plusieurs illustres praticiens, et les mausolées consacrés aux *Morgagni*, aux *Vesale*, aux *Marchetis*, etc. On me fit remarquer aussi, dans une des rues voisines de l'université, le tombeau d'Antenor, citoyen de Carthage, et fondateur de la ville.

L'hôpital, dont la construction venait d'être achevée, est sans contredit un des mieux bâtis de tous ceux qui existent en Europe ; l'architecture en est belle : il est orné, en dedans et à l'extérieur, de morceaux précieux de sculpture ; il renferme toutes les commodités nécessaires pour les malades, et offre toutes les facilités pour l'instruction des élèves médecins et chirurgiens ; enfin, c'est un modèle parfait d'hôpital militaire et civil [1]. Nous plaçâmes dans ce grand hôpital nos blessés

[1] Il serait à désirer qu'il y en eût un de ce genre à Paris, pour la garde impériale, et pour servir à l'enseignement de la chirurgie militaire.

9*

et nos malades, et j'y établis une école de chirurgie
pour les officiers de santé de l'armée.

De Padoue on descend encore la Brenta jusqu'à Mestre, qu'on nomme avec raison la porte
du golfe de Venise.

Les rives de la Brenta sont garnies de superbes
palais ou maisons de plaisance entourés de magnifiques jardins. C'est une promenade délicieuse en
été, qui charme l'homme sensible et le pénètre
d'admiration, par la beauté des sites qu'elle présente et la richesse des productions qu'elle étale. A
Mestre, on s'embarque sur des gondoles qui conduisent à Venise en moins d'une heure et demie.

Lorsqu'on est entré dans le golfe de Venise,
on aperçoit devant soi cette ville remarquable et
unique, entourée de plusieurs petites îles que
l'on peut considérer comme ses faubourgs. Au
premier coup d'œil, l'illusion est assez grande
pour qu'on se persuade que les clochers et les
tours de la ville sont autant de vaisseaux de ligne
qui, rapprochés les uns des autres, présentent,
à travers les vapeurs aqueuses de l'Adriatique,
l'aspect d'une flotte nombreuse : mais, à mesure
que l'on approche, les maisons se découvrent,
et bientôt se déploie toute l'étendue de cette
grande cité, qui semble surnager au milieu des
eaux. Cependant toutes les maisons, solidement
construites en pierres de taille, s'élèvent à quatre,

cinq et six étages; l'architecture en est belle, et
la distribution intérieure élégante et commode :
les appartemens sont ornés de riches peintures
et de beaux morceaux de sculpture. De très-
petites rues, avec des ponts fort étroits, établissent des communications entre les différens
quartiers. Les principales rues sont converties
en canaux larges et profonds qui s'embouchent
les uns dans les autres. Le canal principal, désigné
sous le nom italien *il canale grande*, partage la
ville dans toute sa longueur. Les deux parties
communiquent entre elles sans qu'il soit besoin
de bateaux, au moyen d'un pont magnifique,
nommé *rivo alto*. La place Saint-Marc est envi-
ronnée de portiques. J'ai vu descendre du haut
de l'une des deux colonnes élevées sur cette place,
le lion ailé qui orne maintenant la fontaine de
l'esplanade des Invalides à Paris. A droite de la
place Saint-Marc sont la cathédrale et le palais
qu'habitait le doge. Ce palais, qui a fort peu
d'apparence à l'extérieur, offrait intérieurement
les plus riches tableaux de tous genres que les
écoles de Paul Véronèse, du Tintoret et du
Titien aient produits. Ces tableaux représentent
les principales actions qui ont eu lieu entre les
républicains de Venise et les Musulmans. La
cathédrale est extrêmement remarquable par
sa construction, par son architecture et ses

mosaïques fort anciennes : elle l'était surtout alors par les quatre chevaux de Corynthe qui en surmontaient le frontispice, et que j'en ai vu également descendre pour être transportés à Paris, où ils forment aujourd'hui le superbe quadrige élevé sur l'arc triomphal des Tuileries.

La porte d'entrée de l'arsenal est de la plus grande majesté ; elle est gardée par deux lions en marbre de Paros, de grandeur colossale et d'une rare beauté, qui décoraient jadis la porte du Pirée à Athènes. Je vis les chantiers de construction remplis de vaisseaux avancés à différens degrés ; il y en avait aussi plusieurs dans le bassin, et l'on remarquait particulièrement parmi ces derniers le *Bucentaure*, espèce de galère très-curieuse par sa forme singulière, sa sculpture, sa richesse, et par l'usage auquel elle était destinée. Ce bâtiment servait à la cérémonie du mariage que le doge faisait tous les ans avec l'Adriatique.

La manufacture des glaces ne pouvait manquer de fixer aussi notre attention : c'est un grand et très-utile établissement où l'on emploie une quantité considérable d'ouvriers. L'immense combustion qui se fait dans les vastes fourneaux qu'elle renferme, entretient la salubrité de l'île où elle est établie : les habitans y sont rarement malades.

Des barques, désignées sous le nom de gon-

doles, sont les voitures des riches comme des
pauvres, et il y en a un nombre plus ou moins
grand dans la même maison, selon les facultés
des propriétaires. Ces barques ont toutes la
même forme, sont de la même couleur et de la
même grandeur. Tous les matelots, quoique
appartenant à des maîtres différens, portent la
même livrée. Lorsque ces gondoles sont en
marche et qu'elles se rencontrent, cette unifor-
mité empêche qu'elles ne se reconnaissent, à
moins qu'elles n'aient des signes particuliers de
ralliement. Dans chacune de ces gondoles est
pratiquée une chambre qui peut contenir quatre
ou six personnes : elle est ornée de tapisseries et
de glaces; les fenêtres sont garnies de jalousies
et de rideaux de taffetas; des coussins, garnis en
maroquin noir, forment autour de la chambre
un divan qu'on élargit à volonté, de manière à
pouvoir s'y reposer comme sur un lit.

Les coutumes et les mœurs des Vénitiens sont
tout-à-fait différentes de celles des habitans des
autres villes, même de l'Italie. Les femmes, généralement belles, habillées à la grecque, portent
toutes un voile de crêpe rouge ou blanc qui
couvre d'abord le front, se drape ensuite élé-
gamment sur les épaules, et descend jusqu'au
bas de la première tunique. Elles jouissent d'une
très-grande liberté, et peuvent, au besoin, au

moyen du voile, se soustraire à la vue des passans : elles se promènent seules ou avec leurs cavaliers servans.

Les habitans aisés et les personnes qui professent les arts libéraux, se lèvent à deux ou trois heures de l'après-midi, passent le reste du jour dans leurs appartemens en habit du matin, et prennent un léger repas, ensuite font une toilette plus ou moins recherchée, vont faire un tour de promenade sur la place Saint-Marc ou dans les îles voisines, rentrent pour dîner ou plutôt souper, et se rendent ensuite au théâtre où le spectacle commence à neuf heures et se prolonge jusqu'à une heure après minuit. Les salles de spectacles sont fort belles ; elles sont construites et disposées intérieurement comme toutes celles d'Italie. Chaque loge, comme dans les théâtres de Milan, est une chambre particulière et isolée, où l'on se fait servir des rafraîchissemens et tout ce que l'on désire. C'est ordinairement en sortant du spectacle qu'on fait les visites de cérémonie. Les gondoles, éclairées en dedans et en dehors, marchent avec une telle célérité, qu'en très-peu d'instans on a parcouru une grande partie de la ville. Il y a pour les étrangers, au confluent des canaux, des gondoles que l'on paie tant par heure, à l'instar de nos voitures de place. Les visites se continuent jusqu'à cinq

ou six heures du matin : on rentre alors chez soi
pour prendre du repos. La fraîcheur qui se fait
sentir dans ce moment favorise le sommeil : les
appartemens restent clos de manière à empêcher
la lumière d'y pénétrer, et la nuit se prolonge
ainsi jusqu'à deux ou trois heures de l'après-midi.
La chaleur brûlante du jour s'appaise alors pour
faire place aux vents frais du nord. Cet intervalle
favorable est, pour la classe aisée des habitans de
Venise, le commencement de la journée. Les
artisans et les ouvriers sont les seuls qui se lèvent
avec le soleil, et qui finissent leurs occupations
à son coucher. Mais tout est prévu dans cette
ville pour l'agrément et la commodité de ceux
qui l'habitent. Les ouvriers dont les travaux sont
bruyans, tels que les chaudronniers, les serru-
riers, etc., sont relégués dans des quartiers
isolés, pour ne pas troubler le repos de ceux
qui dorment le jour.

L'intérieur des appartemens est disposé de
manière à récréer la vue et à rafraîchir l'atmosphère. Les salles sont spacieuses, décorées de
colonnes, de statues en marbre, de peintures à
fresque qui tiennent lieu de tentures; le carreau
est en mosaïque plus ou moins variée; des ventouses ou soupiraux sont ménagés à l'occident
pour recevoir les vents du nord comme en Égypte.
On a soin de tenir hermétiquement fermées toutes

les fenêtres du côté du midi lorsque le *siroco* souffle. Ce vent, qu'on peut regarder comme un diminutif du *khampsyn*, est suffocant et très-malsain par les émanations qu'il entraîne avec lui, des eaux croupissantes qui séjournent dans les canaux de la ville; aussi cherche-t-on à l'éviter, en s'enfermant dans les maisons, et en prenant, contre son influence, toutes les précautions possibles.

Presque tous les citoyens de Venise, dans l'ancien gouvernement, remplissaient des emplois publics, ou étaient livrés au commerce. Ils sont en général très-attachés à l'argent; cependant ils sont hospitaliers, polis et prévenans. Le séjour de cette ville est fort agréable, si l'on en excepte la saison où règne le *siroco*, c'est-à-dire les premiers mois du printemps. La plupart des Vénitiens se retirent alors dans leurs campagnes sur la terre ferme; les commerçans et les ouvriers seuls restent dans la ville; et, malgré les précautions qu'ils savent prendre, il y a encore parmi eux beaucoup de malades. En effet, pendant la durée de ce vent, la chaleur est accablante; les émanations qui se dégagent en grande quantité des canaux où les eaux sont plus ou moins stagnantes, et où se fait une décomposition continuelle de substances animales et végétales, nuisent nécessairement à la santé des habitans, surtout à

celle des étrangers qui ne sont pas acclimatés :
c'est ce que j'ai eu occasion de vérifier. D'ailleurs,
une police très-active maintenait alors à Venise,
comme aujourd'hui encore, la propreté et le
bon ordre. On en exerçait une particulière sur
les femmes prostituées dont le commerce était,
par ce motif, moins dangereux que partout
ailleurs. Il y aurait eu à désirer plus de discipline
parmi les troupes de terre et dans la marine de
cette république. Enfin, il n'est pas possible de
se dissimuler que les Vénitiens de nos jours n'aient
dégénéré de ces anciens et valeureux républicains
dont ils descendent, et dont le nom seul portait
l'effroi chez les Ottomans : toutefois on doit les
estimer heureux, dans l'impossibilité où ils se sont
trouvés de défendre et de conserver l'indépen-
dance que leur avait donnée le général en chef
Bonaparte, d'avoir été, par les événemens,
réunis au royaume d'Italie ; et il est permis
d'espérer que, marchant désormais sous les drapeaux de l'illustre chef de notre empire, ce
peuple reprendra, comme tant d'autres nations,
et sa valeur, et les vertus qui distinguaient jadis
ses ancêtres.

Après avoir parcouru et étudié cette ville si
intéressante sous tant de rapports, j'y formai
deux hôpitaux pour les troupes de la garnison
française ; et, en vertu des ordres du général

en chef et du commissaire général Villemansy, j'organisai le service de santé de l'expédition qui devait passer à Corfou. Mais, avant que les troupes fussent embarquées, j'eus à visiter et à inspecter les vaisseaux qu'on destinait à les transporter; c'étaient quelques corvettes qu'on armait dans le port, et trois vaisseaux de ligne alors en rade. Mon attention devait se fixer principalement sur ces derniers. Ces vaisseaux étaient *la Victoire*, *la Gloire* et *l'Éole*. Le premier étant vieux, de mauvaise construction, sans agrès et peu propre à supporter la mer, ne quittait pas ordinairement le port. On crut cependant qu'il pouvait encore être utile, et on le préparait pour faire partie de l'expédition. Les deux autres portant chacun quatre cents hommes de troupes et d'équipage, d'une meilleure construction et en meilleur état, étaient arrivés depuis peu d'une première expédition qu'ils avaient faite dans les îles ioniennes, où ils avaient perdu deux cent cinquante hommes d'une épidémie qui s'y était déclarée depuis environ un an. Le retour de ces vaisseaux à Venise avait appaisé l'intensité du mal, et en avait considérablement diminué les effets ; cependant il était mort encore une trentaine d'individus depuis un mois que ces vaisseaux séjournaient dans la rade.

Les détails que je recueillis près de quelques

malades que j'y trouvai encore, et ceux que me
donnèrent les chirurgiens-majors, me firent connaître le caractère de la maladie; c'était une
fièvre ataxique éruptive (maligne pétéchiale),
qui devenait contagieuse, parvenue à son troisième degré, si les chirurgiens n'avaient la précaution de faire porter alors les malades sur le
tillac. Chez plusieurs d'entre eux, elle se compliquait d'affection vermineuse; et dans ce cas,
d'après le rapport des officiers de santé, les
malades périssaient du cinquième au neuvième
jour. Lorsqu'ils passaient le quatorzième jour, et
que l'éruption était complète, ils surmontaient le
danger, et arrivaient à la convalescence; mais
alors un assez grand nombre d'entre eux retom-
baient dans les premiers accidens auxquels se
joignait le flux dyssentérique qui les faisait succomber. En général ceux qui échappaient à
la mort avaient une convalescence longue et
pénible.

L'inspection que je fis de ces deux vaisseaux,
les divers renseignemens que je me procurai,
me découvrirent facilement la source de cette
funeste épidémie.

Pendant leur mouillage dans les golfes des îles de
Corfou, etc., où les lueurs phosphoriques sont très-
fortes en été, comme dans les canaux de Venise,
ce qui annonce l'insalubrité de ces parages, ces

vaisseaux avaient été constamment exposés au
vent du midi ou siroco ; l'été avait été extrêmement chaud, l'hiver doux et pluvieux. On avait,
pendant cette dernière saison, la mauvaise habitude de tenir les sabords fermés. Les troupes et
les équipages étaient soumis depuis fort long-
temps à un mauvais régime ; les matelots n'avaient
pour toute nourriture que du biscuit, des légumes
farineux et de la mauvaise eau-de-vie ; enfin, il
régnait sur ces deux bâtimens une excessive malpropreté. Dans le vaisseau *la Gloire*, elle était
générale ; une odeur fétide et nauséabonde se
faisait sentir dans les batteries, l'entrepont et le
gaillard. Les effets des matelots étaient épars çà
et là sans aucun ordre. Les débris goudronnés
des cordages traînaient sur les ponts ; le linge
des matelots était rempli de vermine ; presque
tous les gens de l'équipage ou les soldats croupissaient dans l'incurie et l'oisiveté. Sur le
vaisseau *l'Éole*, les ordures étaient entassées
dans tous les coins ; le plus grand désordre
s'y faisait également remarquer. Au fond de
l'entrepont où étaient placés ordinairement
les soldats et matelots malades, nous découv-
vrîmes trois moribonds attaqués de la maladie.
Ils étaient étendus sur de mauvais grabats et
dans un état d'abandon.

Suivant le rapport du chirurgien-major, ces

trois individus étaient, l'avant-veille, en convalescence, et venaient d'essuyer une rechute,
sans doute parce qu'on avait laissé gissant au
milieu d'eux un de leurs camarades qui était
mort presque subitement.

Toutes ces causes avaient nécessairement
concouru au développement de cette maladie
dont les soldats et les matelots avaient, il est
vrai, le plus souffert. Les officiers étant mieux
nourris, plus spacieusement logés et plus exposés
au grand air, n'avaient eu que peu de malades,
et il n'en était mort aucun.

Voici les moyens que je proposai pour faire
cesser l'épidémie dans ces vaisseaux, ainsi que
dans les hôpitaux, et pour prévenir des suites
plus fâcheuses.

Je demandai d'abord qu'on évacuât tous les
malades de ces deux bâtimens sur les hôpitaux
voisins, qu'on débarquât les troupes, et qu'on
les établît sous la tente, près du rivage, et dans
un lieu salubre. Cette mesure était nécessaire
pour la santé des individus, et donnait la facilité
de faire sanifier l'intérieur des vaisseaux. Elle
s'effectua dans les vingt-quatre heures, et j'obtins
ensuite l'exécution des autres mesures suivantes,
qui consistèrent :

1.º A racler l'intérieur et l'extérieur des
vaisseaux, à les goudronner et blanchir à l'eau.

de chaux en dedans, à les peindre au dehors ; à sabler les ponts, et à les passer ensuite au rouloir et à la brique;

2.º, A parfumer tout l'intérieur, surtout l'en-trepont et la cale, avec le procédé de Guyton-Morveau, à mettre en combustion, sur des plateaux de pierre ou de brique placés de distance en distance dans la cale et dans les entreponts, des petites pyramides faites avec du soufre et du salpêtre, moyen dont je m'étais servi avec avantage dans la campagne de l'Amérique septentrionale ;

3.º A laver et lessiver même les fournitures des lits des malades, les hamacs et le linge des matelots, à leur donner des habits neufs de toile ou de coton pour l'été, et de laine pour l'hiver; ce qui eut également lieu pour les troupes de débarquement. Enfin, je surveillai moi-même l'approvisionnement des vivres ; j'eus soin surtout de faire mettre à bord une grande quantité d'ali-mens légers et de liqueurs convenables. Ces opérations étant terminées, les troupes et les équipages s'embarquèrent et furent prêts à partir au premier signal. J'avais d'ailleurs laissé aux chirurgiens-majors des instructions qui devaient concourir à conserver la santé des troupes et des matelots embarqués. La première, ayant pour objet de prévenir les maladies et la contagion, renfermait des vues d'hygiène que je ne rapporterai pas ici, parce qu'elles ont déjà été exposées dans ma campagne de l'Amérique. Elle enjoignait surtout aux chirurgiens la plus grande surveillance pour que l'on parvînt à maintenir la propreté sur les vaisseaux; elle prescrivait, pour les soldats et les matelots, des moyens d'exercice continuel qui pussent les garantir des effets nuisibles de l'oisiveté.

La seconde instruction traçait des règles sur le placement des officiers de santé dans les vaisseaux, sur les devoirs qu'ils avaient à remplir pendant la traversée et à l'époque de la descente à terre; sur la distribution partielle, dans les divers bâtimens, des instrumens de chirurgie, des appareils à pansement, des médicamens et des alimens légers. Il est important, en effet, de bien recommander aux chirurgiens destinés aux expéditions lointaines de ne pas rassembler leurs secours matériels sur un même point, à cause des dangers auxquels on est exposé pendant la navigation, et pour éviter de tout perdre, si le bâtiment sur lequel on aurait tout réuni, venait malheureusement à périr.

Il faut donc partager autant que possible les provisions qu'on a pu faire dans ce genre. Elles sont d'ailleurs alors d'un plus facile transport et d'un emploi infiniment plus commode, ainsi

que j'ai eu occasion d'en faire l'expérience en
Égypte.

L'expédition mit à la voile dans les premiers
jours de messidor an v (juin 1797), et elle arriva
peu de temps après à sa destination.

Pour nous, nous quittâmes Venise, et nous
reprîmes la route de Trévise où je m'arrêtai
quelques momens pour visiter un hôpital qu'on
y avait déjà établi. Nous passâmes rapidement
à Conegliano, au port de None et à Valvazzone:
nous formâmes seulement dans ces trois endroits
autant de dépôts d'ambulance pour les évacuations. Nous traversâmes à gué le Tagliamento,
torrent souvent impétueux, devenu célèbre par la
bataille qui s'était donnée sur ses bords peu de
temps auparavant. Nous arrivâmes à Udine, capitale du Frioul, après avoir passé par Codroïpo,
Passeriano et Campo-Formio, lieu qu'avait rendu
mémorable le traité de paix conclu, en fructidor
an v (août 1797), entre la France et l'Autriche.
D'Udine je fus envoyé, par M. le commissaire
général Villemanzy, à Palma-Nuova, à Gemmona
et à Osopo, pour y prendre connaissance d'une
maladie épidémique qui s'était déclarée parmi
les troupes et les habitans de ces trois places.
On travaillait aux fortifications de Palma ; le
mouvement des terres, le sol marécageux de
cette ville, le peu de propreté qui régnait dans

son intérieur, et l'état d'encombrement où étaient les casernes et les hôpitaux, avaient concouru à faire développer, parmi les soldats de la garnison et les habitans, une fièvre putride nerveuse qui prenait un caractère pernicieux chez quelques-uns. Les jeunes réquisitionnaires y étaient le plus sujets, et la mortalité les frappait aussi de préférence. Je proposai, pour mesures de salubrité:

1.º Le curage des ruisseaux ou canaux intérieurs de la ville où croupissaient depuis longtemps les immondices et les eaux infectes;

2.º L'évacuation de l'hôpital sur celui d'Udine, et le blanchissage des salles avec l'eau de chaux vive.

On diminua aussi le nombre des troupes dans les casernes, et on les sanifia. Il était difficile de prémunir les ouvriers des fortifications contre l'effet du mouvement des terres; on parvint cependant à en diminuer les mauvaises influences par les distributions d'eau-de-vie et de vinaigre qu'on faisait journellement à ces ouvriers, et par la précaution que l'on prenait de leur faire laver les mains et la tête avec de l'eau fraîche et du vinaigre.

A Gemmona, ville ouverte, les troupes qui y étaient en cantonnement, se trouvant entassées dans de petites maisons d'artisans où

10*

d'agriculteurs ; s'étaient laissé gagner par une
affreuse malpropreté, malheureusement inhé-
rente à une grande réunion d'individus dans les
mêmes lieux. De plus la ville est située sur un
sol marécageux au pied d'une colline ; les eaux
n'y sont pas de bonne qualité ; et comme on
y était déjà en pénurie d'alimens de première
nécessité, il n'y restait que bien peu de ressources. L'hôpital était encombré, et il y mourait
beaucoup de malades ; il périssait aussi un assez
grand nombre d'habitans.

Je proposai, dans mon rapport général,
d'évacuer les malades, et de faire camper le
reste des troupes dans le lieu qui paraîtrait le
plus favorable et qu'on préparerait à cet effet ;
ce qui fut exécuté.

Dans le fort d'Osopo, situé sur une montagne élevée, où l'on respire un air pur et
salubre, il n'y avait presque point de malades ;
cependant les soldats des avant-postes, cantonnés
dans plusieurs petits villages environnans, étaient
frappés de la même maladie qu'à Gemmona :
je demandai et j'obtins pour eux l'exécution
des mêmes mesures.

Après avoir rempli les obligations relatives à
mon service, je revins à Udine, et nous retour-
nâmes de là à Milan, passant une seconde fois
à Venise, où je fus témoin de l'inauguration

solennelle que les Vénitiens firent alors de la république consulaire qui n'eut qu'une existence passagère.

Les résultats satisfaisans que j'avais obtenus de l'inspection que je venais de faire, et dont j'avais rendu compte au commissaire général Ville-manzy, engagèrent cet ordonnateur en chef à réunir en conseil de santé, à Milan, les officiers de santé en chef de l'armée. Je lui présentai en conséquence un projet d'organisation. Le conseil, établi sous sa présidence, s'occupa d'abord de l'examen de mes rapports et de la confection des contrôles de tous les chirurgiens de l'armée et des hôpitaux. Il discuta et arrêta successivement une suite de dispositions sages et utiles, parmi lesquelles je dois citer la formation des ambulances volantes et l'établissement d'une école d'anatomie et de chirurgie militaire dans chaque principale ville de l'Italie, où nous avions des troupes et des hôpitaux. Je fus particulièrement chargé de l'organisation et de la direction des ambulances volantes, de celle des écoles de chirurgie à établir au-delà de la Piave et jusqu'à Udine inclusivement.

Avant de quitter Milan pour aller remplir la tâche qui m'était imposée, je formai le cadre de l'ambulance volante. Ce travail fut approuvé par le commissaire général, et confirmé par le général en chef. Tout le personnel de cette ambulance formait une légion d'environ trois cent quarante individus, tant officiers que sous-officiers et soldats. Cette légion était partagée en trois divisions distinguées par la dénomination numérique. Après avoir organisé la première, je la conduisis à Udine où je l'exerçai journellement aux manœuvres qu'elle avait besoin d'apprendre. Je confiai la seconde à un jeune chirurgien-major, aussi actif et courageux qu'il était zélé et instruit, M. Roussel, qui a honorablement fini sa carrière en Égypte.

La troisième s'organisait sous la direction d'un autre chirurgien de première classe, non moins habile, M. Renoult, aujourd'hui chirurgien-major dans la gendarmerie d'élite.

Je donne ici la description de cette ambulance, telle qu'elle existait à l'armée d'Italie.

Ambulance volante.

Cette ambulance, qu'on pourrait désigner sous le nom de *centurie* [1], se composait de trois divisions ou décuries. La première était à Udine ; la seconde à Padoue, et la troisième à Milan.

[1] Dénomination établie depuis peu par M. le baron Percy.

Chacune d'elles était organisée ainsi qu'il suit :

Un chirurgien-major de 1.re classe commandant, deux chirurgiens-aides-majors ou de 2.e classe ;

Douze chirurgiens-sous-aides-majors ou de 3.e classe (deux d'entre eux remplissaient les fonctions de pharmaciens) ;

Un lieutenant, économe de la division d'ambulance ;

Un sous-lieutenant, inspecteur de police, faisant fonction de sous-économe ;

Un maréchal-des-logis en chef, commis de 1.re classe d'ambulance ;

Deux brigadiers, commis de 3.e classe d'ambulance ;

Un trompette, porteur des instrumens de chirurgie ;

Douze soldats infirmiers à cheval, parmi lesquels un maréchal-ferrant, un bottier et un sellier ;

Un sergent-major, commis de 1.re classe ;

Deux fourriers, commis de 2.e classe ;

Trois caporaux, sous-commis ou chefs de divers offices ;

Un tambour, garçon d'appareils de chirurgie ;

Vingt-cinq soldats, infirmiers à pied.

Il y avait douze voitures légères et quatre pesantes par division.

Ce nombre de voitures comportait :

Un maréchal-des-logis en chef, conducteur;

Un maréchal-des-logis sous-chef;

Deux brigadiers, dont un maréchal-ferrant;

Un trompette;

Vingt soldats du train, conducteurs.

Total des personnes attachées à chaque division d'ambulance, 113.

Pour toute la légion, y compris le chirurgien en chef commandant, 340.

L'uniforme des chirurgiens de l'ambulance volante était fait sur le modèle de celui des chirurgiens des armées : ils portaient de plus une petite giberne en maroquin noir, légèrement brodée, dont l'intérieur, divisé en plusieurs compartimens, contenait l'étui des instrumens portatifs de chirurgie, quelques médicamens, et les objets essentiels pour donner les premiers secours aux blessés sur le champ de bataille; ils étaient armés d'une espèce de glaive suspendu à un baudrier de cuir noir, arme d'ornement et de défense.

L'uniforme des officiers employés et sous-employés de l'administration était de couleur différente, avec les ornemens relatifs aux grades. Les premiers portaient des épaulettes.

Les soldats infirmiers à cheval et à pied avaient un habit-veste à retroussis, garnitures uniformes, avec une ceinture de laine rouge qui, au besoin,

pouvait servir au transport des blessés. Les cavaliers avaient un petit manteau-redingote, les
infirmiers à pied une capote; les premiers, des
bottes à la hussarde; les autres, de forts souliers
et des guêtres de drap noir : ils avaient un shako
ou feutre noir garni en cuir et en cuivre; chaque
infirmier à cheval portait une giberne en cuir
noir, propre à renfermer un ou deux plateaux,
un gobelet de fer blanc, deux couverts pour les
blessés, et les ustensiles nécessaires pour le pansement du cheval : ils étaient armés d'un petit
sabre suspendu à un baudrier de chamois. Les
infirmiers à pied portaient un sac en cuir, divisé
en plusieurs compartimens propres à contenir
les appareils à pansement, qu'ils avaient en réserve
pour les officiers de santé.

L'uniforme des soldats du train était à peu près
le même, mais plus simple; les étoffes étaient plus
fortes. Ces différentes classes de militaires étaient
distinguées par les couleurs du collet et des revers,
ainsi que par les garnitures de l'habit.

L'équipement du cheval de l'officier de santé
était composé d'une selle à la française, garnie
de sa couverture, et d'une housse couleur de
l'habit d'uniforme du cavalier, bordée d'un galon
d'or plus ou moins large, selon les grades. Au
lieu de deux fontes pour les pistolets, j'avais fait
mettre deux sacoches, qui pouvaient être plus

utiles; elles étaient couvertes par des chaperons
bordés du même galon. Un petit porte-manteau
en cuir, recouvert de la même étoffe, était fixé
à la selle. Ce porte-manteau, destiné à contenir
les appareils préparés pour les pansemens, pouvait s'ouvrir sans qu'on détachât les courroies qui
le retenaient.

L'équipement des soldats infirmiers à cheval
était basé sur celui des officiers administrateurs;
il n'offrait de différence que dans la qualité de
l'étoffe et dans les garnitures qui étaient beaucoup plus simples.

Chaque division d'ambulance avait douze voitures légères suspendues, pour le transport des
blessés : elles étaient de deux sortes, à deux
et à quatre roues [1]. Les premières, au nombre
de huit, convenaient pour les pays plats; les
autres, à quatre roues, étaient destinées pour
porter les blessés dans les montagnes. La caisse
des premières présentait la forme d'un cube
allongé, bombé à sa partie supérieure; elle
était percée sur les côtés par deux petites fenêtres; deux portes battantes s'ouvraient en
avant et en arrière; le plancher de la caisse
était formé d'un cadre mobile, garni d'un
matelas de crin, avec son traversin, et recouvert

[1] Voyez les planches relatives à cette ambulance,
n.ᵒˢ II, III, IV et V.

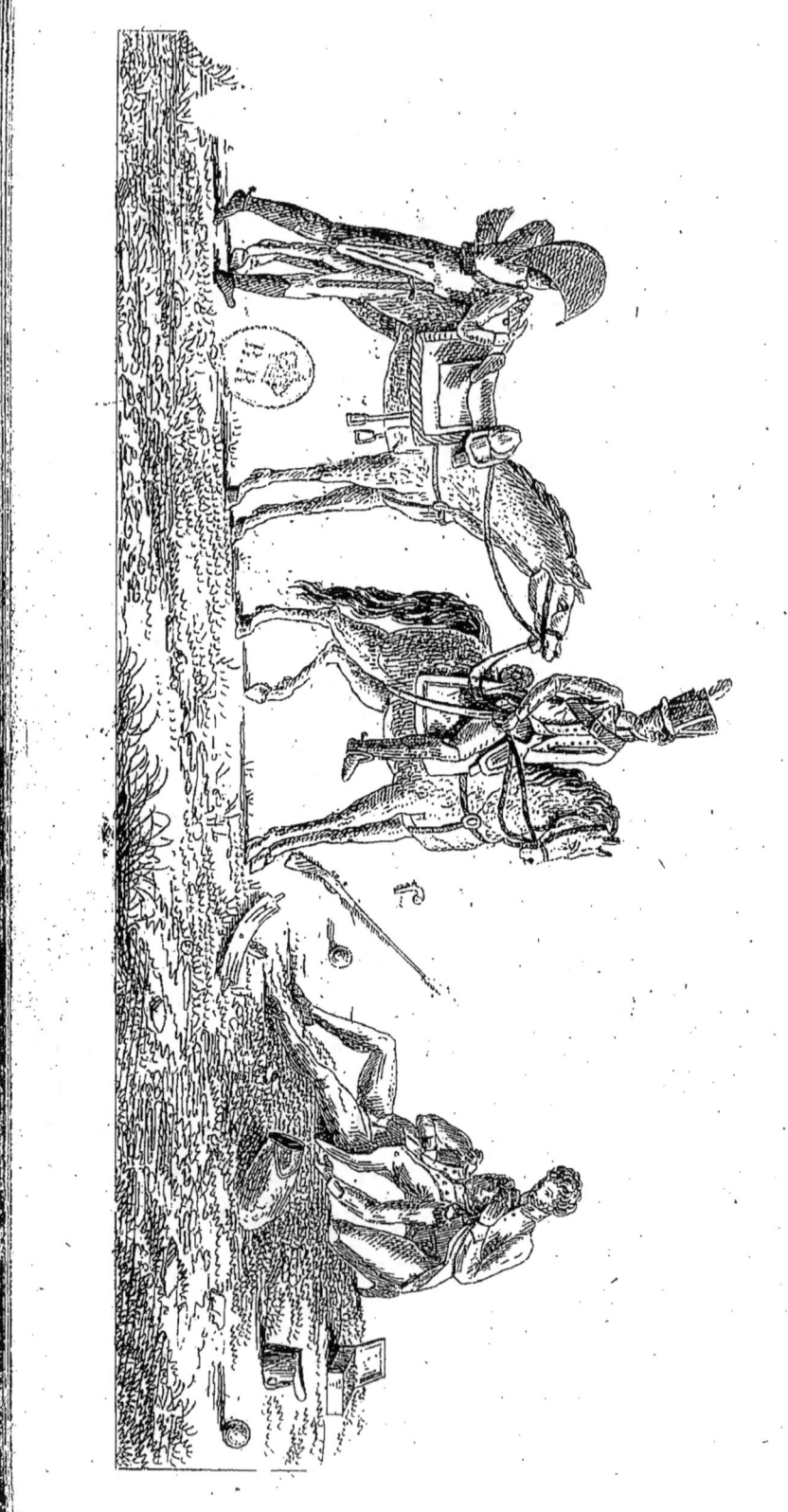

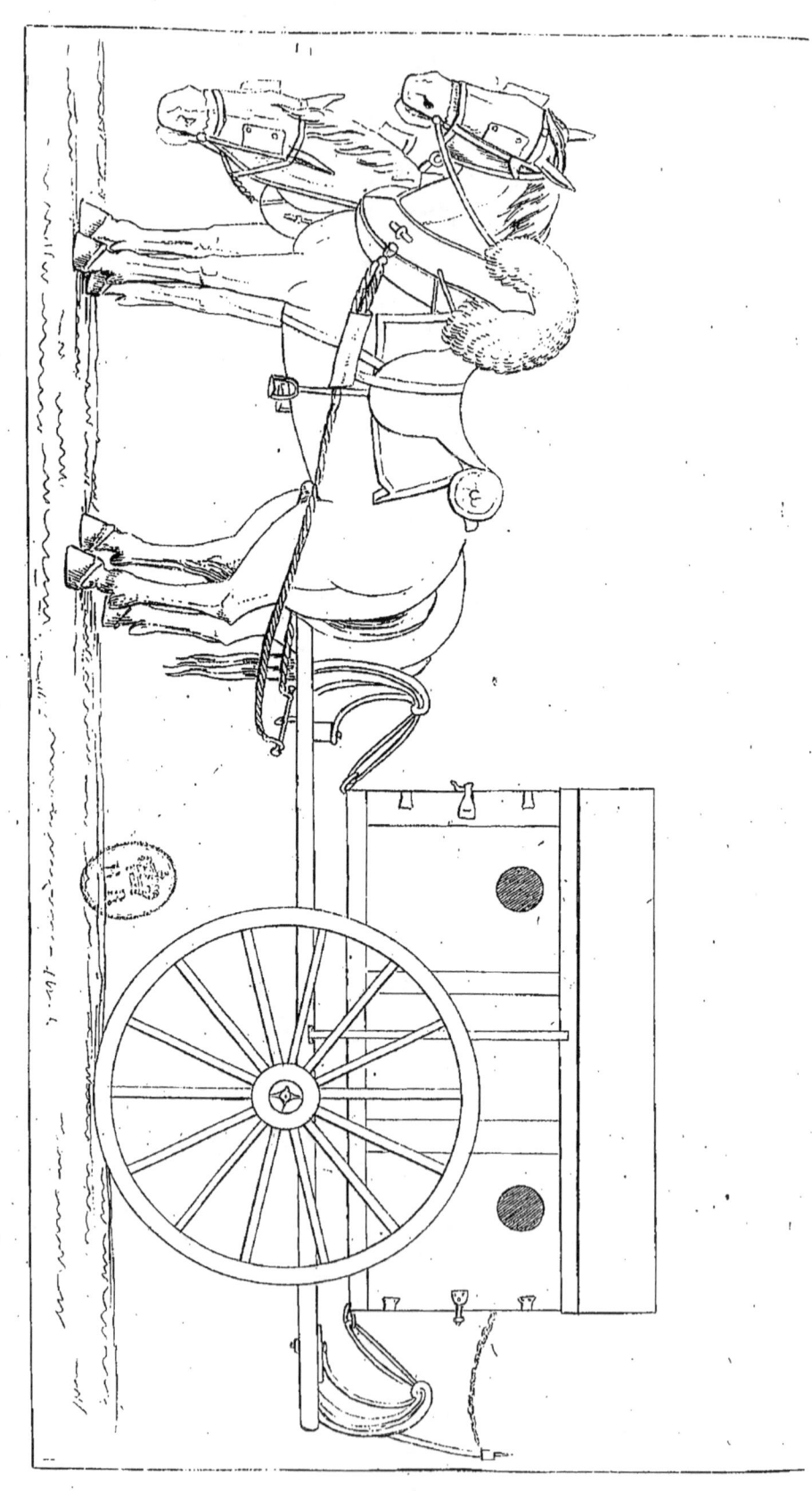

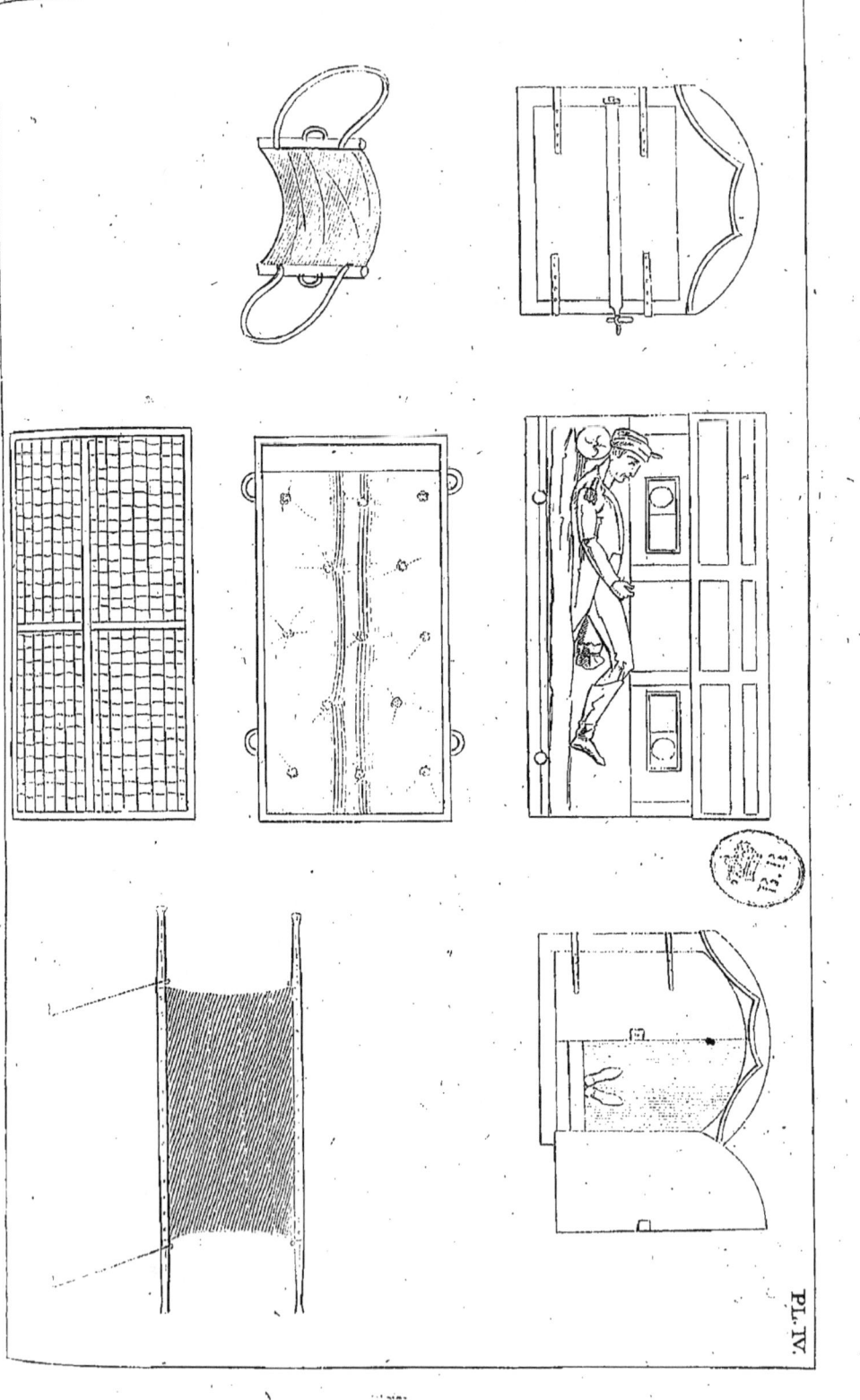

Pl. IV.

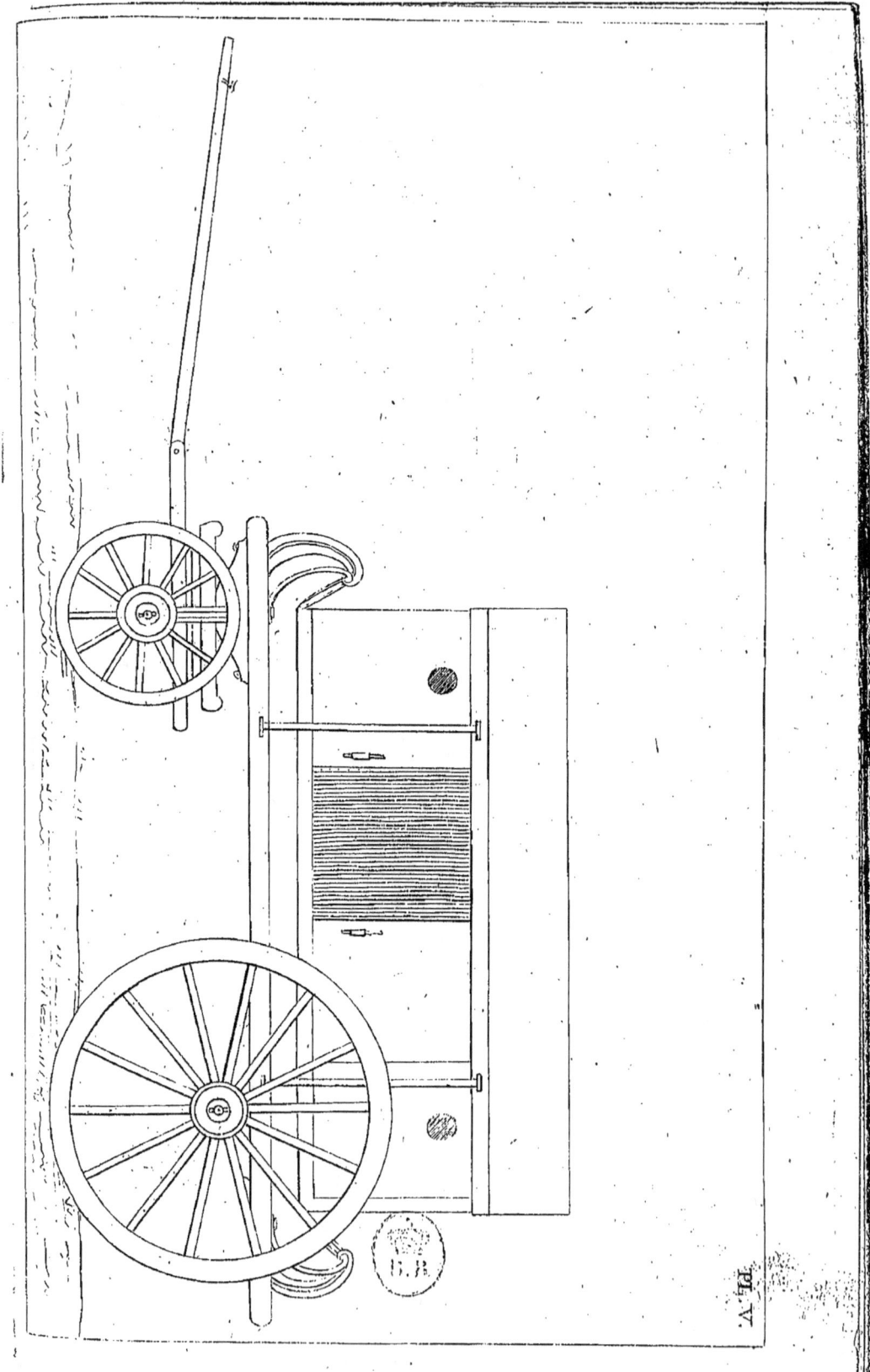

Pl. V.

en cuir. Ce cadre glissait facilement sur les deux supports ou jumelles de la caisse, au moyen de quatre petites roulettes, et il était armé de quatre poignées en fer enchâssées dans le bois; ces poignées étaient destinées à recevoir les courroies ou les ceintures des soldats pour porter les blessés sur le cadre, comme sur un brancard : on pouvait panser les blessés sur ces cadres, quand la saison ne permettait pas de les panser sur le terrain.

Lorsque l'armée était engagée dans des montagnes plus ou moins escarpées, il était indispensable d'avoir des mulets ou des chevaux de bât, avec des paniers à compartimens, pour le transport des appareils à pansement, des instrumens de chirurgie, des médicamens et autres objets nécessaires aux premiers secours.

Les petites voitures étaient attelées de deux chevaux, dont l'un en porteur; elles avaient intérieurement onze décimètres douze millimètres (trente-deux pouces) de largeur. Deux blessés y étaient couchés commodément et dans toute leur longueur; des poches étaient distribuées dans l'intérieur pour recevoir des bouteilles ou autres objets nécessaires aux malades. Ces voitures réunissaient la solidité à la légèreté et à l'élégance.

Le second système de voitures légères suspen-

dues consistait en un chariot à quatre roues,
dont la caisse, plus longue et un peu plus large
que celle des voitures à deux roues, avait une
forme analogue : elle était également suspendue
sur quatre ressorts; son plancher était garni d'un
matelas fixe, et les panneaux étaient rembourrés
jusqu'à un pied d'élévation, comme ceux des
caisses des petites voitures. Le côté gauche de la
caisse s'ouvrait à volonté, dans presque toute sa
longueur, au moyen de deux portes à coulisse,
et de manière qu'on pût placer les blessés sur la
voiture dans leur attitude horizontale. De petites
fenêtres convenablement disposées renouvelaient
l'air ou en établissaient les courans. Ces voitures
devraient avoir, pour fixer le centre de gravité,
une civière qui pourrait d'ailleurs être employée
à d'autres usages.

Ces grandes voitures avaient dans l'intérieur,
comme les petites, des poches, et sur le derrière une fourragère : le train de devant tournait
sur son axe, pour faciliter les mouvemens de
rotation ; elles étaient attelées de quatre chevaux et avaient deux conducteurs : elles étaient
légères, solides et bien suspendues. On portait
dans ces chariots quatre blessés couchés dans
leur longueur ; leurs jambes se croisaient un
peu.

Les chariots d'équipages étaient montés sur

quatre roues et ne différaient point des autres fourgons consacrés au service militaire.

Il y avait un conseil d'administration pour les trois divisions, qui était composé d'officiers de santé et d'officiers d'administration.

Un réglement particulier déterminait l'ordre et la marche de ces ambulances à l'armée, la police intérieure, et les fonctions de chaque individu.

Ces ambulances étaient destinées à enlever les blessés du champ de bataille, après leur avoir donné les premiers secours, et à les faire transporter aux hôpitaux de première ligne.

La légion d'ambulance était sous les ordres immédiats du chirurgien en chef d'armée, et chaque division sous le commandement d'un chirurgien-major de première classe.

Elles étaient destinées aussi à enlever les morts et à les faire ensevelir. Les soldats infirmiers à pied étaient spécialement chargés de cette fonction, sous les ordres ou l'inspection de l'officier inspecteur de police, autorisé à requérir chez les habitans les hommes de corvées qui lui étaient nécessaires.

Ce système d'ambulance [1] a l'avantage de suivre

---

[1] Il est établi dans la garde impériale sur les mêmes bases, avec quelques changemens.

les mouvemens les plus rapides des avant-gardes,
et de pouvoir se diviser en un grand nombre de
fractions; chaque officier de santé étant monté
et pouvant avoir une voiture suspendue, un infirmier à cheval et tous les objets nécessaires à
donner les premiers secours aux blessés sur le
champ de bataille.

Le système imaginé par M. le premier chirurgien de l'armée du Nord, Percy, se compose d'un
seul objet; c'est une espèce de *wurf* sur lequel
les officiers de santé sont à cheval, comme les
artilleurs; cette voiture porte en même temps
les instrumens de chirurgie et les appareils à
pansement.

La vue de la planche n.º VI suffira sans doute
pour faire juger de la différence entre ces deux
systèmes, et des inconvéniens ou des avantages
de l'un ou de l'autre.

Après avoir organisé les ambulances volantes,
et concouru avec mes collègues à l'établissement
d'une école de chirurgie à Milan, la première
que nous formâmes en Italie, et où je donnai les
premières leçons de clinique, je quittai cette
ville en vertu d'ordres supérieurs qui m'enjoi-
gnaient de me rendre au quartier général de
l'avant-garde, commandée par le général Bernadotte; j'étais chargé des instructions nécessaires

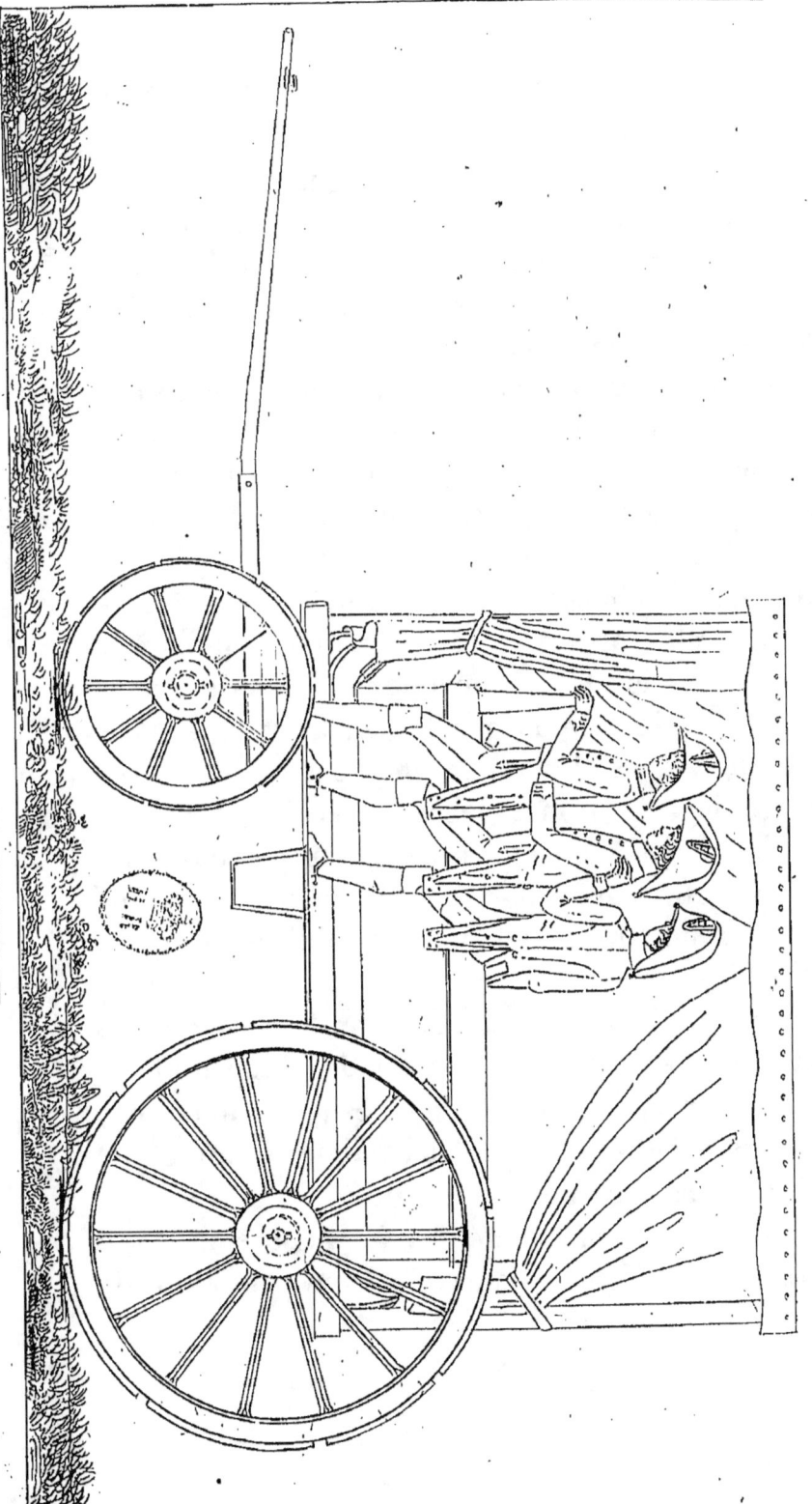

AMBULANCE DU BARON PERCY.

Pl. VI.

de M. le commissaire général Villemanzy, pour une nouvelle inspection des hôpitaux de première et de deuxième ligne, pour l'examen des officiers de santé des régimens, et pour les recherches à faire sur les maladies régnantes et sur une épizootie qui dévastait les campagnes du Frioul Vénitien. Je m'arrêtai plusieurs jours à Crémone et à Padoue, pour y établir des écoles semblables à celle de Milan; enfin j'en ouvris une quatrième à Udine, dès mon arrivée dans cette ville. Les professeurs des trois premières écoles avaient été choisis parmi les sujets les plus instruits et les plus propres à exciter l'émulation par leur zèle et leur dévouement à la science. A Udine, je me chargeai de l'enseignement de quelques-unes des différentes parties de l'art, et je joignis à mes leçons théoriques et expérimentales des leçons de chirurgie clinique. L'épizootie qui régnait dans cette contrée devint pour nous un nouveau sujet d'observation et d'étude.

Cette épizootie faisait de grands ravages. Les étables d'un certain nombre de villages et de hameaux étaient déjà désertes ; les habitans, malades eux-mêmes, étaient dans l'inquiétude et la consternation.

J'avais déjà remédié à l'épidémie qui s'était manifestée dans plusieurs endroits du cantonnement des troupes : ce résultat heureux avait porté M. le commissaire général Villemanzy à me charger de prendre connaissance de la nature de cette épizootie, et de lui soumettre les mesures que je croyais nécessaires pour en arrêter les progrès et en prévenir les suites funestes, tant pour le reste des bestiaux que pour les hommes, sur la santé desquels cette maladie avait déjà une influence marquée.

Pour bien reconnaître les causes de cette épizootie, je visitai les étables et fis faire sous mes yeux, dans plusieurs endroits différens, l'ouverture d'un grand nombre d'animaux de tout âge qui en étaient morts. Mais, pour mieux en étudier et saisir les symptômes et les phénomènes, j'avais fait aussi disposer, à mes frais, dans une écurie du couvent où j'avais déjà établi l'hôpital des blessés que je dirigeais, une infirmerie où furent placés une dizaine d'animaux choisis dans plusieurs étables et attaqués de la maladie aux différens degrés. Je commençai par observer, j'essayai ensuite divers traitemens que je graduai suivant les périodes et l'intensité de la maladie. Je perdis tous les bestiaux gravement affectés ; j'obtins quelques avantages de l'emploi des moyens dont je vais parler, pour ceux chez qui le mal était à son invasion, ou n'avait encore fait que peu de progrès. Ces succès inattendus fixèrent l'attention du gouvernement du Frioul, qui m'invita à dresser une instruction simple et méthodique, à la faveur de laquelle les habitans pussent traiter eux-mêmes leurs bestiaux. Je m'empressai de satisfaire à cette invitation.

Avant de donner le précis de l'instruction que j'avais fait traduire en langue italienne sur l'épizootie qui ravagea le Frioul Vénitien en 1797, je vais esquisser le caractère de cette épizootie, les causes qui l'avaient produite, et les effets qui en résultaient.

La maladie était dans le fort de sa marche, lorsque j'arrivai à Udine. Elle présentait tous les caractères d'une fièvre inflammatoire charbonneuse ou maligne. Elle commençait par une chaleur générale qui se faisait particulièrement sentir aux cornes de l'animal, par la sécheresse des naseaux, le hérissement des poils, la densité de la peau ou du cuir, et par une constipation opiniâtre. La bête malade portait la tête basse; elle était agitée; son œil était rouge et hagard. La fièvre s'allumait dès l'invasion de ces symptômes qui marchaient ensuite avec plus ou moins de rapidité ou de lenteur, selon l'âge de l'animal, ou son irritabilité plus ou moins active.

Après cette première période, le ventre se

I. 11

météorisait; le poil, devenu sec et roide, se
détachait facilement sous les doigts; les forces
s'anéantissaient; les oreilles étaient pendantes et
flétries. Point de transpiration cutanée; l'haleine
devenait fétide, la respiration laborieuse; l'animal
chancelait sur ses pieds, et il s'abattait sans
pouvoir se relever. Quelquefois, dans cette
deuxième période, le ventre s'ouvrait sponta-
nément pour donner cours à une fiente noire,
fétide et copieuse. A ces déjections succédait
un flux dysentérique presque permanent de
matières noirâtres, sanguinolentes, également
fétides; enfin la prostration des forces augmentait, et l'animal ne tardait pas à périr.
Des tumeurs charbonneuses se sont manifestées
chez plusieurs vaches, vers le pis, ou au pli
de l'aîne.

A l'ouverture que j'ai fait faire plusieurs fois
en ma présence de divers animaux morts de
cette épizootie, on avait presque toujours trouvé
les estomacs pleins ou presque pleins d'herbes
mal digérées, de mauvaise nature et infectes.
La membrane muqueuse de ces estomacs et
des intestins était enflammée et gangrénée dans
beaucoup de points. La pituitaire ou nazale
participait de cette inflammation. Les intestins
étaient météorisés, et les épiploons flétris.

Parvenue au troisième degré, la maladie était

éminemment contagieuse : en effet, tous les
bestiaux de la même étable étaient frappés du
mal, et mouraient successivement. Les communications qui pouvaient avoir lieu entre les
bouviers ou les bergers de différentes métairies,
entre les animaux domestiques, tels que les
chiens, les chats et les animaux de basse cour,
le faisaient propager rapidement d'une étable
à l'autre, d'un village même à un autre village,
et j'ai remarqué dans plusieurs fermes que les
bœufs, les vaches, les moutons et les volatiles
en étaient atteints à la fois.

Toute la contrée ou province du Frioul avait
donc été infestée en fort peu de temps par
cette épizootie. Les habitans des endroits où
elle faisait le plus de ravages étaient eux-mêmes
soumis à son influence maligne, qui n'avait
pas peu contribué sans doute au développement
des épidémies dont nous avons déjà parlé.

Mais un phénomène remarquable s'était offert
à Monte-Falcone. La maison d'un agriculteur,
voisine des sources d'eaux sulfuro-ferrugineuses
qui existent dans ce lieu, fut préservée de l'épizootie ; ce qui fut attentivement observé par les
habitans qui attribuèrent à l'étable de cette
maison, des propriétés préservatrices, lorsqu'il
fallait simplement sans doute faire dépendre
ces propriétés anticontagieuses des vapeurs

qui se dégageaient sans cesse des sources et
des bains, de ces vapeurs qui remplissaient l'air
atmosphérique que respiraient les animaux, ou
qui imprégnaient l'eau des sources dont ils
s'abreuvaient. Peut-être aussi les pâturages de
la côte de l'Adriatique, où l'épizootie s'était à
peine fait sentir, étaient-ils meilleurs que ceux
de l'intérieur du Frioul.

M. le professeur Graf, conseiller de l'académie
royale de Munich, rapporte, dans son ouvrage
sur l'analyse des eaux minérales de la Bavière,
que l'épidémie qui ravagea cette contrée vers
le milieu du dix-huitième siècle, respecta tous
les individus du village de Peters-Brauner, entouré de sources d'eaux thermales carbonisées
et sulfurées. Les vers et les insectes, soumis à
l'action directe de ces eaux ou de leur gaz, y
périssaient, tandis que les animaux domestiques
n'éprouvaient aucune atteinte de la maladie. Il
ajoute qu'un événement aussi heureux pour les
habitans de ce village ne manqua pas de frapper
l'attention de quelques médecins instruits de ce
pays, lesquels recherchèrent et étudièrent avec
soin les causes de cette particularité surprenante,
et que s'étant trouvé lui-même une seconde fois
au milieu d'une nouvelle épizootie, après avoir
isolé les uns des autres plusieurs animaux, il
les entoura de fourneaux où il entretenait une

certaine quantité de soufre et de salpêtre en
combustion; il parfuma fréquemment de la vapeur de ces substances les maisons et les étables,
et tous furent également préservés de la contagion, et exempts de la maladie.

Pourquoi n'emploierait-on pas les mêmes
moyens, avec les précautions indiquées, pour se
soustraire à l'attaque des maladies épidémiques-
contagieuses?

Les renseignemens que je recueillis auprès des
habitans, les recherches auxquelles je me livrai,
m'assurèrent que l'épizootie reconnaissait pour
principales causes la mauvaise qualité des fourrages, l'état marécageux des pâturages, la chaleur
excessive et prolongée qui avait succédé tout-à-
coup à un printemps pluvieux et orageux. Les
pluies d'orage avaient considérablement grossi
les torrens, les rivières, et en avaient causé le
débordement : une partie de ces eaux, après
avoir nui aux récoltes, était restée en stagnation dans les lieux bas et enfoncés, ce qui avait
formé autant de marécages.

La maladie paraissait s'être déclarée d'abord
chez les vaches et les bœufs qu'on avait conduits
dans ces pâturages, et elle s'était bientôt répandue dans les campagnes vers l'intérieur du
Frioul, s'éloignant au contraire de la côte de
l'Adriatique, sans doute parce que les vents de

mer emportaient avec eux des vapeurs aqueuses
chargées de substances minérales mises en dissolution. La mortalité était effrayante ; et, comme
nous l'avons dit plus haut, la maladie influait déjà
beaucoup sur la santé des habitans eux-mêmes.
L'épouvante où les jetaient d'aussi tristes résultats, l'esprit du fatalisme qui les dirigeait, et qui
les portait à ne tenter aucun remède sur leurs
animaux, et à les laisser mourir sans secours,
tout contribuait à faire croître le danger, à
étendre et à perpétuer le mal.

C'est dans cette conjoncture critique que
j'entrepris d'éclairer les habitans du Frioul sur
la nature du fléau qui désolait leurs contrées,
et de leur tracer des préceptes d'hygiène et de
thérapeutique, qui, après avoir été accueillis
par M. le commissaire général, furent publiés à
l'ordre du jour du 10 fructidor an v (1797). Je
les rapporterai en substance.

Dans un avertissement fort court placé en tête
de l'instruction que je rédigeai, je commençais
par indiquer le caractère et les diverses périodes
de l'épizootie ; j'ajoutais ensuite qu'on ne doit
pas, lorsque la maladie est trop avancée, ou
trop intense, entreprendre un traitement souvent
infructueux et toujours incertain ; qu'il ne faut
ni employer des remèdes dont la valeur surpasse
celle de l'animal qu'il vaudrait encore mieux

sacrifier, en supposant même que ces remèdes
pussent lui sauver la vie, ni enlever, par un
esprit contraire de cupidité, le cuir des bêtes
mortes de l'épizootie, ou tuées pendant les progrès du mal; je recommandais enfin qu'après
avoir eu le soin d'enterrer promptement et profondément ces animaux sans les dépouiller, on
les couvrît de plusieurs couches de chaux vive;
qu'on s'abstînt surtout d'en manger la viande,
qui est au moins malfaisante, suivant l'opinion
des médecins, et qu'on veillât aussi à ne pas
laisser manger à d'autres bêtes domestiques la
chair crue de ces mêmes animaux; car elle communique promptement la contagion, comme le
prouvent un grand nombre d'exemples. Après
ce préambule succinct, j'exposais la méthode
du traitement à peu près dans les termes suivans :

Si, lors de son invasion, la maladie est accompagnée des symptômes de pléthore sanguine,
et si l'animal est robuste, il faut lui faire une
saignée à la jugulaire; mais on doit choisir les
premiers instans de l'inflammation : ce moyen,
employé trop tard, serait funeste. On fait succéder à la saignée des scarifications aux gencives
et au palais, et dans la plupart des cas cette
saignée locale est suffisante. Comme la consti-
pation est un des premiers effets de la maladie,
il faut s'empresser, après la saignée, si elle a

été nécessaire, de vider le boyau ou l'intestin
rectum. Il est important que l'individu destiné
à faire cette opération n'ait pas de blessures aux
doigts ou à la main; autrement il s'exposerait
à recevoir intérieurement des miasmes contagieux. Il aura d'ailleurs l'attention de se laver
immédiatement avec du fort vinaigre. On administre à l'animal des lavemens émolliens et camphrés; on lui donne une boisson rafraîchissante,
mucilagineuse et nitrée; on lui fait fréquemment
des lotions sur toute l'habitude du corps avec de
l'eau tiède et du vinaigre, et on l'enveloppe
ensuite d'une couverture de laine.

Après l'emploi de ces premiers moyens, on
trépane les cornes de l'animal sur plusieurs
points de la racine : la trévine doit être enfoncée
assez profondément pour pénétrer dans la cavité
cellulaire du support osseux, d'où s'écoulent
facilement les fluides qui engorgent les membranes des sinus frontaux, cette cavité étant
elle-même un prolongement de ces sinus. Cette
opération influe aussi sur l'état du cerveau et
ranime les forces vitales.

On insiste sur l'usage des rafraîchissans et des
délayans pendant les premières périodes de la
maladie; cependant il ne faut pas différer d'avoir
recours à l'emploi du séton. Je me suis servi,
pour pratiquer cette opération, d'une pointe de

fer aplatie et tranchante sur les côtés, armée d'un manche en ébène assez épais; je faisais rougir cet instrument avec lequel je traversais obliquement d'un côté à l'autre et de haut en bas la portion la plus saillante et la plus épaisse du fanon. On passe ensuite dans la plaie une bandelette de toile neuve de lin, effilée, enduite de basilicum, auquel on mêle au besoin un peu de poudre de cantharides pour augmenter l'irritation locale et exciter la suppuration.

On ne doit donner aucune espèce d'aliment, et l'on continue l'usage des lavemens, des breuvages délayans et antispasmodiques.

Le ventre s'ouvrait ordinairement dès le troisième jour, et la transpiration cutanée ne tardait pas à s'établir. Lorsque les crises étaient bien prononcées, et qu'elles avaient lieu avant le neuvième jour, l'animal était sauvé : si les accidens n'étaient pas calmés avant cette époque, il périssait. Dans cette dernière supposition, je recommandais de le tuer avant d'attendre la terminaison funeste; dans la première, je faisais substituer aux breuvages rafraîchissans une forte décoction de plantes amères, telles que la serpentaire de Virginie, l'absinthe, la véronique et la centaurée. Je faisais ajouter à cette décoction, par intervalles, quelques gros de jalap, pour la rendre purgative. Lorsque les symptômes de la maladie étaient totalement dissipés, je prescrivais l'usage de quelques substances nutritives, telles que du maïs concassé et légèrement cuit, des farines grossières d'orge ou de froment détrempées dans de l'eau tiède; on y ajoutait un peu de sel commun. Cette nourriture légère était graduellement remplacée par de bons fourrages. On faisait promener l'animal, autant que possible, en le garantissant de la fraîcheur des nuits; on le plaçait ensuite dans une étable salubre. Mon instruction donnait aux habitans des détails circonstanciés sur les procédés à employer pour désinfecter et sanifier les bergeries et les étables où avait régné l'épizootie; elle faisait aussi connaître les précautions qu'ils avaient à prendre pour prévenir la contagion chez les autres animaux domestiques, et la rechute de ceux qui avaient été malades.

Un congrès pour la paix venait de s'établir à Passeriano; mais on n'en faisait pas moins de toutes parts de nouveaux préparatifs de guerre, ce qui nous obligeait à rester toujours sur le *qui vive;* enfin, des préliminaires furent arrêtés, et nous pûmes continuer avec plus de sécurité le cours de nos études et l'organisation de nos ambulances.

Notre instruction sur l'épizootie avait été répandue dans tout le Frioul Vénitien, et nous étions

déjà témoins des résultats heureux qu'elle pro-
duisait : la mortalité diminuait sensiblement. La
contagion finit par s'arrêter, et la maladie disparut.

Comme on ne pouvait s'empêcher d'attribuer
à la présence des vents qui n'avaient presque pas
quitté le cercle méridional, et au printemps qui
avait été constamment chaud et humide, le développement et la durée de cette épizootie, de
même il ne fallait pas douter que le changement de saison et de température n'eût beaucoup aidé à l'expulser, tel qu'on voit les vents
du nord chasser la peste de l'Égypte lorsqu'ils
y sont une fois établis.

Quelles que fussent d'ailleurs les causes de la
disparition de ce fléau, les habitans des campagnes qui suivirent ponctuellement les préceptes
exposés dans mon mémoire, et le gouvernement
d'Udine surtout, voulurent bien m'en faire partager la gloire, en m'écrivant dans cette occasion
une lettre de satisfaction, que je rapporterai ici
textuellement, comme un témoignage de leur
reconnaissance, auquel je fus infiniment sensible.

A monsieur le chirurgien en chef Larrey.

« Votre travail pour guérir les bœufs attaqués
« par l'épizootie a mérité notre reconnaissance.
« Nous avons attendu l'effet du traitement pour

« vous en donner compte, et nous sommes bien
« charmés de pouvoir vous assurer que les
« remèdes ont été pratiqués avec avantage où
« on a pu les mettre en exécution. Notre sort
« est bien à plaindre, puisque les circonstances
« n'ont pas permis d'en faire usage dans tous
« les lieux, vu la nécessité d'employer les
« bœufs même malades aux transports pour le
« service de l'armée ; ce qui a causé la perte
« de plusieurs d'eux, même en actualité du
« service. Cela pourtant ne peut que rendre
« plus précieux votre ouvrage, attendu que
« nous en avons pu sauver quelques-uns de
« ceux qui en étaient attaqués. Nos circonstances
« fâcheuses nous empêchent de vous témoigner
« notre reconnaissance en d'autres moyens que
« par des sentimens les plus vifs et les plus sin-
« cères. Après nous avoir obligés, vous jouirez
« toujours de la complaisance d'avoir soulagé
« les maux des malheureux habitans de la
« campagne qui pourront, par vos soins, sauver
« la vie de leurs bœufs qui sont tant nécessaires
« à la subsistance des hommes. »

Signé par le président. BATOLDI.

Ces travaux étaient à peine terminés, lorsque
le général Desaix qui était venu visiter le héros

de l'Italie, et parcourir ses champs de bataille, m'engagea à l'accompagner à Trieste. Les préliminaires de paix, signés entre les Français et les Autrichiens, me permirent de saisir l'occasion de passer quelques jours avec ce grand capitaine qui m'avait honoré de son amitié d'une manière toute particulière, pendant les campagnes que nous avions faites ensemble à l'armée du Rhin. Le général, désirant garder l'*incognito*, ne portait aucune marque distinctive de son grade ; je dus me conformer à son exemple, et nous partîmes d'Udine en poste, sous les habits de simples particuliers, et avec un seul domestique.

Nous arrivâmes bientôt à Monte-Falcone, petite ville ancienne, où nous remarquâmes avec intérêt les ruines de quelques ouvrages des Romains, et une source d'eaux minérales, sulfureuses et ferrugineuses, peu en usage aujourd'hui, mais dont le succès du temps des Romains est attesté par des inscriptions très-bien conservées, placées autour des bains. Ces eaux sont en effet très-salutaires pour les maladies de la peau, les affections rhumatismales, et surtout pour la guérison des plaies compliquées de carie aux os.

J'eus occasion de recueillir aussi dans cet endroit un nouveau trait de cette modération de caractère qui distinguait éminemment l'illustre général que j'accompagnais. Mon souvenir est encore rempli de l'idée du calme et du sang froid qu'il sut opposer aux provocations de quelques officiers français qui ne nous reconnaissaient pas, et qui, se rendant aussi à Trieste, se trouvèrent en concurrence avec nous à la poste pour les chevaux dont le nombre était très-borné. Enfin, je n'oublierai jamais que, lorsque je voulus, quelques jours après, lui témoigner, de la part de ces officiers qui avaient appris qui nous étions, tout le regret dont ils étaient pénétrés pour leur conduite inconsidérée; il se contenta de me répondre : « Comment, mon cher Larrey, vous pensez encore à cette affaire! je l'avais oubliée, en sortant de la poste. »

Trieste, où nous arrivâmes le même jour, est une ville neuve, favorablement située sur le revers d'une colline qui s'étend en demi-cercle sur les bords du golfe où le port est construit. La ville s'élève par degrés au-dessus, en sorte qu'elle forme, avec le coteau couvert de vergers et de jardins, un amphithéâtre pittoresque. Nous attendîmes au lendemain pour visiter le port et les vaisseaux qui étaient en rade, au nombre desquels se trouvaient trois vaisseaux de ligne et deux frégates espagnoles chargées de vif-argent.

C'était la première fois que mon honorable compagnon de voyage se trouvait sur un port de mer, et voyait des vaisseaux de guerre; aussi montrait-il un empressement extrême à en examiner toutes les parties. Il désirait connaître le nom des plus petites manœuvres et l'usage des plus petits objets. Je ne prévoyais pas alors qu'il dût mettre à profit, dans une navigation prochaine, toutes ces diverses connaissances.

Il visita aussi dans le plus grand détail le port, les arsenaux et les magasins. Les individus de tant de nations différentes que l'on voit réunis dans ce port, occupèrent surtout son attention, et exercèrent son talent observateur. Il arrêtait dans les rues quelques-uns de ces étrangers pour les interroger sur leur patrie et sur leurs coutumes; enfin, après avoir passé douze heures à voir tout ce que ces divers établissemens renfermaient d'intéressant et de curieux, nous rentrâmes à l'auberge pour y souper à table d'hôte. La société était fort nombreuse, et composée des généraux et des officiers de l'état-major de la division autrichienne cantonnée dans cette contrée. Ces officiers nous prenant pour des employés d'administration, affectaient de louer devant nous les militaires français, et surtout les généraux, qui venaient de s'immortaliser par de si brillans exploits. Après avoir rendu hommage au vainqueur de l'Italie, ils se plurent à nous entretenir de

l'illustre défenseur de Kell, le général Desaix.
Le peu d'intérêt que sa modestie le forçait de
prendre aux éloges mérités qu'on lui prodiguait,
faillit nous engager une seconde fois dans une
discussion désagréable : mais je pris le parti de
sortir de table, et j'entraînai avec moi mon
respectable ami dont la jouissance était inexprimable, et qui s'applaudissait d'avoir laissé tous
les convives dans l'erreur.

Dès le lendemain, à la pointe du jour, nous
repartîmes pour Udine. Aquilée, par où nous
passâmes, nous présenta encore quelques restes
de l'ancienne ville de ce nom, l'une des cités les
plus florissantes de l'empire romain. Ces ruines
nous retraçaient éloquemment les ravages que
le féroce Attila y fit exercer, comme dans toutes
les contrées occidentales de l'Italie, par les Huns
qui marchaient sous sa conduite.

Peu de jours après notre retour à Udine, la
paix de Campo-Formio fut conclue; le général
Desaix repassa en France, et le général en chef
Bonaparte entreprit de visiter les frontières et
de passer en revue toute son armée. Il commença
par l'avant-garde qui était sous le commandement
du général Bernadotte; il remarqua avec quelque
intérêt la première division d'ambulance volante
attachée à ce corps d'armée; il parut satisfait
de la forme des voitures suspendues, des

manœuvres que cette légion chirurgicale exécuta
devant lui, et de l'organisation militaire des
individus qui la composaient.

La seconde division de cette ambulance était
établie à Padoue. Le général en chef qui la
passa également en revue, n'en fut pas moins
satisfait que de la première. L'organisation de
la troisième n'était pas encore achevée. Je restai
quelques jours à l'avant-garde pour examiner
les chirurgiens des corps et les classer selon
leur degré d'instruction. Je terminai, en repas-
sant par Venise, l'inspection des hôpitaux.

De Venise je retournai à Milan par Padoue,
Porto-Legnago, Peschiara, Bergame, Breschia,
et Pavie. Peschiara, place forte, est remarquable
par sa position près du lac de Guarda, dont
les bords fertiles, garnis de petites villes et
villages populeux, forment des sites pittoresques
et ravissans pendant la saison de l'été. Bergame
est une jolie petite ville distinguée par l'affabilité
de ses habitans et la douceur de leur caractère.
A Breschia, nous avons vu avec intérêt une belle
manufacture d'armes et plusieurs palais ornés
de riches tableaux.

Je désirai m'arrêter à Pavie pour rendre visite
aux professeurs de la célèbre université que
cette ville possède. Je présentai mes hommages
à l'immortel Spalanzani et au savant anatomiste

Scarpa. Ils me reçurent avec bienveillance, et je fus très-sensible au présent que le dernier me fit d'un exemplaire de son *Traité des nerfs du cœur.*

Je visitai aussi le cabinet d'anatomie et l'hôpital général. Le cabinet renferme une série nombreuse de pièces en cire modelées sur toutes les parties du corps humain, et copiées d'après la belle collection du cabinet de Florence. Toutes ces pièces, malgré leur beauté et leur variété, m'ont offert moins d'intérêt que les préparations naturelles des nerfs du cœur par Scarpa.

Si l'on en excepte les détails succincts que j'ai donnés sur la ville de Venise, j'ai cru devoir me dispenser de rapporter ce que j'ai pu observer du caractère des peuples de l'Italie, de leurs mœurs et de leurs usages. Les institutions ayant changé depuis la réunion de ce beau pays à la France, avec elles ont changé aussi les habitudes et les goûts, et il eût été superflu de peindre ou ce qui n'existe déjà plus, ou ce qui pourrait n'être qu'une imitation de ce que nous avons tous les jours sous les yeux, puisque les Français et les Italiens, gouvernés désormais par les mêmes lois et par la même politique, sont appelés à ne plus former entre eux qu'une seule et même famille.

Je ne me suis pas beaucoup étendu sur le

climat de cette péninsule, ni sur les diverses influences qu'il peut avoir, suivant ses diverses régions, sur la santé de ceux qui l'habitent, quoique ces détails eussent pu sans doute se rattacher naturellement à mon sujet : beaucoup d'écrivains ont donné avant moi très-au long la topographie physique et médicale de toutes les parties de l'Italie ; les connaissances qu'on peut puiser à cet égard dans leurs ouvrages recommandables, doivent suffire à la curiosité et à l'instruction des voyageurs, et sauront toujours les guider dans leurs recherches d'une manière sûre et satisfaisante.

De Pavie je repassai à Lodi, et j'arrivai à Milan à la fin de brumaire an VI (1797).

Je rendis compte du résultat de mes travaux à M. le commissaire général Villemanzy, au ministre de la guerre et au conseil de santé à Paris. D'après le rapport avantageux que le commissaire général avait bien voulu faire de ma conduite, le général en chef me fit témoigner sa satisfaction d'une manière très-flatteuse. Ma mission étant terminée et la paix étant faite, je retournai à Paris pour reprendre les fonctions de ma place de professeur à l'hôpital militaire du Val-de-Grâce. J'y arrivai à l'époque de l'ouverture des cours d'hiver, en frimaire de l'an VI.

J'avais à peine fini la démonstration des trois premières parties de l'anatomie, que je reçus, comme l'un des trois chirurgiens en chef que le gouvernement venait de nommer, l'ordre de partir pour l'armée d'Angleterre. J'étais spécialement attaché à la colonne de droite commandée par le général Desaix dont le quartier général était à Lille. Au moment où je me disposais à le joindre, je reçus un nouvel ordre pour me rendre à Toulon. Tous les élèves de l'école militaire de l'hôpital m'exprimèrent, dans une lettre pleine de reconnaissance, le regret qu'ils avaient de mon départ. Les témoignages d'attachement que j'en reçus dans cette circonstance sont restés gravés dans mon souvenir.

CAMPAGNES

D'ÉGYPTE ET DE SYRIE.

~~~~~~~~~~~~~~

SECTION PREMIÈRE.

Lorsque je reçus du gouvernement l'ordre de me rendre à Toulon, pour l'expédition de la Méditerranée, j'étais loin de penser que je fusse destiné à suivre l'armée française, sous la conduite du général Bonaparte, dans la plus intéressante et la plus riche contrée du monde.

Cependant les préparatifs immenses qui se faisaient pour l'embarquement de cette armée, et la présence du chef si justement célèbre qui la commandait, m'annoncèrent d'avance l'importance de cette expédition. Jaloux de mériter la confiance du gouvernement, je fis tous mes efforts et employai tout mon zèle pour remplir, comme chirurgien en chef, son intention auprès des trente mille soldats d'élite composant cette armée.

Un arrêté, donné par la commission de l'armement, qui autorisait les officiers de santé en

chef de cette expédition à se procurer des
collaborateurs et tous les objets nécessaires
pour assurer leur service respectif, me mit
dans le cas de remplir en très-peu de temps
la première partie de ma tâche.

J'écrivis en conséquence aux écoles de médecine de Montpellier et de Toulouse, pour
les prier de m'envoyer, dans le plus court
délai possible, un nombre déterminé de chirurgiens instruits, courageux, et capables de supporter des campagnes pénibles et de long cours.

A peine mon invitation fut-elle connue dans
ces écoles, qu'on s'y disputa à l'envi l'honneur
de pouvoir partager nos périls et notre gloire.
Bientôt cent huit chirurgiens, y compris ceux
des divisions partant d'Italie, dont l'état m'était
déjà parvenu, furent réunis sous mes ordres à
l'époque de l'embarquement (les officiers de
santé des corps armés ne faisaient pas partie
de ce nombre).

J'employai ceux qui étaient à Toulon, pendant le court séjour que nous y fîmes, à
la confection de trente caisses d'appareils à
pansemens, propres à être portées avec facilité
sur des montures à la suite des divisions. Ces
chirurgiens s'exerçaient en même temps, dans
l'hôpital militaire d'instruction de cette ville,
à la pratique de leur art.

Je fis faire une collection complète d'instrumens, d'ustensiles de chirurgie , et un nombre suffisant de brancards flexibles et faciles à transporter dans tous les lieux. Mon collègue Desgenettes, médecin en chef, dirigea la préparation et la réception des médicamens : les autres branches du service de santé furent également assurées par les administrateurs en chef de l'armée.

Le 24 floréal an VI (13 mai 1798), l'ordre d'embarquement étant donné , après avoir fait placer tous les objets matériels du service dans un vaisseau destiné à leur transport ¹, nous nous empressâmes de faire la répartition de tous les officiers de santé, qui furent distribués par divisions dans les principaux vaisseaux de guerre. Chacune de ces divisions d'ambulance était pourvue d'une ou plusieurs caisses d'appareils à pansemens, de médicamens, d'une caisse d'instrumens de chirurgie, pour seconder, pendant la traversée ou en cas de combat, les officiers de santé de la marine embarqués sur ces vaisseaux, et pour être en état de suivre les divisions militaires , si elles venaient à effectuer une descente.

Ce qui restait de chirurgiens fut placé sur les autres bâtimens de l'escadre et du convoi;

---

¹ Ce vaisseau fut pris par les Anglais dans sa route ; événement qui nous mit d'abord en Égypte dans la plus grande pénurie de toute espèce de secours pour les hôpitaux.

ils étaient munis de ce qui leur était nécessaire
pour pouvoir être partout utiles à nos troupes,
en sorte qu'il n'y avait pas de bâtiment au-
dessus de cent hommes qui n'eût son officier
de santé.

Une instruction générale leur fut donnée par
les officiers de santé en chef : elle était relative
à la conservation de la santé du soldat, pendant
la traversée, aux fonctions qu'ils avaient à remplir
de concert avec les chirurgiens de la marine
pendant la navigation, dans la supposition qu'on
eût des combats à essuyer; enfin à la conduite
qu'il leur fallait tenir lors de la marche des
troupes dans l'intérieur des terres.

Nous mîmes à la voile le 3o floréal au soir (19 mai);
tous les vaisseaux de l'escadre et du convoi qui
se trouvaient dans la rade de Toulon, défilèrent
avec majesté, au son d'une musique guerrière,
au milieu des plus vives acclamations qui expri-
maient la satisfaction générale, devant le commandant, le vaisseau l'*Orient*, où étaient réunis
le général en chef Bonaparte, l'amiral Brueïx,
les principaux membres de la commission des arts
et les états-majors des deux armées, y compris
les médecins et les chirurgiens en chef.

Après vingt-un jours d'une navigation heureuse,
nous arrivâmes à la hauteur de l'île de Malte.
Plusieurs convois nous avaient rejoints dans notre,

traversée, tels que ceux de Gênes et d'Ajaccio;
la marche retardée de celui de Civita-Vecchia
nous avait causé de vives alarmes, et nous n'en
éprouvâmes qu'une sensation plus agréable lorsque nous vîmes s'effectuer leur réunion à notre
arrivée devant Malte.

On se prépara au débarquement qui se fit le
22 prairial (10 juin), à la pointe du jour, et le
général en chef Bonaparte, que j'eus l'honneur
d'accompagner, dirigea lui-même cette opération.
On éprouva peu de résistance : en effet, après
vingt-quatre heures de siége et autant de négociations, Malte se rendit à la discrétion des
Français.

Pendant le siége, je parcourus les principaux
endroits de l'île; j'établis l'ambulance du quartier
général à Berkarkara, où la Cita-Vecchia des
anciens chevaliers. C'est une petite ville située
au milieu des terres : on y remarque de fort
belles maisons, et des jardins magnifiques qui en
ornent les contours.

Toute l'île est très-bien cultivée, quoiqu'elle
soit d'un fond de roche calcaire : elle est
montueuse, entrecoupée de petits vallons où les
eaux des pluies séjournent plus ou moins long-
temps, ce qui augmente la fertilité de la terre
végétale qu'on a fait venir sur cette roche à
force de travail et d'engrais.

Cette île est couverte de terrasses de différentes formes et de différentes grandeurs, disposées en amphithéâtres, et entrecoupées de très-jolies maisons de campagne. Les plate-formes sont autant de jardins garnis d'orangers, de citronniers, de cédrats, de figuiers, et généralement de tous les arbres fruitiers d'Europe et de l'ancien continent. Ces jardins sont parsemés des fleurs les plus belles et les plus rares. Une grande partie du terrain de l'île est consacrée à la culture du coton, du carthame, d'une petite quantité de blé, du millet et des légumes farineux. Le nopal y croît naturellement; on pourrait tirer grand parti de cette plante, si on y habituait la cochenille.

La ville de Malte occupe le côté oriental de l'île et s'élève jusqu'au sommet : elle est entourée de remparts inexpugnables, flanqués de distance en distance par des tours hérissées de canons. Cette cité est d'une belle construction ; les rues sont bien percées, les avenues du port bien établies : on y remarque de beaux palais, de belles églises, et un superbe hôpital où nous plaçâmes nos malades et le peu de blessés que notre descente dans l'île et le siége de la place nous avaient donnés.

Le port est divisé en plusieurs bassins ou canaux extrêmement profonds, d'une largeur suffisante

pour le mouillage des vaisseaux de guerre ; l'élévation des rochers qui les bordent les met à l'abri
des tempêtes et des ouragans. Notre flotte y
séjourna deux fois vingt-quatre heures.

L'air de l'île et de la cité est bon et pur,
surtout lorsque les vents du cercle occidental y
règnent, ce qui a lieu pendant les trois quarts
de l'année : ils sont frais et humides ; ils tempèrent
la chaleur brûlante du jour, mais ils sont nuisibles
pendant la nuit, à raison de leur humidité : elle
est si abondante que, lorsqu'on reste une heure
dehors, on est trempé comme par une forte
pluie. Les habitans donnent l'exemple des préceptes d'hygiène qu'il faut suivre dans cette île ;
ils rentrent dans leurs maisons au soleil couchant,
et n'en ressortent qu'au lever de cet astre. Lorsqu'on est obligé de sortir pendant la nuit, il faut
être couvert d'un manteau ; sans quoi on s'expose
aux maladies catarrhales, aux fièvres intermittentes et à l'ophthalmie.

Les vents du sud (*siroco*), d'après ce que m'en
ont dit les médecins, y règnent dans les mois
de mars, d'avril et de mai, en laissant des intervalles : ils sont malsains, ils disposent aux maladies
putrides, malignes, et c'est la saison que l'on
redoute le plus pour l'invasion de la peste.

Il n'y a dans la ville qu'une source qui fournit
aux besoins du port et des équipages ; l'eau en est

bonne et très-limpide : des citernes creusées dans
le roc servent à recueillir l'eau des pluies, dont
on fait usage pour les besoins domestiques et
l'arrosement des terres.

Les habitans de cette île sont presque tous
originaires d'Italie, de la Grèce et de la côte
d'Afrique; ils sont tous de couleur basanée,
d'un tempérament sec et robuste, industrieux,
d'un caractère doux, timide, et très-hospitaliers.

Les chevaliers de Malte étaient les appuis et
les protecteurs d'un grand nombre de familles
indigentes.

Cette île, outre ses opérations maritimes très-
multipliées, puisqu'elle a un des plus beaux ports
de la Méditerranée, forme un entrepôt de commerce de presque toutes les denrées orientales
et de celles qu'elle produit elle-même. Sous le
rapport militaire, on peut la considérer comme
la citadelle de cette mer.

A notre entrée dans Malte, l'ordre religieux
militaire qui y était établi fut dissous, et tous les
chevaliers furent congédiés avec des pensions
relatives à leurs grades et à leurs services. Le
magnifique arsenal du château conservait encore
les armures de leurs fondateurs : j'ai vu avec une
sorte de vénération celle du fameux Lavalette,
le premier grand-maître qui soutint avec une

si rare valeur le siége opiniâtre et les assauts réitérés des Turcs.

Rien de plus précieux que les ornemens de l'église principale, et par la beauté du travail, et par la nature des matières dont ils étaient fabriqués; l'or, l'argent et les pierres précieuses y brillaient de toutes parts.

Le temps ne me permit pas de prolonger mes recherches : il fallut nous disposer au départ, et remplir la tâche qui nous était imposée ; en conséquence, nous nous occupâmes, le médecin en chef et moi, de l'organisation du service de santé des hôpitaux destinés aux troupes qu'on laissa dans la ville pour sa défense, et nous rendîmes compte au ministre de la guerre du résultat de cette première campagne.

La flotte repartit avec l'armée le 30 prairial (18 juin) au matin : elle arriva en douze jours devant Alexandrie, ville si célèbre dans l'antiquité. Ayant soupçonné, pendant la route, le but de notre expédition, j'avais étudié à bord du vaisseau tout ce qui peut avoir rapport au système médical de l'Égypte, dans les ouvrages des médecins et des voyageurs les plus accrédités, et j'avais pris, auprès de deux respectables interprètes, Venture et Magalon, qui avaient habité ce pays, les instructions qui pouvaient m'être nécessaires pour diriger les opérations importantes du service

dont la surveillance m'avait été confiée ; j'avais fait,
en conséquence, une notice instructive et régle-
mentaire, que j'adressai à mes collègues les chirurgiens de première classe, relative à leur service
respectif, aux influences du climat d'Égypte sur la
santé des Européens nouvellement débarqués, et
au charbon pertilentiel, un des principaux symptômes d'une des maladies les plus graves qui nous
ait attaqués dans cette contrée.

Le signal du débarquement est donné ; dix
mille Français environ sont presque aussitôt sur
le rivage, et se portent avec rapidité sous les
murs d'Alexandrie, qui est prise d'assaut après
quelques heures de combat. Deux divisions
d'ambulance suivaient les deux ailes de l'armée,
et j'étais au centre avec une troisième, près du
général en chef, pour être à portée de recevoir
ses ordres, d'observer le mouvement des deux
autres ambulances, et de procurer aux blessés
les plus prompts secours. Cette journée nous
en donna environ deux cent cinquante, au
nombre desquels on comptait les généraux de
division Kleber, Menou et l'adjudant-général
Lescale. Je fis transporter tous ces blessés dans
le couvent des capucins, lequel devint par la
suite un très-grand établissement. Une partie
des blessures exigea de grandes opérations que
je fis sur-le-champ ou peu de momens après.

C'est dans cette circonstance que je pus remarquer, pour la première fois, les influences favorables du climat sur les plaies : j'en parlerai à la fin de cette première campagne. On avait lieu, en effet, de s'étonner de la promptitude avec laquelle tous les blessés guérissaient.

Une partie de nos troupes ayant bivouaqué sur les ruines d'Alexandrie, fut piquée par des scorpions beaucoup plus gros que ceux d'Europe. Cette piqûre effraya plus le soldat qu'il n'en fut incommodé, et l'on en fit disparaître les légers accidens par la seule application de l'eau marinée, des acides ou des substances alcalines.

J'organisai, avec mon collègue Desgenettes, le service de santé des hôpitaux sédentaires de la place d'Alexandrie ; j'attachai ensuite une ambulance active à chacune des cinq divisions militaires qui composaient l'armée, et j'établis, près de moi, au quartier général, un corps de réserve de chirurgiens, formant une sixième ambulance.

Le 18 messidor (6 juillet) le général en chef se mit en marche pour le Caire, et le commandement de la place d'Alexandrie fut confié au général Kleber. Je donnai la direction de mon service dans les hôpitaux de cette ville à M. Masclet, chirurgien de première classe, jeune homme d'un rare mérite, qui mourut de la peste, peu de temps après, victime de son dévouement et de son zèle. M. Dubois (Antoine), médecin de la commission des arts, se chargea du traitement de la blessure du général Kleber, qu'il conduisit, par ses soins habiles et assidus, à une guérison complète. Ses conseils ne furent pas moins utiles aux chirurgiens de la marine pour le grand nombre de blessés que le combat naval d'Aboukir venait de leur donner. Une nostalgie opiniâtre compliquée de dysenterie força le professeur Dubois à repasser en France.

La division Desaix formait l'avant-garde de l'armée, et celle du général Dugua suivit le rivage de la mer pour s'emparer de Rosette, où elle s'établit sans nulle résistance : elle poussa de là des reconnaissances sur le Delta, de manière qu'elle put promptement, et sans obstacle, communiquer avec l'armée. Le docteur Desgenettes, qui avait suivi cette colonne, forma un hôpital dans cette ville pour y traiter les malades de la division.

Le corps d'armée s'engagea, sans provisions et sans eau, dans les déserts arides qui bordent la Lybie, et n'arriva qu'avec la plus grande peine, le cinquième jour de marche, au premier endroit de l'intérieur de l'Égypte offrant quelque ressource (Damanhour). Jamais armée n'a pu éprouver d'aussi grandes vicissitudes et d'aussi pénibles privations. Frappés des rayons d'un soleil brûlant, marchant tous à pied sur un sable plus brûlant encore, traversant des plaines immenses d'une effrayante aridité, où l'on trouvait à peine quelques cloaques d'eau bourbeuse, presque solide, les soldats les plus vigoureux, dévorés par la soif et accablés par la chaleur, succombaient sous le poids de leurs armes.

Des plaines aqueuses (effet du mirage [1]) semblaient nous offrir le terme de nos maux ; mais ce n'était que pour nous replonger dans une plus grande tristesse, d'où résultaient l'abattement et la prostration des forces, que j'ai vu portées au dernier degré chez plusieurs de nos braves. Appelé trop tard pour quelques-uns d'entre eux, mes secours devenaient inutiles, et ils périssaient comme par extinction. Cette mort m'a paru douce et calme, car l'un d'eux me disait, au dernier instant de sa vie [2] « se « trouver dans un bien-être inexprimable. » Cependant j'en ai ranimé un assez grand nombre avec un peu d'eau douce aiguisée de quelques gouttes d'esprit-de-vin sucré que je portais

---

[1] Voyez le Mémoire de M. le comte sénateur Monge, *Décade égyptienne.*

[2] La mort des asphyxiés paraît être également très-douce. Cette remarque avait déjà été faite par le professeur Portal. Voyez ses intéressantes Observations sur l'asphyxie causée par le méphitisme.

constamment avec moi dans une petite outre de cuir. J'ai employé aussi avec avantage l'éther sulfurique alcoolisé ou liqueur minérale d'Hoffmann, incorporé dans du sucre.

Des légions nombreuses d'Arabes suivaient notre marche et harcelaient les troupes détachées des phalanges. Malheur aux soldats qui s'écartaient de la ligne ! ils étaient aussitôt tués ou enlevés : un chirurgien de mon ambulance fut du nombre des premières victimes [1].

La possession de Damanhour apporta, dans le cœur abattu de nos soldats, une consolation bien douce. Ils y trouvèrent assez d'eau pour se désaltérer, quelques rafraîchissemens, et ils y prirent l'assurance de rencontrer le Nil le lendemain. Ce premier moment de repos ranima leurs forces et leur courage; et, à notre départ pour Rahhmanieh, ils ne ressentaient presque plus les fatigues qu'ils avaient essuyées.

Nous pansâmes le peu de blessés que nous avions, dans une des principales maisons de Damanhour, d'où je les fis transporter le lendemain à Rahhmanieh. Le général en chef reçut, dans la première ville, un coup de pied d'un cheval arabe, qui lui fit, à la jambe droite, une

---

[1] Les officiers de santé ont été exposés comme les militaires; car ils marchaient avec eux dans le centre du bataillon carré.

contusion assez forte pour qu'on dût craindre
des accidens consécutifs : je fus assez heureux
pour les prévenir, et le conduire en très-peu de
temps à la guérison, malgré sa marche pénible
et son activité naturelle qui l'éloignait du repos.

Au sortir de Damanhour, la phalange du
quartier général, où j'étais avec les blessés, fut
de toutes parts assaillie par une cavalerie nombreuse d'Arabes et de mamelouks, et nous
aurions sans doute succombé, sans le prompt
secours que nous reçûmes de la division Desaix,
et sans la vigilance et l'habile tactique du colonel
Dupas ¹ qui commandait alors les guides de
l'armée ; cependant quelques individus de notre
carré furent tués ou blessés.

A notre arrivée à Rahhmanieh, la vue du
Nil fit sur nous une impression délicieuse, et
chacun courut s'y précipiter pour étancher sa
soif. Dès-lors les marches ne furent plus aussi
pénibles ; on eut moins de privations à supporter,
et l'on endura d'autant mieux les fortes chaleurs,
qu'arrivé le soir au rendez-vous, on se baignait
dans le fleuve. Ces bains nous délassaient et
fortifiaient nos muscles.

Pendant le séjour que nous fîmes dans cette
place, la flotille qui remontait le Nil, aux ordres
du contre-amiral Perrée, nous rejoignit, et

¹ Aujourd'hui comte d'Empire et général de division.

15*

suivit sa route en marchant à notre hauteur, autant que les circonstances le lui permirent.

On continua de s'avancer vers le Caire, en suivant la rive occidentale du fleuve, qu'on trouva garnie de melons d'eau, ou pastèques, qui firent la principale nourriture de nos soldats.

Arrivée près du village de Chébreisse, le 25 messidor (13 juillet), à la pointe du jour, l'armée se trouva en présence de celle des mamelouks rangée en bataille, avec laquelle fut livré un combat assez vif où ils perdirent beaucoup de monde, et où nous eûmes une vingtaine de blessés qui reçurent immédiatement les premiers secours. Un petit baril d'eau-de-vie, dont le général Bessières [1] se priva pour ces braves, contribua beaucoup à leur soulagement.

Ces marches fatigantes et forcées déterminèrent chez un militaire une hernie qui se forma subitement, et s'étrangla en même temps. Il fut aussitôt apporté dans notre ambulance; mais une gangrène spontanée qui s'était tout-à-coup développée dans l'intestin et avait gagné les autres viscères du bas-ventre, fit périr le malade dans l'espace de deux heures, et me mit dans l'impossibilité de lui faire l'opération. C'est le deuxième exemple qui me soit connu des effets aussi rapides de cet accident

[1] Aujourd'hui maréchal d'Empire, duc d'Istrie.

La flotille, parvenue à la hauteur de ce village, essuya, de son côté, un combat où périrent plusieurs malades et blessés que nous avions dans son convoi; parmi les nouveaux blessés que cette affaire nous donna, l'ordonnateur en chef, Suci, et M. Lacuée, officier de l'état-major, furent les plus maltraités. L'armée continua sa route jusqu'à Verdam où nos troupes séjournèrent et purent se rafraîchir. J'y formai un dépôt d'ambulance pour y réunir les malades qui suivaient le quartier général. M. Bouquin, chirurgien de première classe, chargé de l'ambulance de la flotille, dirigea avec zèle le traitement des blessés.

Le surlendemain on joignit les mamelouks qui avaient placé leur camp entre les pyramides et le Nil: il était protégé par une batterie établie à Embabêh.

La marche hardie et la fière contenance de ces cavaliers nous annonçaient la ferme résolution qu'ils avaient de se battre : en effet, ils furent les premiers à donner le signal du combat. J'avais eu le soin de parcourir les ambulances des divisions, pour ordonner les préparatifs qu'elles avaient à faire, afin de pouvoir porter aux blessés que cette action paraissait devoir nous donner, des secours prompts et efficaces.

Bientôt après, les deux armées en vinrent

aux prises; la bataille fut sanglante et occa-
sionna la perte d'une très-grande partie des
mamelouks, tandis que le reste prit la fuite,
après s'être divisé en deux sections, dont l'une
gagna le Saïd, et l'autre se porta vers les frontières de la Syrie.

Deux cent soixante environ de nos braves
furent grièvement blessés. Je les fis transporter
au château de Gizéh, où j'établis un grand et
superbe hôpital, et où ils furent tous opérés et
pansés avec le plus grand soin. Je fus surtout
avantageusement secondé par les officiers de
santé de l'ambulance du quartier général.

Jusqu'à Gizéh la troupe ne fut incommodée
que par les fatigues, par la diarrhée et de
légères dysenteries que la fraîcheur des nuits
et l'abus des pastèques paraissaient avoir produites, et non, comme l'avaient pensé quelques physiciens, l'eau du Nil, qui n'a jamais
fait de mal à personne[1]. Ces légères indispositions
disparurent par le repos, l'usage de bons alimens
et des boissons rafraîchissantes et stomachiques
que nous trouvâmes à notre arrivée au Caire.
Le général en chef y fit son entrée le 7 ther-

[1] Cette eau, agréable au goût, est très-potable et se
digère avec la plus grande facilité. L'analyse qui en a
été faite prouve qu'elle est supérieure par sa qualité à
celle des fleuves d'Europe.

midor an VI (25 juillet 1798), et les troupes en
prirent possession, ainsi que de la citadelle, dans
la même journée.

Cette grande cité, irrégulièrement bâtie, bien
qu'elle soit parsemée de décombres, et qu'elle
présente l'aspect de la misère, est immensément
riche, et nous a offert de très-grandes ressources
pour l'orgaisation des hôpitaux que nous y
avons successivement établis. Nous y fîmes
passer au fur et à mesure les blessés et les malades
qu'on avait d'abord mis à Gizéh. Je dirigeai le
traitement des blessés sur lesquels nous avons fait
des remarques assez importantes, relativement à
la forme des causes vulnérantes, aux accidens
particuliers qui sont survenus, et à la promptitude avec laquelle les plaies ont été guéries.
Je ferai connaître ces remarques avec plusieurs
autres à la fin de la campagne de l'an VIII.

Après avoir assuré le service de santé des
deux divisions Desaix et Vial qui se portèrent,
la première dans la Haute-Égypte, pour y poursuivre Mourad-Bey, la deuxième à Damietto
pour s'emparer de cette ville, et reconnaître les
bords du lac Manzaléh, je partis le 18 thermidor
(5 août) avec le général en chef et une partie de
son armée allant à la poursuite d'Ibrahim-Bey
et de ses mamelouks qui s'étaient jetés dans la
province de Charquiéh, route de la Syrie; je

laissai, en partant, la direction de mon service du Caire à M. Roussel, chirurgien de première classe, désigné pour être chirurgien en chef adjoint.

Ibrahim-bey fuyait devant nous; cependant, après trois jours de marches forcées, nous l'atteignîmes à Sâléhyeh, au moment où il entrait dans le désert pour se rendre en Syrie. Les troupes de cavalerie qui escortaient le général en chef s'élancèrent avec impétuosité sur les mamelouks, et engagèrent un combat très-vif qui accéléra leur fuite. Nous eûmes une cinquantaine de blessés et quelques hommes tués [1]. Nous pansâmes les blessés sur le sable, et je les fis porter ensuite dans la mosquée de Sâléhyeh, où j'établis une ambulance sédentaire confiée aux soins de M. Mongin, chirurgien de première classe. Presque toutes les blessures étaient faites par armes blanches. C'est dans cette bataille qu'on a connu pour la première fois les terribles effets des damas des mameloucks. Plusieurs de nos braves eurent les membres entièrement coupés, d'autres des portions très-étendues du crâne, des épaules, du dos et des cuisses emportées.

Le chef de brigade du septième régiment de hussards, Destrés, a été un des blessés les plus

---

[1] On s'empara dans cette campagne d'une riche et très-nombreuse caravane portant des marchandises des Indes, qui furent vendues au profit des soldats.

remarquables sous ce rapport. Outre sept coups de sabre très-profonds, deux aux épaules avec division des muscles et d'une partie des os, un troisième au dos avec division des muscles et de deux apophyses épineuses des vertèbres dorsales, il avait reçu une balle qui, s'étant perdue dans la poitrine, avait produit un épanchement de sang, ce qui m'obligea de lui faire l'opération de l'empyème, avant mon départ pour le Caire. Sa guérison peut être considérée comme un phénomène extraordinaire.

Je fus dans la nécessité de faire des sutures pour les uns, d'employer les bandages unissans pour d'autres, et d'appliquer le trépan à plusieurs. J'exposerai dans un mémoire particulier l'observation d'un de ces blessés à qui je fis l'extraction de la tête de l'humérus, en lui conservant le bras. En général, tous ces malades guérirent promptement, à l'exception de quatre qui périrent du tétanos, maladie dont il sera parlé plus loin.

Pendant notre retour au Caire, le général en chef reçut la nouvelle de la défaite de l'escadre mouillée à Aboukir, par suite d'un combat terrible dans lequel sautèrent plusieurs de ses vaisseaux, et qui fit tomber une partie des autres bâtimens au pouvoir des Anglais. Un grand nombre des blessés de ce combat furent soignés à Alexandrie par les officiers de santé de la marine. Je ne parlerai pas de leurs blessures, n'en ayant point eu connaissance.

Arrivé au Caire, j'organisai le service de santé chirurgical, et formai, dans le principal hôpital, une école de chirurgie-pratique pour l'instruction des jeunes chirurgiens de l'armée : je surveillai avec soin le traitement des blessés et des personnes affectées de maladies d'yeux; car l'ophthalmie s'était déjà déclarée, et commençait à faire des progrès. (C'était l'époque du débordement du Nil.)

La division Desaix qui resta long-temps embarquée sur ce fleuve dans la Haute-Égypte, fournit le plus grand nombre d'ophthalmiques.

Les médecins et les chirurgiens qui eurent à traiter cette maladie, n'étaient pas d'accord sur les causes qui la produisaient et sur les moyens qu'il fallait employer pour la combattre. Les empiriques qui exerçaient dans ce pays, prétendant seuls connaître une affection dépendante de leur climat, surprirent la crédulité de beaucoup de militaires qui en étaient atteints, ce qui causa la perte de la vue de plusieurs d'entre eux.

Ces motifs me portèrent à rédiger, sur cette maladie, un mémoire que j'adressai à mes collègues les chirurgiens de première classe, pour fixer le traitement qu'il fallait lui opposer,

et que je communiquai à l'institut du Caire.[1] Je
vais rapporter le contenu de ce mémoire, avec
quelques additions que j'ai eu occasion d'y faire
depuis. Les préceptes qu'il renferme furent
mis en pratique après sa publication, avec un
tel succès, que cette maladie devint par la
suite, même dans les mains des jeunes officiers de santé, la plus simple et la plus facile
à traiter.

Mémoire sur l'Ophthalmie endémique en Égypte.

Les yeux, ayant été frappés tout-à-coup
de l'ardente lumière du soleil, soit directe,
soit réfléchie par le sol blanchâtre de l'Égypte,
ont les premiers resssenti, dans cette contrée,
les effets de la répercussion de la transpiration
cutanée : il en est résulté une ophthalmie opiniâtre, et, chez un assez grand nombre d'individus, la cécité complète.

Je vais tracer les symptômes qu'elle nous a
présentés : engorgement des paupières, de la
conjonctive, et quelquefois des tuniques de
l'œil; douleur locale extrêmement forte, attribuée par le malade à la présence de grains de

[1] A cette époque il n'avait encore paru aucun écrit
sur l'ophthalmie.

sable (ce sont des vaisseaux variqueux); obs-
curcissement de la vue, et impossibilité de
supporter la lumière vive. A ces premiers
symptômes succèdent bientôt de violentes douleurs de tête, des vertiges, et l'insomnie. Le
peu de larmes qui se secrètent sont âcres,
irritent les paupières et les points lacrymaux.
Tous ces accidens s'aggravent et sont fréquemment suivis de la fièvre, quelquefois même du
délire. La maladie parvient à son plus haut degré
le troisième ou quatrième jour, plus tôt chez quelques individus, plus tard chez d'autres. Elle
parcourt, comme toutes les inflammations, ses
stades ou périodes.

Quelquefois elle est moins grave, et porte un
caractère séreux : elle se développe alors plus
lentement, et cause moins de douleur : la rougeur
est légère, les vaisseaux de la conjonctive sont
jaunâtres; il y a dans ce cas œdématie aux paupières, surabondance de larmes; le teint du sujet
est basané; la langue est sale, ce qui peut faire
regarder cette ophthalmie comme symptomatique ou séreuse.

La terminaison de l'ophthalmie varie. Lorsqu'elle est inflammatoire et abandonnée aux seules
ressources de la nature, il se forme ordinairement, vers le sixième ou septième jour, plusieurs
points de suppuration sur le bord des paupières,

à leur face interne et dans leurs commissures.
Ces ulcérations s'étendent par degrés sur la conjonctive, attaquent la cornée transparente, et
souvent la perforent. Quelquefois la cornée éclate
tout-à-coup et sans ulcération : j'en ai vu plusieurs
exemples. La rupture se faisait dans les premières
vingt-quatre heures de la marche de la maladie,
et lorsque la conjonctive étoit à peine rouge. Il
serait difficile d'expliquer les causes de cette
rupture prompte et spontanée. Nous nous conten-
terons de faire observer les phénomènes qu'elle
a offerts en Égypte, et les effets qu'elle a produits.
L'ouverture qui en résulte est de forme arrondie,
et d'un diamètre à peu près égal chez tous les
sujets qui en ont été atteints ; elle laisse passer
une portion de la membrane aqueuse ou de l'iris,
et forme une hernie connue sous le nom de
staphylôme; la tumeur formée par la membrane
aqueuse est d'un 〃 is terne; celle de l'iris est de
couleur plus foncée : cette tumeur est sensible au
contact des corps extérieurs les plus légers, et au
frottement des paupières. La vue, pendant les
premiers jours, est plus ou moins obscurcie, de
manière que la pupille est en partie ou entièrement effacée; mais en général, le staphylôme
diminue par degrés, rentre dans la chambre antérieure, et les membranes reprennent leur
première position. Quelquefois il en reste une

portion au-dehors, qui s'étrangle par le resserrement de l'ouverture, perd sa sensibilité, et
acquiert une certaine consistance; ou bien elle
se boursouffle, se divise en plusieurs lobules, et
prend un caractère carcinomateux, surtout s'il
y a complication de vice vénérien.

Lorsque le staphylôme rentre de lui-même,
l'ouverture de la cornée transparente se resserre
par l'affaissement de ses bords, et laisse une petite
cicatrice opaque et enfoncée, qui intercepte
pendant le premier temps le passage des rayons
lumineux.

Dans quelques cas, le cristallin et l'humeur
vitrée suivent le déplacement de l'iris; leurs
membranes s'altèrent, se réduisent en suppuration; l'œil se désorganise et perd ses fonctions.
C'est ce que l'on remarque chez beaucoup
d'habitans du pays, surtout chez les personnes
indigentes, qui couchent presque nues sur la
terre et au serein, se nourrissent de mauvais
alimens, reçoivent dans le jour la poussière
et les rayons brûlans du soleil, sans chercher
à s'en garantir.

L'hypopion ne s'est présenté que rarement
à la suite de l'ophthalmie, et n'a offert rien de
particulier. Il s'annonce par un point opaque
dans la cornée transparente qui dérange le
passage du cône visuel. Ce point augmente

graduellement, fait saillie sur la surface de l'œil, et occupe une plus ou moins grande étendue de la cornée dont les feuillets sont écartés. On reconnaît, avec l'extrémité d'un stylet, une légère fluctuation qui fait distinguer l'hypopion de la taie (ou albugo).

Les taies ont été fréquentes; elles occupent un point ou toute l'étendue de la cornée transparente: dans le premier cas, le malade perçoit encore les objets; dans le deuxième, la cornée étant entièrement opaque, la cécité est complète. Elles ne se manifestent que vers la fin de la maladie, et suivent la marche qui leur est ordinaire.

Lorsque le sujet est irritable, et que l'ophthalmie est ancienne, l'engorgement de la conjonctive devient souvent très-considérable; cette membrane forme un bourrelet autour de la cornée, et dépasse les paupières; celles-ci se renversent, se tuméfient, et offrent la plus grande résistance à la réduction.

Les cartilages tarses participent rarement à cette inflammation. Lorsque cet accident arrive, les conduits lacrymaux, pratiqués dans leur épaisseur, se détruisent par la suppuration qui en est ordinairement la suite; les paupières perdent leur forme et se rétractent. La perte de la vue a lieu presque toujours après, par

l'inflammation consécutive qui survient au globe
de l'œil. J'en ai vu quelques exemples.

Il est rare que l'ophtalmie inflammatoire, à
moins qu'elle ne soit légère, se termine, sans
le secours de l'art, par résolution.

Il n'en est pas de même de l'ophthalmie séreuse;
elle peut se terminer par la sueur, par une surabondance de larmes, et surtout par la diarrhée.

En général l'ophthalmie affaiblit l'organe de
la vue, dispose à la cataracte, aux fistules lacry-
males, à la goutte sereine, et se trouve fréquemment suivie de nyctalopie. Plusieurs individus,
guéris de l'ophthalmie, ont été affectés d'une de
ces dernières maladies [1].

La chaleur brûlante du jour, la réfraction des
rayons du soleil par la blancheur des corps
répandus sur le sol de l'Égypte, ce qui fatigue et
irrite les parties sensibles de l'œil, l'usage immodéré des liqueurs spiritueuses et des femmes, la
poussière entraînée par l'air, laquelle s'engage
dans l'intérieur des paupières et détermine sur le
globe une plus ou moins grande irritation, surtout la suppression de la transpiration cutanée
par le passage subit du chaud au froid, l'humidité et la fraîcheur des nuits pour les militaires

---

[1] Dans le cas de nyctalopie et de goutte sereine, nous
avons employé avec succès le moxa sur le trajet des principales branches du nerf fascial (petit sympathique).

qui bivouaquent; telles sont les principales causes
de l'ophthalmie.

La suppression subite de la diarrhée cause les
mêmes accidens; nous avons eu occasion de le
remarquer, dans un grand nombre de sujets, à la
fin de la campagne de Sâléhyeh, en l'an vi (1798).

J'ai observé que les sujets blonds étaient plus
fréquemment atteints de cette maladie que les
bruns. J'ai observé aussi que l'œil droit était plus
grièvement affecté que le gauche; car presque
tous ceux qui sont devenus borgnes, le sont de
l'œil droit : cela dépend peut-être de l'usage où
l'on est de cligner l'œil gauche lorsqu'on est
frappé d'une lumière vive, tandis qu'on l'affronte
avec le droit; peut-être aussi de l'habitude dans
laquelle sont presque tous les individus de se
coucher sur le côté droit, en sorte que cette
région du corps est la première à recevoir les
impressions de l'humidité de la terre.

Cette maladie est plus fréquente pendant
le débordement du Nil que dans toute autre
saison.

Lorsque l'ophthalmie n'est point négligée et
qu'elle est traitée selon les préceptes de l'art,
elle n'a point de suites fâcheuses; mais la confiance aveugle du soldat dans les remèdes des
empiriques, sa négligence à se rendre dans les
hôpitaux, et le peu d'exactitude qu'il apportait,

dans les premiers temps, à suivre le régime qu'on lui prescrivait, rendirent nos soins inutiles.

Lorsque les personnes atteintes d'ophthalmie se trouvent affectées de quelque vice particulier, tel que le vénérien, les accidens sont plus graves et plus rapides : elle se caractérise alors par des symptômes particuliers; la rougeur du bord des paupières est plus claire, le pus qui en découle est verdâtre comme dans la gonorrhée; il excorie les parties qu'il touche, et le malade souffre beaucoup plus pendant la nuit. On doit s'assurer, d'ailleurs, des causes qui ont donné lieu à cette complication.

La suppression subite des gonorrhées produit fréquemment, surtout en Europe, l'ophthalmie particulière dont nous venons de parler, et le meilleur moyen de la faire disparaître est de rétablir la blennorrhagie : il en sera fait mention plus loin.

Le traitement est relatif à chaque espèce d'ophthalmie et aux principaux effets qui en résultent. Je vais rapporter les moyens à l'aide desquels nous avons obtenu le plus de succès dans l'un et l'autre cas.

Lorsque l'ophthalmie est inflammatoire, une saignée aux veines du cou, du bras ou du pied, convient dans le premier temps: il faut la réitérer selon l'état de pléthore du sujet et l'intensité de l'inflammation; ensuite on se servira, avec avantage, de sangsues appliquées sur les tempes, le plus près possible de l'œil; ou, à leur défaut, on fera des mouchetures aux mêmes parties : j'ai remarqué même que les mouchetures produisent de meilleurs effets.

A ce premier moyen on fait succéder les bains de pied; on dirige sur l'œil malade les vapeurs d'une décoction bouillante de substances émollientes et anodines; on fait des lotions avec une forte décoction de graines de lin, de têtes de pavot et de safran oriental : on aura soin de les appliquer, autant que possible, dans l'intervalle des paupières; à l'extérieur elles augmentent leur œdématie; les cataplasmes surtout présentent cet inconvénient, en outre de la gêne et de la pesanteur qu'ils exercent sur l'œil.

Une *étoupade* de blancs d'œufs battus avec quelques gouttes d'eau de rose, quelques grains de sulfate d'alumine et de camphre, appliquée le soir sur les yeux, calme la douleur et diminue l'inflammation.

Pour seconder l'effet de ces topiques, on fait faire usage au malade de boissons rafraîchissantes et acidulées.

S'il se présente des symptômes de *saburre* dans les premières voies, on pourra ajouter à ces boissons quelque substance purgative, ou

14 *

les aiguiser avec quelques grains de tartrite de potasse antimonié.

On donnera pendant la nuit au malade quelques verres d'émulsion anodine. Il faut prescrire un régime convenable, entretenir la transpiration et faire éviter la lumière.

A mesure que l'inflammation diminue et que le dégorgement s'opère, on anime les collyres de quelques gouttes d'acétite de plomb ou d'une légère dissolution de muriate oxigéné de mercure et de sulfate de cuivre, dont on augmente graduellement la dose.

Lorsque la résolution est commencée, on se sert d'une décoction d'écorce de grenade ou d'une légère dissolution de sulfate de zinc; on substitue aux boissons rafraîchissantes une tisane amère et laxative.

Si cependant l'engorgement de la conjonctive résiste et qu'elle soit boursoufflée, on y fait quelques mouchetures avec une lancette; on peut même en exciser les points les plus saillans; on continue l'usage des collyres répercussifs.

Si les paupières sont renversées et forment un bourrelet autour de l'œil, ce qui est arrivé chez un assez grand nombre d'ophthalmiques, on fait d'abord quelques mouchetures dans la direction de la paupière, avec l'attention de ne point léser les cartilages tarses; on emploie aussi pendant

quelques heures les collyres astringens, et on
doit procéder à la réduction des paupières, avec
la précaution de les oindre d'un peu de cérat et
de ne point blesser le globe : on les fixe en rapport à l'aide d'un bandage, et l'on fait observer
le plus grand repos au malade. Ce procédé, qui
m'a constamment réussi, exige un peu d'habitude.

Lorsque ces moyens sont insuffisans, on ex-
tirpe la portion excédante de la conjonctive,
en épargnant, autant que possible, les cartilages
tarses ; la paupière s'affaisse ensuite et reprend
sa première forme.

Les ulcères des paupières doivent être traités
avec des substances dessicatives et légèrement
scarrotiques. Nous nous sommes servis avec succès,
dans ce cas, de la pommade suivante :

Prenez cérat fait avec la cire vierge, l'huile d'amande
douce, 32 grammes (℥ i).
Oxide rougé de mercure, purifié et porphyrisé,
2 décigrammes (g̃ iv).
Tutie préparée, 1 gramme (g̃̃ xvi).
Camphre dissous dans un jaune d'œuf, 2 décigrammes
(g̃̃ iv).
Pâte de cochenille, ½ gramme (g̃̃ viii).
Safran oriental en poudre, 3 décigrammes (g̃̃ vi).
Mêlez et triturez dans un mortier de marbre.

On met une très-petite quantité de cette
pommade, le soir, avant de se coucher, sur le

bord des paupières, et l'on couvre les yeux d'un bandeau peu serré.

On ne doit entreprendre le traitement des ulcères de la cornée et des taies que lorsque l'inflammation de la conjonctive est entièrement dissipée. Les fumigations d'oxide rouge de mercure, l'application immédiate de quelque caustique léger, suffisent ordinairement pour les faire disparaître : cependant on est obligé quelquefois de passer un séton à la nuque.[1]

Il ne faut pas chercher à faire rentrer le staphylôme pendant son accroissement : la nature doit en avoir commencé elle-même la réduction ; on la secondera par une légère compression méthodiquement faite. Si la tumeur perd sa sensibilité et qu'elle reste au-dehors, on en fera l'extirpation avec des ciseaux évidés et courbés sur leur plat. Je n'ai eu occasion de faire cette opération que deux fois ; l'organe de la vue a

---

[1] Si la taie offrait une certaine épaisseur, on peut l'enlever par petits feuillets, à l'aide d'un bistouri très-mince. J'ai eu occasion de faire cette opération à une demoiselle, à Toulon ; moyen qui a contribué à la destruction d'une taie très-ancienne qui couvrait toute l'étendue de la cornée, et interceptait totalement le passage de la lumière. La transparence se rétablit dans le point que j'avais aminci avec le bistouri, et cette personne put, par la suite, très-bien distinguer les objets.

repris en partie chez les deux sujets l'usage de ses fonctions.

Dans le cas où l'ophthalmie est entretenue par un vice vénérien, il faut en détruire la cause par les antisiphilitiques pris intérieurement, surtout par les sirops sudorifiques et dépuratifs, auxquels on ajoute une quantité relative de muriate suroxigéné de mercure. Il faut aussi faire entrer dans les collyres quelque substance mercurielle.

Si l'ophthalmie est l'effet d'une répercussion subite du flux *blennorrhagique*, après avoir appaisé l'irritation locale par les mouchetures aux tempes et les anodins, il faut inoculer une nouvelle gonorrhée, ou faire une injection alcaline dans le canal de l'urètre, laquelle peut suppléer à l'inoculation naturelle[1]. Ce moyen m'a réussi dans un grand nombre de cas analogues qui se sont présentés à l'hôpital de la garde impériale.

Lorsque l'ophthalmie tient d'une affection gastrique, elle exige un traitement différent; la

---

[1] L'on doit avoir d'autant plus de confiance à l'inoculation, que nous possédons un remède spécifique pour guérir la gonorrhée en fort peu de jours; c'est le baume de la Mecque, ou, à son défaut, le baume pur de Copahu, pris à haute dose : on en forme un électuaire avec suffisante quantité de sucre. On seconde les effets de ce remède efficace par un régime adoucissant; le repos et l'usage de l'eau sucrée, les acides et les bains contrarient ce remède.

saignée n'est point indiquée pour elle; les sangsues ou les mouchetures à la tempe, près du petit
angle de l'œil, sont quelquefois nécessaires; ces
dernières conviennent aussi sur les paupières,
lorsqu'elles sont *œdématiées.*

Le vin chaud et les collyres répercussifs doivent
être appliqués immédiatement; mais à cause
de l'affection de l'estomac, on fera passer au
malade quelques vomitifs suivis de purgatifs et de
boissons amères. Si la maladie ne cède point à
ces moyens, on appliquera les vésicatoires à la
nuque, ou derrière les oreilles. On guérit souvent les fluxions des yeux par le seul usage de
remèdes internes.

L'ophthalmie a épargné peu de personnes
pendant les derniers mois de l'an vi et les premiers de l'an vii (1798); chez presque toutes elle
a été inflammatoire, et chez quelques-unes elle
a eu des suites fâcheuses.

Dans le cours de l'an viii (1800), peu de militaires
en ont été affectés, et j'ai observé qu'elle était chez
presque tous symptomatique et moins opiniâtre:
aussi la guérison en a été prompte et facile.

Quelles sont les causes de ces différences?
Je crois les trouver dans les marches pénibles
que nous avons faites pendant les années vi et vii
à travers des déserts sablonneux, arides, privés
d'eau, et où les soldats passaient tout-à-coup, des

chaleurs brûlantes du jour à l'humidité froide
de la nuit, dont ils ne pouvaient se garantir, faute
de capotes ou de couvertures. Cependant l'expérience leur apprit bientôt que c'était le seul
moyen de se préserver de cette cruelle maladie;
aussi, depuis cette époque, eurent-ils soin de
porter avec eux tous les vêtemens nécessaires.

Le repos des troupes, la précaution qu'elles
avaient prise depuis dans les marches, et leur
acclimatement, ont rendu les effets de cette maladie presque insensibles pendant cette dernière
année.

Au commencement de l'an ix (1800), l'armée
se mit en marche pour repousser les Anglais qui
venaient d'effectuer leur descente à Aboukir.

Nos troupes se réunirent sur les limites de l'antique Alexandrie, et y établirent leur camp. Après
la bataille du 30 ventôse an ix (21 mars 1801), les
chaleurs, les travaux pénibles des retranchemens
et la fraîcheur des nuits commencèrent à affecter
les individus de l'armée les plus faibles, tels que
les blessés ou ceux qui avaient déjà été atteints
de la maladie des yeux. Le débordement du lac
Madiéh, dont les eaux vinrent en peu de temps
baigner les ruines d'Alexandrie, augmenta considérablement les émanations aqueuses, et rendit
les nuits encore plus fraîches. Bientôt le plus
grand nombre des soldats campés sur les rives

du nouveau lac Maréotis, furent frappés d'ophthalmie, et dans l'espace de deux mois et demi
plus de trois mille hommes passèrent successivement dans les hôpitaux. La maladie se présenta
sous différens caractères ; mais en général elle était
inflammatoire avec des symptômes moins intenses
que celle qui régna la première année : chez
quelques-uns, elle se compliquait de fièvre catar-
rhale ou d'affection scorbutique. On combattait
ces complications par les remèdes indiqués. Dans
tous les cas, les saignées locales, telles que les
mouchetures aux tempes et aux paupières, produisaient de très-bons effets ; elles calmaient
promptement la douleur, diminuaient l'engorgement, et facilitaient l'action des autres remèdes.
La saignée générale ne convenait point.

On avait égard ensuite à l'état de l'estomac
et aux vices qui pouvaient compliquer la maladie : on suivit d'ailleurs, avec un succès complet, pour le reste du traitement, les préceptes
indiqués dans le cours de mon mémoire : il
en est résulté que, sur trois mille et quelques
ophthalmiques, il n'y en a pas eu un seul qui
ait perdu la vue.

Les Anglais, à leur arrivée en Égypte, n'ont
pas été exempts de cette maladie ; quelque temps
après ils ont suivi la méthode française tracée
dans ce mémoire qu'ils trouvèrent dans nos

hôpitaux à Rosette, et dès ce moment ils ont
conservé la vue à la plupart de leurs malades.

Plusieurs Français qui avaient échappé à cette
affection, furent frappés presque tout-à-coup,
en rentrant en France, d'un aveuglement plus
ou moins complet, qui paraît devoir être attri-
bué à la paralysie de l'organe visuel, déterminée sans doute par le passage subit du climat
très-chaud de l'Égypte à celui de la France,
dans la saison la plus rigoureuse.

J'ai pu remarquer les phénomènes qu'a présentés la maladie de M. Poirée, brigadier des
guides de l'armée d'Orient, devenu aveugle,
au moment de sa rentrée en France. Ce militaire, après avoir essuyé, pendant sa quarantaine
à Marseille, une ophthalmie inflammatoire, accompagnée de douleurs violentes à la tête, et
qui le priva totalement de la lumière, fut
transporté à l'hôpital de la garde des consuls,
où il termina sa carrière.

Tous les symptômes inflammatoires avaient
disparu; cependant les yeux étaient saillans,
plus gros que dans l'état naturel, et les iris
sans mouvement. Si le malade y sentait des
douleurs légères, il en éprouvait de vives et
de permanentes vers le fond des orbites, et sur
le trajet des sinus frontaux. Sa constitution
était appauvrie, et son moral considérablement

affecté : après cinq ou six mois de soins les plus
assidus et l'usage des remèdes les mieux indiqués, Poirée est mort dans le marasme.

A l'ouverture de son cadavre, nous avons
trouvé le globe des yeux tuméfié ; le cristallin
avait acquis un peu d'opacité ; la face interne
de la coroïde était de couleur jaunâtre ; la
rétine réduite en *putrilage*, les nerfs optiques
atrophiés ; le périorbite et une portion de la
dure-mère des fosses antérieures de la base du
crâne étaient détachés, et les points osseux
dénudés de ces membranes, attaqués de carie.
La substance du cerveau était ramollie, et
ses cavités ou ventricules remplis de sérosité.

Il serait important, pour la santé des troupes,
qu'on ne les fît passer d'un climat à un autre
opposé, que dans les saisons où ces deux climats jouiraient d'une température à peu près
égale ; ou si les circonstances forçaient à s'é-
loigner de ce principe, on devrait prendre
les précautions nécessaires pour prévenir les
influences de l'extrême différence de la température et de ses effets pernicieux.

Pour se garantir de l'ophthalmie en Égypte,
il faut éviter l'impression directe de la lumière
et de la poussière sur les yeux pendant le jour,
être bien couvert de la tête aux pieds pendant
la nuit, se mettre un bandeau sur les yeux,

s'éloigner autant que possible des endroits humides et marécageux, entretenir la transpiration
et la sueur par les bains égyptiens, dans la
bonne saison, et par l'exercice. Il faut éviter
l'usage déréglé du vin et des liqueurs spiritueuses, s'abstenir des alimens échauffans et de
mauvaise digestion, et soutenir les forces de
l'estomac, qui tend toujours à la débilité dans
un climat aussi chaud, par l'usage de quelques
toniques, tels que le café et une infusion amère
qu'on prend le matin; enfin se laver souvent
les yeux et toute la tête avec de l'eau tiède [1]
et du vinaigre.

Je vais rapporter l'observation d'un accident
particulier qui a été déterminé par une ophthalmie inflammatoire.

La nommée Marie............âgée de seize
ans, fille d'un Grec, habitant du Caire, essuya,
à l'âge de deux ans, une ophthalmie, à la suite
de laquelle les paupières de l'œil droit restèrent
long-temps fermées. Cependant elles s'ouvrirent
graduellement; mais la paupière supérieure se
trouva attachée sur la cornée transparente, par

---

[1] L'expérience m'a appris que l'eau fraîche, qui agit
comme sédatif, ainsi que tous les corps froids, était moins
efficace que l'eau chaude.

une production membraneuse qui contracta des adhérences avec elle.

Cette membrane, placée perpendiculairement au-devant de l'œil, de forme triangulaire, ayant un centimètre de longueur, sur autant environ de largeur à sa base, prenait naissance de la face interne de la paupière, et avait contracté une forte adhérence avec les trois quarts supérieurs de la cornée, en sorte que la vision était totalement interceptée de ce côté. La production membraneuse suivait le mouvement de la paupière et de l'œil. Cet accident incommodait beaucoup la jeune personne, et lui causait une difformité désagréable.

Après avoir disposé la malade, je passai entre cette membrane et le globe de l'œil une petite sonde cannelée, armée d'un très-petit bistouri, dont le tranchant était caché par la cannelure. Lorsque j'eus dégagé la sonde, fixé la paupière et l'œil, je coupai le repli membraneux à son adhérence à la cornée; je la détachai ensuite de la paupière, à l'aide de cet instrument et de pinces à disséquer : les petites portions qui restaient sur la cornée furent enlevées avec précaution, et l'œil fut pansé avec quelques légers appareils imbibés d'eau végéto-minérale. Il resta sur la cornée une taie d'un blanc terne et parsemée de vaisseaux sanguins, qui s'effaça par degrés et disparut en grande partie; de sorte que cette demoiselle, à mon départ du Caire, commençait à distinguer et à percevoir les objets de cet œil comme de l'œil sain.

Un fait non moins curieux s'est présenté à M. de Lassus, officier de santé de l'armée de Santo-Domingo. Un ver du genre de la *vena medinensis* (gorgius) s'était introduit dans la conjonctive, et avait déterminé une ophthalmie très-forte qui avait déjà résisté à beaucoup de moyens. Après bien des recherches et les indices du malade, on parvint à reconnaître le point que le ver occupait, et M. de Lassus en fit l'extraction qui fut suivie de la disparition subite des accidens et de la guérison du malade : c'était un jeune nègre. L'observation, avec tous ses détails, est insérée dans le journal de médecine du conseil de santé de l'armée de Saint-Domingue.

A ces observations, je joindrai celles de deux officiers qui perdirent, par un coup de feu, l'usage d'un œil, du même côté, et chez qui les effets de cet accident offrirent des particularités remarquables et dont on a peu d'exemples.

M. Magny, chef de brigade de la deuxième d'infanterie légère, reçut, à la bataille d'Aboukir, (an VII), un coup de balle qui lui effleura le côté externe de l'orbite droite, produisit, sans

entamer la peau, une si forte commotion à
l'œil de ce côté, que sa membrane nerveuse
en perdit le sentiment, et qu'il fût tout-à-coup
privé de la lumière. Cet officier ressentit au
même instant une douleur vive et compressive
au fond de l'orbite, suivie de pesanteur à la
tête, d'épanchement de sang dans les cavités
de l'œil, et d'engorgement à la conjonctive.
Il fut pansé les premiers quinze jours par le
chirurgien-major de sa demi-brigade.

A son retour au Caire, il me fit appeler
pour lui donner mes soins. L'engorgement des
membranes extérieures de l'œil avait disparu;
mais on apercevait, à travers la cornée transparente, une assez grande quantité de sang
liquide, remplissant à peu près les trois quarts
de la chambre antérieure. Déjà le malade éprouvait des douleurs lancinantes dans le centre de
l'œil, et des maux de tête fréquens. L'œil lésé
était sensiblement plus gros que l'œil sain; il y
avait insomnie, inquiétude, et tout me faisait
craindre le développement d'une affection carci-
nomateuse. Ma crainte était d'autant mieux
fondée, qu'à la suite d'un pareil accident
arrivé chez un officier de la 75.ᵉ demi-brigade,
attachée à la même armée, l'œil fut attaqué
de tous les symptômes du cancer qui ne
furent dissipés que par la perte de cet organe,

et un traitement long et méthodique. Je pense
que le sang sorti de ses propres vaisseaux ne
peut séjourner long-temps dans les parties
sensibles des organes, sans y déterminer une
irritation plus ou moins forte, accompagnée
d'accidens fâcheux [1].

Après avoir employé, chez M. Magny, les
saignées locales, les topiques convenables et
les rafraîchissans, je crus qu'il était urgent de
donner issue au sang épanché dans les cavités
de l'œil. Je fis une section semi-lunaire au bas
de la cornée transparente, avec le bistouri de
Lafaie, comme dans l'opération de la cataracte,
d'après le mode de cet auteur. Il sortit environ
deux grammes de sang liquide et noirâtre.
L'issue de ce corps étranger mit à découvert

---

[1] Depuis long-temps j'avais remarqué que, lorsque
le sang sort de ses vaisseaux pour s'épancher dans le tissu
cellulaire ou dans quelque cavité du corps, il entre immédiatement, par l'effet du repos, par l'absence du calorique
et de la vitalité, dans un état de décomposition. La portion
qui se coagule met à nu les sels ou les acides que ce fluide
contient; ils tendent à de nouvelles combinaisons, irritent les parties sensibles, les enflamment, et de là tous
les effets de l'inflammation.

Le chirurgien ne saurait donc apporter trop d'attention
sur les épanchemens sanguins qui se font dans les grandes
cavités séreuses ; et dont le plus court séjour met la vie du
malade en danger.

l'iris qui me parut donner quelques légers
mouvemens, et le malade vit aussitôt la lumière,
mais sans pouvoir distinguer les objets. Tous
les accidens se dissipèrent, l'œil se dégorgea,
la cicatrice de la cornée se fit sans nulle opacité
ni difformité sensible.

Cet officier, à son retour en France, où il
a fait usage des eaux minérales, commençait
à percevoir les objets qu'il a pu distinguer
par la suite.

L'accident d'un des aides de camp du général
Robin présenta les mêmes phénomènes, et il
eut dans l'opération un résultat parfaitement
analogue.

Un fait aussi remarquable a été observé à
l'hôpital de la garde impériale.

M. Dreux, chasseur à cheval de ce corps,
reçut, dans un combat singulier, un coup de
sabre qui lui perfora l'œil droit : il en résulta
une plaie transversale à la cornée, de quelques
millimètres de diamètre, avec déperdition de
substance d'une petite portion de cette membrane.
Cette plaie, au rapport du malade, fut immédiatement suivie de l'évacuation d'une liqueur
épaisse, limpide, et de l'affaissement du globe.
Il fut privé de la lumière, il ressentit des douleurs violentes, et il y eut d'abord quelques
vomissemens. Ce blessé avait perdu tout espoir

de recouvrer l'usage de cet œil; mais, à ma
grande surprise, le globe a repris graduellement sa première forme et sa grandeur naturelle, en sorte qu'on ne peut révoquer en
doute que l'humeur vitrée, dont une certaine
quantité s'était réellement écoulée, ne se soit
régénérée; et ce fait prouve qu'elle peut se
régénérer en totalité, ou du moins en partie.
Les bords de la plaie se sont rapprochés, et
ont formé une adhésion si légère, que la cicatrice en est restée enfoncée sans être opaque.
L'iris qui avait été blessé a repris ses mouvemens; mais la pupille reste échancrée vis-à-vis
la cicatrice. Ce militaire, avant sa sortie de
l'hôpital, voyait la lumière, et, quelques mois
après, il distinguait les couleurs et les principaux objets.

A l'occasion des plaies de la cornée avec
issue de la membrane aqueuse ou de l'iris,
j'indiquerai un procédé dont les auteurs n'ont pas
parlé, et que m'a suggéré un accident malheureux
arrivé à ma fille (Charlotte Isaure). Lorsque la
hernie de ces membranes est le résultat d'une
plaie faite à la cornée par cause *vulnérante*,
il faut la faire rentrer de suite avec beaucoup
de douceur, au moyen d'un stylet d'or bou-
tonné : tout autre métal appliqué sur ces parties
délicates et très-sensibles, pourrait donner des

15*

impressions galvaniques très-incommodes au malade. Les membranes reprennent leur première position, et l'on prévient ainsi la difformité et le trouble de la vision qui ont lieu ordinairement, lorsqu'on abandonne le staphylôme aux seules ressources de la nature.

Charlotte Isaure, âgée d'environ sept ans, coupant le pain de son déjeûner par morceaux, se sentit piquée tout-à-coup à l'œil droit par une parcelle de la croûte de son pain. Effrayée de cette piqûre, elle porta précipitamment sa main à l'œil pour saisir ce corps étranger; mais tenant le couteau de cette main, et son mouvement ayant, pour ainsi dire, devancé sa volonté, au lieu du doigt, elle enfonça la pointe de cet instrument, nouvellement repassé, dans le centre de la cornée qui se trouva coupée obliquement dans toute sa moitié externe; ce qui faisait une plaie d'environ six millimètres de longueur.

Une portion de la membrane aqueuse et même de l'iris se présenta à l'ouverture, et formait une hernie de la grosseur d'un pois. L'humeur aqueuse s'était écoulée; l'œil était affaissé, et la vue totalement suspendue. Je rentrai presque au même instant : les cris de l'enfant et le trouble de sa mère m'annoncèrent d'avance l'accident. Je conservai assez de courage et de sang-froid pour lui donner

des secours. Après avoir placé convenablement la petite malade, je fis rentrer avec mon
stylet les portions membraneuses formant le
staphylôme, et je cherchai à les remettre dans
leur premier état. Après l'entière réduction,
j'abaissai la paupière et fixai l'œil fermé au
moyen de compresses imbibées d'eau végéto-
minérale et maintenues par un bandage appro-
prié. Quelques *pédiluves*, les boissons rafraîchissantes, la diète et le repos le plus exact dans
une chambre obscure suffirent pour amener
une guérison complète qui s'effectua en très-peu
de jours.

SECTION II.

L'OPHTHALMIE s'était appaisée; déjà beaucoup
de nos malades étaient rentrés dans leurs corps
respectifs, et nous commencions à jouir du repos
et de la tranquillité, lorsque, le 30 vendémiaire
an VII (21 octobre 1798), les habitans du Caire,
excités par un grand nombre de mamelouks,
déguisés et réfugiés dans la ville avec le projet
de nous égorger, levèrent tout-à-coup l'étendart
de la révolte. Ils se saisirent d'armes de toute
espèce, et s'élancèrent avec impétuosité sur les
Français et leurs habitations; mais la générale
se fit entendre et nous avertit du danger qui

nous menaçait. Bientôt nos bataillons attaquèrent et poursuivirent avec vigueur ces bandes effrénées dont une partie prit la fuite, et les plus obstinés se réfugièrent à la grande mosquée, qu'on fut obligé de bombarder pour les forcer de se rendre. En effet, après vingt-quatre heures d'un feu très-vif fourni par la citadelle, ces réfugiés capitulèrent, en implorant la clémence du général en chef.

Le général Dupuy, commandant la place du Caire, fut une des premières victimes; il fut atteint d'un coup de lance à l'aisselle gauche, lequel pénétra dans la poitrine, et lui coupa l'artère axillaire. Je venais de traverser la horde de ses assassins, lorsque je le trouvai, sans connaissance, étendu dans la rue et entouré de ses soldats. J'étanchai son sang, fermai sa blessure par une forte compression, et le fis transporter ensuite chez son ami, le général Junot, où il expira peu de momens après : de là je me rendis aux hôpitaux, pour y réunir mes collaborateurs et faire assurer le secours nécessaire aux blessés : mais de quel étonnement ne fus-je pas saisi, lorsqu'arrivé à la porte de l'hôpital n.º 1, je trouvai les cadavres sanglans de deux dignes camarades, Roussel et Mongin, chirurgiens de première classe, qui venaient d'être égorgés avec plusieurs braves militaires, pour avoir voulu

défendre l'entrée de l'hôpital ! ils firent à la
vérité respecter l'asile des malades, mais ce fut
aux dépens de leur vie. Je courus moi-même les
plus grands dangers dans cette fatale journée,
qui nous donna une quarantaine de blessés.

Quelques-uns d'entre eux furent attaqués d'une
maladie funeste qui m'offrit des phénomènes remarquables, et différens de ceux qu'elle m'a paru
présenter en Europe et dans l'Amérique septentrionale, où j'ai eu occasion de l'observer en 1788 ;
je veux parler du tétanos, et particulièrement
du tétanos causé par les plaies (tétanos traumatique).

Les remèdes que les auteurs indiquent contre
cette maladie, ne produisirent aucun effet avantageux : ainsi, l'emploi de tous ces moyens et
les soins les plus assidus furent inutiles ; les blessés
de cette dernière affaire, attaqués du tétanos, moururent tous du troisième au septième jour ; mais
cette affection s'étant reproduite dans d'autres
circonstances, je fus plus à même d'observer
attentivement sa marche et ses résultats ; et après
plusieurs essais, après une suite de recherches
exactes, je parvins insensiblement à sauver la
vie à quelques militaires que la gravité de ce
mal et le fatal exemple de ceux qu'il avait frappés
avant eux, avaient presque réduits au désespoir.

Il se présenta, dans les blessures de cette même

journée, d'autres complications graves qui seront décrites plus loin.

Nos hôpitaux étaient au centre de la ville, bordant une partie de la grande place de Birket-el-Fyl, où leur exposition était mauvaise sous bien des rapports; aussi le général en chef les fit transporter par la suite dans un camp retranché près l'île de Rhoda, pour les mettre à l'abri de nouvelles insurrections, et les éloigner du tumulte et de l'insalubrité de la ville.

Le général Desaix profita de la retraite du Nil et de la cessation de l'ophthalmie, à laquelle un très-petit nombre de ses soldats avait échappé, pour achever la conquête de la Haute-Égypte, qui lui fut disputée long-temps et avec opiniâtreté par Mourâd-bey, dont les détours et les marches rapides entraînèrent nos soldats dans les déserts, où ils eurent à supporter, outre les fatigues d'une guerre très-active, les plus grandes privations.

Parmi les combats que cette division essuya, le plus décisif fut celui de Sedment. La victoire obtenue dans cette circonstance fait le plus grand honneur aux Français. Jamais les vétérans de notre armée n'avaient rencontré, chez les différentes nations ennemies qu'ils avaient combattues, tant de courage, d'ardeur et d'intrépidité qu'en montra dans cette bataille le corps des mame-

louks. Les chirurgiens de la division donnèrent
aux blessés les premiers secours sur le champ
de bataille, et les transportèrent eux-mêmes
sur les barques d'ambulance, qui de là furent
envoyées au Caire [1].

Chez un assez grand nombre de blessés, les
plaies étaient compliquées de fracas dans les os,
de lésion des viscères et de destruction totale ou
partielle des membres; ce qui nécessita plusieurs
amputations, dont une fut faite à l'articulation

[1] M. Boussenard, chirurgien de première classe, dirigeait alors l'ambulance de cette division. M. Wadeleuc
fut un des élèves qui se distingua le plus dans cette affaire ;
un de ses camarades, M. Lûent, mourut des suites des
blessures qu'il avait reçues près de lui. Après cette bataille,
le général Desaix poursuivit l'ennemi jusqu'au-delà des
cataractes, et donna ainsi à la commission des arts la
facilité de visiter les monumens de la fameuse Thèbes
aux cent portes, les temples renommés de Tentyra, de
Carnak et de Luxor, dont les restes attestent encore
l'antique magnificence. C'est dans les plafonds et les parois
de ces temples qu'on voit des bas-reliefs représentant des
membres coupés avec des instrumens très-analogues à
ceux dont la chirurgie se sert aujourd'hui pour les amputations. On retrouve ces mêmes instrumens dans les hié-
roglyphes, et l'on reconnaît les traces d'autres opérations
chirurgicales qui prouvent que la chirurgie, dans ces
temps reculés, marchait de front avec les autres arts,
dont la perfection paraît avoir été portée à un très-haut
degré.

scapulaire, l'opération du trépan, l'empyème,
et d'autres grandes opérations qui furent généralement suivies d'une terminaison heureuse.

Trois de ces blessés, légèrement atteints par
des coups de feu, le premier aux parties molles
de la cuisse, le second au gras de la jambe, et le
troisième à la conque de l'oreille droite, arrivèrent de cette division le neuvième jour de
l'accident, avec quelques légers symptômes de
tétanos qui allèrent en augmentant. Le premier
entra presque aussitôt dans l'emprosthotonos,
qui le fit périr le troisième jour; le deuxième
mourut le cinquième jour dans l'opisthotonos;
et le troisième succomba aux effets du trismus
ou trismos, le septième jour.

Tous les remèdes conseillés par les auteurs,
en pareils cas, furent employés et ne produisirent pas le moindre soulagement.

Le tétanos, devenu chronique chez un quatrième individu (c'était un officier blessé à la
bataille de Sedment), me mit dans le cas de
bien observer les divers phénomènes de cette
maladie, et de reconnaître l'insuffisance et l'inutilité de tous les médicamens regardés comme
spécifiques dans d'autres parties du monde : tant
il est vrai que les divers climats ont leurs influences particulières et sur la santé des hommes
qui n'y sont pas habitués, et sur les maladies dont

ils sont attaqués sous leur empire. Les phénomènes singuliers que le tétanos m'offrait, le succès
que j'obtins de quelques médicamens différemment préparés et administrés avec quelques modifications, surtout de l'amputation du membre
blessé chez l'officier dont je viens de parler,
me déterminèrent à exposer brièvement, dans
le mémoire qu'on va lire, les symptômes de
cette maladie, sa marche et sa terminaison,
afin qu'on pût connaître les différences qu'elle
a présentées en Egypte, où elle est fréquente
et très-intense, ainsi que le résultat de notre
traitement. J'ai communiqué ce travail à l'Institut de France, qui l'a accueilli avec distinction.

Mémoire sur le Tétanos traumatique.

Le tétanos est défini par tous les auteurs, une
contraction des muscles plus ou moins forte et
plus ou moins étendue, avec tension et rigidité
des parties affectées.

Il se présente sous quatre états différens.

On le nomme trismus ou trismos, lorsqu'il
borne ses effets aux muscles des mâchoires et
de la gorge;

Tétanos, lorsque tout le corps est pris, et
tombe dans un état de roideur, en conservant
sa rectitude ordinaire;

Emprosthotonos, lorsque le corps se courbe en devant;

Opisthotonos, lorsqu'il se courbe en arrière.

Chacun de ces états offre des différences remarquables; très-souvent les deux premiers se manifestent en même temps, et forment ce qu'on peut appeler tétanos complet.

On peut distinguer le tétanos, à raison de son plus ou moins d'intensité, en aigu et en chronique.

Le premier est très-dangereux, et ordinairement mortel.

Le tétanos chronique a moins d'intensité, et, à cause de la marche graduée de ses symptômes, laisse entrevoir plus de ressources.

Nous allons rapporter les principaux phénomènes que cette maladie présente dans ces différens états, n'entendant parler néanmoins que du tétanos traumatique observé en Égypte.

J'ai remarqué que les plaies d'armes à feu sur le trajet des nerfs, ou aux articulations, l'ont souvent produit dans ce climat, particulièrement pendant les saisons où la température passe d'un extrême à l'autre, dans les lieux humides, dans ceux qui sont voisins du Nil ou de la mer.

Les tempéramens secs et irritables y ont été le plus exposés. Sa terminaison a presque toujours été mortelle.

Cette maladie commence par un malaise général et une sorte d'inquiétude qui s'emparent
du blessé ; la suppuration de la plaie diminue
promptement , et finit par se supprimer ; les
chairs se boursoufflent, se dessèchent; elles sont
d'abord rouges , deviennent ensuite marbrées.
Ce phénomène est accompagné de douleurs
aiguës , qui augmentent par le contact de l'air
et des plus légers corps extérieurs. Ces douleurs
se propagent de proche en proche dans le trajet des nerfs et des vaisseaux ; la totalité du
membre devient douloureuse ; les parties lésées
s'enflamment ; les muscles éprouvent des contractions convulsives , accompagnées ou précé-
dées de crampes vives , et de soubresauts dans
les tendons.

L'irritation musculaire s'étend rapidement des
muscles voisins de la plaie aux plus éloignés ,
qui se contractent avec force et se roidissent;
ou bien elle se transporte tout-à-coup aux
muscles de la gorge et des mâchoires , où elle se
concentre : celles-ci se rapprochent graduellement et s'enclavent de manière à ne permettre
que peu ou point d'écartement. La déglutition
devient difficile , et bientôt impossible , par la
contraction forcée du pharynx et de l'œsophage.

Lorsque le tétanos est général , tous les muscles

sont attaqués en même temps. Les yeux ont peu
de mobilité; ils s'enfoncent dans les orbites
et deviennent larmoyans; la face se colore, la
bouche se contourne, et la tête s'incline différemment selon l'espèce de tétanos. Les parois
du-bas ventre se rapprochent de la colonne vertébrale, et agissent sur les viscères de cette
cavité, lesquels semblent se cacher dans les
hypocondres, le bassin et les fosses lombaires
où les contractions répétées des muscles les pour-
suivent, et exercent sur eux un degré de compression plus ou moins fort. Les excrétions
diminuent et se suppriment, surtout les selles.
Les côtes où s'attachent les muscles abdomi-
naux, sont entraînées en bas. La poitrine est
rétrécie, les contractions du diaphragme sont
bornées; la respiration est courte et laborieuse,
le cœur se resserre et se roidit comme tous les
muscles; ses contractions sont fréquentes et imparfaites, ce qui doit affaiblir la circulation du
sang; néanmoins les fonctions du cerveau restent
intactes jusqu'au dernier moment de la vie, en
sorte que l'infortuné atteint de cette maladie
se voit mourir.

Je n'oserai hasarder aucune explication sur
le défaut de communication au cerveau du
principe morbide des nerfs affectés. Cela prou-
verait toujours que ces cordons nerveux ne

sont point de véritables prolongemens de cet organe, comme le pense le docteur Gall.

Dans le tétanos complet, les membres se roidissent, entrent dans une rectitude parfaite, et tout le corps devient tellement roide, qu'en le prenant par une de ses extrémités, on peut le lever comme une masse *inflexible*. Le malade tombe dans un état d'insomnie ; lorsqu'il s'assoupit, il fait des rêves sinistres ; il s'agite, il s'inquiète, se tourmente, et cherche à sortir de l'état de gêne où le tiennent la rigidité de ses membres et le défaut de jeu des organes.

Tous ces accidens font des progrès si rapides que, très-souvent en vingt-quatre heures, le malade ne peut plus avaler, ou n'avale qu'avec la plus grande peine. Quelquefois il est frappé de délire ; son pouls est petit et accéléré ; un mouvement de fièvre, suivi de sueurs partielles et plus ou moins copieuses, se manifeste ordinairement le soir. Il maigrit à vue d'œil, et éprouve des douleurs atroces : la roideur augmente, les muscles se dessinent, la peau se colle sur leur périphérie ; les glandes salivaires expriment un suc écumeux et blanchâtre qui se présente à l'ouverture de la bouche, et en découle involontairement ; la déglutition est interrompue. C'est alors que cet infortuné connaît le danger où il est ; et, sans perdre l'usage de ses facultés morales, il finit malheureusement sa carrière, le troisième, quatrième, cinquième, ou septième jour : rarement arrive-t-il au dix-septième.

On peut rapporter la cause immédiate de la mort à la forte compression des viscères du bas-ventre, à la gêne qu'éprouvent les organes de la respiration, au resserrement du cœur, et successivement à l'engorgement du cerveau. Les ouvertures que nous avons faites de quelques cadavres des personnes mortes du tétanos, confirment ce que nous avançons.

Dans l'emprosthotonos, les muscles fléchisseurs l'emportent sur les extenseurs, de manière à faire porter la tête sur le tronc, le bassin sur le thorax, et le corps prend alors la forme d'un arc.

Dans l'opisthotonos, au contraire, les muscles extenseurs surmontent la force des fléchisseurs ; la tête se porte en arrière, et la colonne vertébrale se renverse dans le même sens ; les membres restent ordinairement étendus. Ce genre de tétanos s'observe plus rarement que l'emprosthotonos : j'ai remarqué aussi qu'il était plus promptement suivi de la mort. Il paraît que l'extension forcée des vertèbres du col et le renversement de la tête, causent une forte compression sur la moelle épinière et produisent la contraction permanente du larynx et du pharynx. Je vais citer quelques exemples de l'opisthotonos.

Pierre Genet, sergent dans la quatrième demi-brigade d'infanterie légère, âgé de trente ans, d'un tempérament sec et bilieux, entra à l'hôpital (ferme d'Ibrahim-bey), le 13 frimaire an ix (4 décembre 1800), avec tous les symptômes de l'opisthotonos : les mâchoires étaient serrées, les muscles de la face dans une contraction convulsive et permanente, la tête renversée sur le tronc, les extrémités inférieures roides et étendues, les parois du bas-ventre contractées et rapprochées de la colonne vertébrale, le pouls petit, la respiration laborieuse, la déglutition et la parole difficiles.

Le mal qui s'était déclaré vingt-quatre heures avant l'entrée à l'hôpital, paraissait avoir pour cause une chute que ce militaire avait faite sur le nez cinq jours auparavant. Elle avait été suivie d'une courte hémorragie nasale et d'une légère écorchure sur cette partie, mais il ne s'était manifesté ni fracture ni aucun signe de commotion au cerveau.

On administra de suite les opiacées, les boissons rafraîchissantes et anodines, les bains tièdes et les émolliens appliqués sur le nez. Ces moyens répétés n'ayant produit aucun effet, j'invitai l'officier de santé, chargé du soin particulier du

malade, à appliquer le cautère actuel sur le trajet
du petit sympathique, et à la plante des pieds,
d'après l'aphorisme d'Hippocrate, section VIII:
Quœ ferrum non sanat, ea ignis sanat, etc. Je lui
posai neuf cautères assez larges et incandescens;
leur application augmenta instantanément les
douleurs et les contractions convulsives des
muscles. Celles du larynx, du pharynx et des
parois de la bouche, furent violentes et faillirent
faire suffoquer le malade [1] : néanmoins cette crise
fut suivie d'un calme assez grand pour nous
faire espérer quelque succès de l'emploi de ce
moyen; mais, deux ou trois heures après, il se
déclara des mouvemens convulsifs, des contractions violentes, des sueurs froides et gluantes;
enfin la mort termina les tourmens de cet infortuné, la nuit du 19 au 20 du même mois (10 et
11 décembre), le septième jour de l'invasion
du tétanos, et le treizième de la chute.

Quelques momens avant la mort, la tête
était fortement renversée, la colonne vertébrale
courbée en arrière, les extrémités inférieures
roides et étendues, les supérieures à demi-fléchies

---

[1] Je me suis convaincu depuis, que le cautère actuel,
appliqué immédiatement sur la plaie qui a déterminé le
tétanos, produit de très-bons effets : je les ferai connaître
dans mon second mémoire sur cette maladie, inséré dans
ma campagne d'Autriche.

et contractées. Il sortait de la bouche une salive épaisse et écumeuse, donnant une odeur nauséabonde. A l'ouverture du cadavre, nous n'avons trouvé d'autres phénomènes que ceux indiqués plus haut. J'ai remarqué que les coups de feu aux articulations ginglimoïdes, ou sur le trajet des nerfs, ont été souvent accompagnés du tétanos, sans qu'il parût s'y joindre d'autre cause. Cependant l'humidité et le changement subit de température paraissent l'avoir déterminé chez les personnes dont les blessures étaient fort légères.

Dans le nombre des blessés que nous donna la bataille des Pyramides, cinq furent attaqués du tétanos, que développèrent sans doute l'humidité et la fraîcheur des nuits. Cet accident résista à l'usage soutenu et varié des antispasmodiques combinés avec les narcotiques, et pris à forte dose : tous ces blessés périrent le troisième, le quatrième ou le cinquième jour. Leur mort fut précédée de sueurs abondantes.

A la révolte du Caire, le 30 vendémiaire an VII (21 octobre 1798), les blessés furent traités à l'hôpital n.º 1, situé place Birket-el-Fyl, et dont les murs étaient baignés par l'eau du Nil, qui séjourne trois mois de l'année dans cet endroit. Le tétanos s'empara de sept d'entre eux, et les fit périr en très-peu de jours, malgré l'usage soutenu

16*

des opiacées, des bains d'eau tiède pour les uns, et d'eau froide pour les autres.

L'emprosthotonos était caractérisé chez quatre de ces blessés; deux moururent du tétanos complet, et le septième du trismus. Ce dernier n'avait qu'une simple division au pavillon de l'oreille droite, causée par un coup de balle. Si l'on avait *excisé* cette partie dès l'apparition des premiers symptômes, on aurait probablement sauvé la vie au malade.

Au combat d'el-A'rich, les blessés furent placés sous des tentes, sur un terrain humide, exposés aux pluies continuelles qu'on essuya pendant le siége de ce fort. Huit furent frappés du tétanos, qui se manifesta dans tous ses genres, et se termina par la mort chez tous, du cinquième au septième jour de son invasion, malgré les soins que les circonstances nous permirent de leur donner.

A la prise de Jaffa, nous perdîmes quelques blessés du tétanos extrêmement aigu. Tous ceux qui en furent atteints, moururent en deux ou trois jours. Le moxa et les alcalis qu'on employa pour quelques-uns, parurent aggraver les accidens. Il est à remarquer que les hôpitaux étaient situés sur le bord de la mer, et que la saison était pluvieuse.

Le général de division Daumartin, descendant

le Nil pour se rendre à Alexandrie, fut assailli, avec son escorte, par les Arabes; plusieurs de ses soldats furent tués ou blessés; il reçut lui-même quatre coups de feu assez légers, un à la jambe droite, un autre à la cuisse gauche; le troisième lui avait effleuré la poitrine, et la balle du quatrième était entrée dans le bras droit : les premiers n'avaient intéressé que les tégumens et une très-petite portion des muscles.

Ce général resta sans secours jusqu'à son arrivée à Rosette; c'était le cinquième jour de son accident. Le chirurgien de première classe, M. Guillier, chargé du service de l'hôpital de cette place, pansa ses plaies selon les préceptes de l'art, le mit à la diète et à l'usage] des boissons rafraîchissantes. Peu de jours après, la balle s'étant manifestée près de l'articulation du coude, il en fit l'extraction.

Les plaies étaient en bon état; et, sans les inquiétudes auxquelles se livrait le blessé, on avait lieu d'espérer une prompte et sûre guérison; mais son affection morale devenant de jour en jour plus forte, on conçut quelques craintes de l'invasion du tétanos; en effet, le huitième jour de l'accident, on trouva la suppuration des plaies considérablement diminuée, et leur pansement, quoique fait avec les plus grandes précautions, fut très-douloureux.

Le neuvième, tous les accidens du tétanos étaient déclarés; ils marchèrent avec rapidité et se terminèrent par la mort, le quinzième jour de la blessure, et le sixième de leur invasion.

Peut-être la terminaison de la maladie eût-elle été moins funeste, si l'on eût amputé le bras dès l'apparition des premiers symptômes.

On transporta les blessés de la bataille d'Aboukir, an VII (1798), dans les hôpitaux d'Alexandrie, après qu'ils eurent reçu les premiers secours : dix d'entre eux s'y étant trouvés exposés au serein et à la fraîcheur des nuits, furent attaqués du tétanos. Sa marche rapide, et la disposition des blessures, situées à la tête, au tronc ou à la partie supérieure des cuisses, rendirent inutiles tous les secours qu'on put leur donner. Cette maladie, qui présenta chez ces individus les mêmes phénomènes que dans les cas précités, se termina également par la mort, et à peu près aux mêmes périodes.

Dans le cas où le froid contribue au développement du tétanos, l'irritation, transmise par la blessure au système nerveux, est sans doute augmentée par la suppression de la transpiration cutanée qui porte ses effets sur les organes, et principalement sur les parties déjà malades; mais en général toute l'irritation se concentre

dès l'invasion de la maladie, ou par la suite,
dans les nerfs du col et de la gorge. Leurs
rapports directs avec la moelle allongée et épinière, leurs entrelacemens nombreux et leurs
fréquentes anastomoses, les rendent susceptibles, par les plus légères impressions, d'une
très-grande mobilité qui détermine aussitôt la
contraction des muscles de ces régions, en sorte
que la déglutition et la respiration se dérangent
promptement. Les malades éprouvent alors,
sinon une horreur pour les liquides, du moins
une très-grande répugnance, ce qui empêche
souvent l'emploi de remèdes internes ; et si la
blessure est hors de la portée des secours de
l'art, l'individu est condamné à parcourir le
cercle de douleurs que cause cette cruelle et
terrible maladie. Rien ne peut surmonter les
obstacles qui se présentent dans le conduit ali-
mentaire. L'introduction de la sonde de gomme
élastique dans ce canal, par les fosses nasales,
est suivie de convulsions et de suffocation. J'ai
eu occasion d'essayer ce moyen dans la personne
de M. Nayailh, officier de santé de deuxième
classe, mort d'un trismus déterminé par une
blessure qu'il avait reçue à la face, avec fracas
des os du nez et d'une partie de l'orbite gauche.

A l'ouverture que j'ai faite des cadavres de
personnes mortes du trismus, j'ai trouvé le

pharynx et l'œsophage considérablement res-
serrés, leurs membranes internes, rouges, enflam-
mées, et enduites d'une humeur visqueuse et
rougeâtre.

L'hydrophobie, l'hystéricisme et plusieurs
autres maladies nerveuses portent également
leurs principaux effets sur ces organes, et le
résultat paraît être le même; aussi viens-je de
remarquer que, lorsque le tétanos est parvenu
à son dernier degré, les malades éprouvent
une très-grande aversion pour les liquides : si
on les force à en avaler, ils entrent de suite
dans les convulsions les plus fortes. Ce phénomène a été particulièrement observé chez
M. Navailh.

Malgré la certitude de ces faits, je ne me
permettrai aucune réflexion sur l'analogie des
symptômes que présentent ces différentes maladies.

L'expérience a prouvé que, lorsque le tétanos
est abandonné aux seules ressources de la nature,
les individus périssent promptement. L'homme
de l'art doit donc se hâter de remplir autant
que possible les indications qu'offre cette maladie : les principales sont de détruire les causes
d'irritation et de rétablir les excrétions sup-
primées.

On remplit la première par des incisions

convenables faites à la plaie avant que les accidens de l'inflammation se soient déclarés; car
si celle-ci était avancée, les incisions seraient
inutiles et même dangereuses : il faut qu'elles
comprennent, autant qu'il est possible, tous les
cordons de nerfs et portions membraneuses,
lésés par la cause *vulnérante;* mais les incisions
aux articulations sont pernicieuses, et paraissent,
dans tous les cas, accélérer les accidens du tétanos;
j'en ai vu des exemples.

L'application des caustiques sur la plaie peut
être faite avec avantage dès que les premiers
symptômes se manifestent, si l'on suit le même
précepte pour leur emploi que pour les incisions. A ces opérations on doit faire succéder
la saignée, s'il y a lieu, et l'usage de topiques
émolliens et anodins, quoique leur effet soit
en général assez faible.

Les remèdes internes, quelles que soient
leurs propriétés, sont presque toujours inutiles,
parce que le malade, peu de temps après l'invasion du tétanos, tombe dans un état de stran-
gulation; mais si celle-ci ne se développe que
vers la fin de la maladie, et graduellement,
on peut employer les remèdes dans lesquels
les praticiens ont le plus de confiance, tels que
l'opium, le camphre, le musc, le castoréum et
autres antispasmodiques donnés à forte dose et

d'une manière graduée. Nous avons usé de ces moyens avec quelque avantage pour les malades, qui sont le sujet des observations exposées ci-après.

Un mamelouk de Mourâd-bey, nommé Moustapha, âgé de vingt-sept ans, d'une constitution sèche et bilieuse, reçut, le 29 germinal an VIII (19 avril 1800), un coup de feu qui lui fracassa les premières phalanges des doigts de la main droite, les os du métacarpe correspondans, et emporta le pouce à son articulation avec le trapèze; plusieurs tendons ou ligamens furent arrachés ou déchirés.

Mourâd-bey lui fit donner tous les soins possibles; mais administrés sans connaissance de cause, ils ne purent remplir l'indication qui se présentait : ainsi on peut dire que cet individu resta sans secours jusqu'au 28 floréal (18 mai) suivant, époque à laquelle Mourâd-bey, voyant le mauvais état du blessé, l'envoya aux chirurgiens français, en l'adressant au général Donzelot, pour qu'il voulût bien le leur recommander. M. Cellières, chirurgien de deuxième classe à l'hôpital de Syout, fut invité par le général à se charger du traitement de ce mamelouk.

Tous les symptômes du tétanos étaient déclarés depuis trois jours; la suppuration de la plaie était séreuse et peu abondante, ses bords étaient rouges et boursoufflés, les muscles du

bras déjà contractés et dans un état de con-
vulsion , les mâchoires serrées ; la déglutition
se faisait avec peine ; le blessé était constipé et
fort inquiet.

Le premier soin de M. Cellières fut de débrider
la plaie et d'en extraire avec précaution les esquilles détachées : il la pansa avec les émolliens,
et fit prendre au malade six grains d'opium combinés avec quatre de camphre. Peu d'heures après
il y eut un peu de calme , et la nuit suivante fut
moins orageuse ; cependant le sommeil fut interrompu par des soubresauts dans le membre blessé
et par les douleurs vives qui les accompagnaient ;
la sueur s'établit dans la moitié supérieure du
corps ; les extrémités inférieures restèrent dans
leur état ordinaire. Cette amélioration engagea
le chirurgien à continuer les mêmes remèdes,
dont il augmenta la dose graduellement. Les
accidens diminuèrent sensiblement jusqu'au
4 prairial (24 mai) , époque à laquelle ce blessé
fut conduit de Syout à Minyet : les obstacles
de la déglutition étaient levés, et les excrétions
en partie rétablies. La chaleur brûlante du jour
et le voyage l'avaient fatigué ; ce qui contribua
peut-être, avec la fraîcheur de la nuit à laquelle
il s'exposa, en couchant sur la terrasse de l'hôpital, à rappeler les accidens du tétanos. On
continua les mêmes moyens, qui n'empêchèrent

point le mal de marcher avec sa rapidité ordinaire. On essaya les bains d'eau tiède ; le deuxième
bain produisit une détente générale, qui mit le
malade en état d'avaler la moitié d'une potion
composée de huit grains de camphre, autant de
musc, et de vingt grains d'opium dissous dans
un verre d'émulsion ; l'autre moitié fut prise dans
le reste de la journée : peu de momens après, les
douleurs se calmèrent, les mâchoires se relâchèrent; la nuit, le sommeil fut assez tranquille.
Le 9 (19 mai), au matin, on trouva une grande
amélioration ; la suppuration de la plaie s'ét it
rétablie; les organes reprirent par degrés leurs
fonctions, et quelques jours suffirent pour mettre
le mamelouk en voie de guérison, à laquelle il
fut conduit par les soins les plus assidus et l'usage
varié des médicamens énoncés ; enfin, le 10 messidor (29 juin) suivant, il fut rendu bien portant
au général Mourâd-bey.

Le général de division Lannes reçut à la bataille
d'Aboukir un coup de balle qui lui traversa la
jambe à sa moitié inférieure, dans l'intervalle de
deux os. Il fut traité sous la tente pendant les
cinq premiers jours; on le transporta ensuite à
Alexandrie: quoiqu'il fût porté dans une voiture
couverte et suspendue, sa marche fut pénible et
très-douloureuse.

A son arrivée, il me fit appeler. Je le trouvai

inquiet, agité et me témoignant les plus grandes
craintes sur les suites de sa blessure. La jambe
était tuméfiée, les plaies sèches et douloureuses;
il éprouvait des soubresauts, des tiraillemens violens dans la totalité du membre, et le pied était
engourdi; la voix était rauque, les mâchoires
assez serrées, les yeux hagards, et la fièvre s'était
allumée.

Je lui laissai prendre quelques momens de
repos qu'il demanda dans l'espoir de dormir;
mais il ne tarda pas à être éveillé par les douleurs et le malaise général. Je le pansai avec
les émolliens, et lui prescrivis des boissons rafraîchissantes, la plus grande tranquillité et la
diète.

A ma seconde visite, qui eut lieu trois heures
après, je trouvai tous les accidens aggravés; je
lui fis faire de suite une saignée du bras et le mis
à l'usage des émulsions, auxquelles j'ajoutai le
nitrate de potasse purifié, l'éther sulfurique alcoolisé, le sirop diacode et l'eau de fleurs d'orange
aux doses convenables, à prendre par verre tous
les quarts d'heure : les topiques émolliens furent
continués.

La nuit fut pénible; le lendemain le malade
était dans le même état, la jambe très-enflammée;
il avalait difficilement, et les mâchoires étaient
toujours serrées. Je fis réitérer la saignée, et l'on

continua les mêmes médicamens avec augmen-
tation des antispasmodiques.

La nuit suivante fut calme, la fièvre se dissipa, tous les autres accidens s'appaisèrent et
allèrent en diminuant : un suintement sangui-
nolent dégorgea les plaies et la jambe, le spasme
cessa totalement, et la suppuration devint belle
et abondante; les excrétions reprirent leur cours,
le sommeil se rétablit; et au moment où je partis
pour le Caire, il était en voie de guérison. Peu
de temps après il fut en état de repasser en
France avec le général en chef Bonaparte.

M. Croisier, aide de camp du général en
chef, avait péri du tétanos dans les déserts de
Qatyeh, à notre retour de Syrie, par suite
d'une semblable blessure.

M. Estève, directeur général et comptable
des revenus publics de l'Égypte, fut attaqué
d'une légère esquinancie inflammatoire déterminée par la présence d'une portion d'arête de
poisson, qui s'était fichée dans un des sinus de
l'arrière-bouche : sa petitesse la fit échapper à
toutes mes recherches.

Le treizième jour de l'accident, et le troisième de l'époque à laquelle l'inflammation
s'était formée, les symptômes du tétanos se
déclarèrent, tels que le serrement des mâchoires, les mouvemens convulsifs des muscles

de la face, accompagnés de douleurs violentes
et de la roideur de tous les muscles de la gorge;
le pouls était nerveux et accéléré, des soubresauts fréquens se faisaient sentir dans les extrémités supérieures; il y avait suppression de
selles, beaucoup de gêne dans la prononciation
et la déglutition.

La marche rapide des accidens me faisait trembler pour la vie de mon ami; sa mort nous eût
fait perdre un administrateur dont toute l'armée
appréciait les talens, les qualités, et qu'elle ché-
rissait comme l'un des hommes les plus intègres.

Je mis de suite le malade à l'usage d'une
boisson émulsionnée et édulcorée, à laquelle
j'ajoutai l'extrait d'opium, le castoréum, le
camphre, le nitrate de potasse purifié et l'éther
sulfurique alcoolisé, à des doses assez fortes,
mais graduées, qu'il prenait par verre de quart
d'heure en quart d'heure. L'état de faiblesse du
pouls ne me permit pas d'user de la saignée. J'appliquai des cataplasmes résolutifs sur la région antérieure du col; j'ordonnai des bains de pieds,
des lavemens émolliens, la vapeur d'une forte
décoction de jusquiame, de pavot et de racine
de guimauve à recevoir sur la gorge, des frictions sèches sur toute l'habitude du corps, et je
fis éloigner tout ce qui pouvait troubler le
repos. Je suivais pas à pas tous les phénomènes

de la maladie. La nuit suivante fut très-agitée ;
les douleurs étaient violentes ; la déglutition se
suspendit, la salive sortait de la bouche, les
mâchoires étaient fort serrées. Le malade éprouvait une agitation pénible et continuelle ; il
tombait par moment dans un assoupissement, interrompu par de légers accès d'e frénésie : tout
annonçait enfin le danger le plus imminent.
Cependant, vers les quatre heures du matin,
une sueur douce et abondante qui s'établit sur
la poitrine et le bas-ventre, succéda à cette
crise violente ; le malade entra dans un état
de calme et put avaler un verre de l'émulsion
précitée. Le second verre augmenta la sueur
et le relâchement des parties, ce qui me fit
favorablement augurer de ses effets ; car, lorsque
la sueur est symptomatique, elle commence par
la tête et les extrémités ; tandis que, si elle
est critique, elle se forme sur la poitrine et
sur le bas-ventre. Le lendemain, les mâchoires
étaient totalement relâchées, la déglutition était
facile, et les contractions des muscles beaucoup
moindres. Je substituai aux cataplasmes résolutifs les linimens volatils, et à l'émulsion une
tisane amère et laxative, pour débarrasser les
premières voies et rétablir le ressort de l'estomac. Peu de jours après, M. Estève se trouva
parfaitement guéri.

L'arête paraît avoir été entraînée par une légère suppuration, qui s'était établie dans l'arrière-bouche.

J'ai remarqué que les malades ont moins de répugnance à avaler les émulsions que tout autre liquide. Elles sont plus douces, plus agréables, et facilitent l'effet des remèdes avec lesquels on les combine.

Les frictions huileuses, préconisées par quelques auteurs, ont été mises en usage à l'hôpital n.º 2 du Caire; mais elles n'ont rien changé à l'état de la maladie.

Les frictions mercurielles m'ont paru aggraver les accidens chez ceux à qui elles ont été administrées. L'emploi de ce moyen, même contre les maladies vénériennes, exige, en Égypte, les plus grandes précautions; car ce remède, administré comme en Europe, a produit dans ce climat des accidens fâcheux, tels que la folie, des maladies hépatiques, etc.

Les cataplasmes de feuilles de tabac sur les plaies des personnes atteintes du tétanos, n'ont été suivis d'aucun effet avantageux. Les alcalis ont été employés pour plusieurs tétaniques, sans succès.

Les vésicatoires qui ont été appliqués sur la gorge, dans le cas du trismus, et notamment à M. Navailh, n'ont pu suspendre les accidens.

Le moxa et le cautère actuel, conseillés par le père de la médecine, ont eu le même résultat. Le moxa a été employé à Jaffa chez trois blessés; le tétanos a suivi sa marche ordinaire, et s'est terminé par la mort.

J'ai cité un exemple frappant du non-succès du deuxième moyen dans un opisthotonos.

Les grandes plaies, telles que celles qui résultent de l'amputation d'un membre, ou les plaies avec perte de substance, bien qu'elles soient quelquefois suivies du tétanos, ne prouvent pas que l'amputation que je propose contre cette maladie soit dangereuse, et ne puisse au contraire être suivie de résultats avantageux; d'autant plus qu'il est facile au chirurgien attentif de prévenir le contact de l'air froid et humide sur ces plaies, l'irritation déterminée par la présence de corps étrangers, et le reflux de matières purulentes, causes ordinaires du tétanos, surtout dans les climats chauds.

On pourra parvenir à ce but en tenant le blessé dans une température assez chaude, et toujours égale, autant que possible, en ayant le soin d'extraire promptement tous les corps étrangers, de panser la plaie avec douceur, de la couvrir immédiatement de linge fin fenêtré, et de ne panser les plaies récentes que lorsque la suppuration est bien établie; enfin on fait observer au

malade le régime et le plus grand repos. Lorsque
le tétanos est causé par le reflux de matières
purulentes, les vésicatoires, appliqués le plus près
possible de la plaie, ou sur la plaie elle-même,
rappellent la suppuration et font cesser les effets
de cet accident. Je vais citer quelques exemples
de ce succès.

Bonnet (Pierre) de la 85.e demi-brigade, âgé
de vingt ans, d'un tempérament bilieux et irritable, languissait, dans les hôpitaux du Caire,
depuis la campagne de Syrie, d'un ulcère
fistuleux avec carie des os qui forment l'articulation du pied droit avec la jambe. Il fut décidé,
dans une conférence clinique, que, vu la désorganisation du pied et l'état de marasme auquel
était réduit ce militaire, l'amputation était le
seul moyen de lui sauver la vie. Elle fut faite le
cinquième jour complémentaire (21 septembre)
par M. Valet, chirurgien de première classe,
chargé particulièrement du soin de ce blessé.

Le succès de l'opération ne fut dérangé
par aucun accident. La suppuration s'établit à
l'époque ordinaire, la plaie devint belle. Dix
jours après, la cicatrice commença à se former
à la circonférence, et s'étendit graduellement
vers le centre.

Au moment où le blessé touchait à sa guérison,
c'était le vingt-quatrième jour de l'opération,

17 *

il fut frappé tout-à-coup, des symptômes du tétanos, que détermina sans doute le reflux des matières purulentes qui suintaient encore de la plaie.

La transpiration s'était également supprimée, par l'imprudence qu'avait eue le malade de se promener pendant la nuit. Les diaphorétiques, les opiacées à forte dose, et les frictions sèches sur toute l'habitude du corps, furent mis en usage d'après mon conseil; néanmoins les accidens marchèrent avec la célérité accoutumée.

Le blessé éprouvait des douleurs inouies dans l'épigastre, des tiraillemens insupportables dans le membre amputé. La respiration était laborieuse, la déglutition difficile, les mâchoires serrées, la tête fléchie sur la poitrine, le tronc courbé, et l'emprosthotonos était à son plus haut degré.

Les opiacées ne pouvant plus passer, on donna au malade, à la faveur d'une échancrure que laissait la perte de deux dents incisives, les émulsions anodines et antispasmodiques qui calmèrent d'abord les douleurs d'estomac. Un large vésicatoire, appliqué sur toute la circonférence du moignon, ramena dans les vingt-quatre heures la suppuration, et détermina une éruption miliaire qui se manifesta à la face et à la poitrine. Dès ce moment le malade fut beaucoup mieux: tous les accidens du tétanos diminuèrent par degrés, les fonctions se rétablirent, et, le cinquantième jour de l'opération, ce militaire sortit de l'hôpital, parfaitement guéri.

Grangié (Pierre), carabinier dans la 21.e demi-brigade d'infanterie légère, reçut, au siége du Caire, un coup de boulet au bras qui nécessita l'amputation sur-le-champ. Rien ne dérangea le travail de la nature pendant les premiers jours; la suppuration s'était établie, et la plaie était en fort bon état, lorsque, le neuvième jour de l'opération, après s'être exposé à l'air humide de la nuit, ce blessé fut pris de tous les symptômes du tétanos. M. Lachôme, chirurgien de deuxième classe, chargé du traitement de ce blessé, ayant reconnu que le reflux de la matière purulente était la principale cause du tétanos, se hâta d'appliquer sur la plaie, d'après l'exemple d'un premier succès que j'avais eu dans un cas semblable à celui de cette seconde observation, les mouches cantharides mêlées au basilicum. Le malade fut mis à l'usage d'une tisane diaphorétique, et on lui fit prendre une forte dose d'opium et de camphre dissous dans un verre d'émulsion. Les accidens se soutinrent encore pendant vingt-quatre heures; cependant les vésicatoires ramenèrent la suppuration; la transpiration cutanée se rétablit, les mâchoires se relâchèrent, le danger disparut

totalement; et le malade fut conduit à la guérison par la continuation des moyens indiqués.

Le succès aussi inattendu que complet, obtenu
de l'amputation du membre blessé, dans la personne d'un officier attaqué d'un tétanos chronique, me porte à mettre en question si, dans
cette maladie déterminée par une blessure qui
lèse une partie des extrémités,

« Il ne vaudrait pas mieux emporter par
« l'amputation le membre blessé au moment où
« les accidens du tétanos se déclarent, que
« d'attendre des ressources de la nature et de
» remèdes très-incertains, la guérison qui a
« lieu si rarement.»

Si le tétanos est chronique, comme cela se
remarque quelquefois, l'amputation peut être
faite dans tous les temps de la maladie, pourvu
que l'on choisisse le moment d'intermission que
laissent les accidens. Elle ne réussirait pas également dans le tétanos aigu s'il était avancé, et
que les muscles du membre qu'on doit couper
fussent fortement contractés et roides, comme
je l'ai observé au siége de Saint-Jean-d'Acre,
chez un militaire attaqué du tétanos par suite
d'un coup de feu qu'il avait reçu à l'articulation
du coude gauche.

Lorsque je vis le blessé qui fait le sujet de
cette dernière observation, les accidens étaient

déjà avancés; cependant je fis tenter l'amputation du bras : elle fut suivie d'un calme assez
grand pour me donner quelque espérance de
succès; mais n'ayant pu garantir le malade de
la fraîcheur des nuits, et le tétanos ayant fait
trop de progrès et étant très-aigu, les accidens
se renouvellèrent peu d'heures après, et il
succomba le troisième jour de l'opération.

Qu'il me soit permis, sans prétendre résoudre
la question importante que je viens de présenter,
d'essayer de produire quelques raisons qui me
paraissent militer en faveur de l'amputation.

Lorsqu'il est bien reconnu que le tétanos
est déterminé par la blessure, il ne faut pas
hésiter de faire l'amputation dès l'apparition
des accidens. On peut s'assurer qu'il est traumatique par la nature de la plaie, la marche
des premiers symptômes, et en considérant
l'époque de leur invasion, qui se fait du cinquième au quinzième jour au plus tard. Il
paraît que c'est le moment où la mobilité
nerveuse est très-forte. Lorsque la suppuration
s'établit, la stupeur se dissipe promptement,
les vaisseaux se dégorgent, les escarres se dé-
tachent, et les nerfs entrent dans un état de
liberté parfaite : alors leur sensibilité est extrême, et ils sont susceptibles, par les plus
légères impressions, d'une irritation des plus

grandes qui se propage bientôt dans tout le
système nerveux. Si, dans cette circonstance, la
plaie est frappée par un air froid et humide,
ou qu'il y soit resté des corps étrangers piquant
les parties nerveuses isolées de leurs escarres,
le tétanos est inévitable, surtout dans les climats chauds. On doit ensuite s'attendre à le
voir s'aggraver rapidement, en sorte qu'en très-
peu de temps toutes les parties du membre
sont prises, et tous les nerfs irrités. Les effets
de cette première cause peuvent encore être
compliqués de la présence d'un vice dans les
humeurs, ou de celle des vers dans les intestins, comme j'en ai vu un exemple à Nice :
mais, en suivant attentivement les phénomènes du
tétanos, on peut distinguer facilement les symptômes qui caractérisent ces légères complications,
et les combattre par les moyens indiqués.

La section du membre, faite dans les premiers
momens de la déclaration des accidens, inter-
rompt toute communication de la source du
mal avec le reste du sujet : cette division
dégorge les vaisseaux, fait cesser les tiraillemens nerveux, et détruit la mobilité convulsive
des muscles. Ces premiers effets sont suivis d'un
collapsus général qui favorise les excrétions, le
sommeil, et rétablit l'équilibre dans toutes les
parties du corps.

La somme de douleurs momentanées que cause l'opération, ne peut augmenter l'irritation existante; d'ailleurs, les douleurs du tétanos rendent celles de l'opération plus supportables, et en diminuent l'intensité, surtout lorsque les principaux nerfs du membre sont fortement comprimés. L'observation suivante vient à l'appui de ces assertions.

M. Bonichon, lieutenant au premier bataillon de la 21.ᵉ demi-brigade d'infanterie légère, entra à l'hôpital n.º 1, le 16 vendémiaire an VII (7 octobre 1798), pour un coup de feu qu'il avait reçu au pied gauche, à la bataille de Sedment.

La plaie se dirigeait obliquement d'arrière en avant, en traversant le tarse, dont plusieurs os étaient fracturés; le muscle court extenseur des orteils et les ligamens articulaires correspondans étaient déchirés. Cependant, à son arrivée à l'hôpital, il ne se présenta rien de fâcheux: les premiers pansemens avaient été méthodiquement faits; la plaie était débridée, et l'on avait extrait quelques esquilles.

Le même soir, le blessé éprouva de l'inquiétude; le sommeil fut pénible; il ressentit dans la plaie des douleurs aiguës, qui allèrent en augmentant jusqu'à la visite du matin; on trouva les bords boursoufflés, entourés d'un cercle rougeâtre; la suppuration était supprimée, et le pansement, quoique fait avec douceur, fut extrêmement douloureux : le blessé se trouva dans un état de malaise général.

Les boissons rafraîchissantes et anodines, les émolliens appliqués sur la plaie, ne produisirent aucun effet.

Le 28 (19 octobre), le serrement de mâchoires commença à paraître, et, le 29, tous les symptômes du tétanos furent caractérisés. Les muscles de l'extrémité blessée étaient entrés dans un état de contraction convulsive; les parois abdominales étaient rétrécies, la déglutition gênée, et le malade constipé.

Ces accidens allèrent toujours en augmentant, mais d'une manière lente et graduée; car le tétanos devint chronique. On s'empressa de débrider la plaie pour extraire quelques esquilles mobiles qui avaient échappé aux premières recherches. On prescrivit l'opium aux doses convenables. Ce moyen parut d'abord appaiser les accidens qui se calmaient et se reproduisaient alternativement; mais les alternatives furent de peu de durée : le 12 brumaire (2 novembre 1798), la maladie était à son plus haut degré.

Une contraction convulsive s'était emparée de tous les muscles; les jambes étaient roides et fortement fléchies sur les cuisses, celles-ci

sur le bassin; les parois du bas-ventre étaient
collées sur la colonne vertébrale, la tête fléchie
sur la poitrine, les bras et avant-bras fléchis
les uns sur les autres, les mâchoires fort serrées,
et la déglutition difficile. Le pouls était petit et
nerveux; le malade était réduit à un degré de
maigreur extrême : son corps était constamment
couvert de sueur; il éprouvait des douleurs violentes et continuelles, qui lui faisaient demander
la mort comme un bienfait.

Après avoir vainement essayé tous les moyens
qu'offre en pareil cas l'art de guérir, tels que
les opiacées sous toutes les formes, même unies
au camphre et au quinquina, les lotions d'eau
froide, les dissolutions d'opium sur la plaie, les
cataplasmes émolliens, et par suite ceux de
tabac; après avoir, dis-je, épuisé ces moyens,
je conçus l'idée de faire amputer la jambe. Le
désespoir de cet infortuné et la certitude de
la mort qui l'attendait m'engagèrent, contre
l'avis de plusieurs officiers de santé que j'avais
appelés en consultation, à employer promptement cette dernière ressource. On profita
d'un moment de calme qui s'établit le même
jour. Cette opération fut faite avec dextérité,
sous mes yeux, par M. Assalini, chirurgien de
première classe, et en présence de tous les
consultans. Le blessé qui la désirait, la sup-

porta courageusement et sans manifester de grandes douleurs. Une syncope légère, survenue peu de momens après l'opération, fut le présage heureux de la cessation des accidens : en effet, il s'opéra immédiatement une détente générale qui permit au malade d'avaler quelques liquides. La nuit suivante fut calme, et il dormit trois heures d'un bon sommeil. Le lendemain, je trouvai son pouls développé, les membres moins roides, les mâchoires relâchées; il avait déjà rendu quelques selles à l'aide de lavemens. La suppuration de la plaie s'établit à l'époque ordinaire, et tous les accidens disparurent par degrés : pourtant, le moignon conserva pendant quelques jours des soubresauts violens qui augmentaient par les plus légers attouchemens extérieurs, et surtout durant le pansement, quelques précautions que l'on prît pour ne point irriter les parties. Je parvins à appaiser ces mouvemens convulsifs, par une compression bien exacte que je fis faire sur le trajet du nerf sciatique.

Les forces se rétablirent assez promptement, mais les organes digestifs restèrent long-temps dans l'atonie, à raison de la pression qu'avaient exercée sur eux les parois musculaires du bas-ventre.

Cependant, vers la fin du mois de frimaire suivant

(en décembre), cet officier sortit de l'hôpital, parfaitement guéri, commençant à marcher sur sa jambe de bois. Peu de temps après, il partit pour la France, avec une évacuation d'aveugles. Il doit être à l'Hôtel des Invalides à Paris.

La bataille du 30 ventôse an ix (21 mars 1801) me fournit l'occasion de faire faire l'amputation de la jambe à un militaire, pour une blessure semblable à celle de M. Bonichon. Quoique le tétanos fût déclaré et d'un caractère aigu, l'opération fit cesser, comme par enchantement, tous les accidens; et sans l'humidité de la salle où se trouvait ce blessé, sans la pénurie des moyens propres à le garantir de la fraîcheur des nuits, cette opération aurait eu sans doute un succès aussi complet. Il passa environ douze heures dans un calme parfait; mais la fraîcheur de la nuit suivante, plus forte qu'à l'ordinaire, rappela les accidens, qui résistèrent à tous les moyens indiqués, et le malade mourut le troisième jour de l'opération.

Le général de division Destaing reçut, à cette même bataille, un coup de balle qui lui traversa le bras droit à sa partie moyenne, interne et postérieure. Une portion du biceps, du coraco-brachial, le nerf radial et le cutané interne furent coupés. Cette plaie laissait un pont de plusieurs millimètres d'épaisseur, formé par les

tégumens, par le tissu cellulaire et quelques fibres
motrices. Les premiers effets de cette blessure
furent la chute du sabre qu'il avait à la main,
la paralysie du bras, et un trémoussement douloureux qui se manifesta immédiatement sur toute
l'extrémité, accompagné d'angoisses, de faiblesse
générale, et de gêne dans les organes de la respiration.

Ce ne fut qu'avec peine que le général put
être transporté à Alexandrie, où il reçut les
premiers secours qui lui furent administrés par
un de mes collaborateurs. Je ne fus appelé que
le huitième jour, époque où il commençait à
éprouver de très-vives douleurs. Quoique la suppuration fût établie, l'appétit du malade était
dérangé, le sommeil interrompu, et il se déclarait vers le soir un mouvement fébrile. Je
sentis d'abord la nécessité de couper le pont
dans lequel se trouvaient des rameaux nerveux
du cutané interne; mais le blessé s'étant refusé
à cette légère opération, je fus obligé de m'en
tenir à l'application des émolliens, et à l'usage
interne des remèdes indiqués. Je pansai journellement la plaie, et continuai de le faire jusqu'à
sa guérison. Le lendemain, les douleurs locales
étaient plus vives. Il y avait des mouvemens
convulsifs dans la main et l'avant-bras, chaleur
dans tout le système, et serrement des mâchoires.

Le blessé était fort inquiet et dans une agitation continuelle. Les progrès rapides que faisaient les accidens, me déterminèrent à couper ce pont, et à inciser le fond de la plaie où je trouvai quelques brides nerveuses ou aponé-vrotiques.

Cette opération fut douloureuse ; mais, deux heures après, le blessé fut très-soulagé : à l'aide des émulsions anodines, des lavemens émolliens, du repos et de la diète, tous les accidens disparurent dans l'espace de deux jours. La suppuration devint belle, la plaie se détergea promptement, les bords s'affaissèrent, et la cicatrice se forma vers la fin du siége d'Alexandrie.

Cette blessure a laissé l'avant - bras et la main paralysés ; les deux derniers doigts ont été privés aussi pendant long-temps du sentiment.

Quoique j'aie à regretter de n'avoir pas un plus grand nombre d'exemples de guérison à présenter, résultant de l'amputation, j'en ai assez pour conclure :

1.º Que de tous les remèdes conseillés par les praticiens habiles, l'expérience m'a prouvé que l'extrait d'opium combiné avec le camphre et le nitrate de potasse purifié, dissous dans une petite quantité d'émulsions faites avec les semences froides ou les amandes douces, et donné à des doses plus ou moins fortes, agit d'autant plus

favorablement que les malades qui ont de la
répugnance pour les autres liquides, prennent
avec plaisir cette mixture, dont on seconde
les effets par la saignée si elle est indiquée, et
par les vésicatoires dans les circonstances dont
nous avons parlé;

2.º Que l'amputation faite à propos est le
moyen le plus certain pour arrêter et détruire
les effets du tétanos, lorsqu'il dépend d'une
blessure qui a son siége aux extrémités.

Je désire que ces observations puissent fixer
l'opinion des chirurgiens des armées sur le
traitement du tétanos traumatique; que le succès d'une opération, dont je ne connaissais pas
d'exemple, les encourage à la pratiquer, et, en
les éloignant d'une route où l'on doit craindre
à chaque pas de rencontrer la mort, leur fasse
suivre désormais celle où il est encore possible
de sauver la vie à quelques dignes citoyens.

Le résultat de ces maladies terribles et des
différens combats nous laissa environ cent cinquante estropiés ou aveugles, que le général en
chef jugea convenable de faire passer en France.
Ils étaient sous les auspices de l'ordonnateur en
chef Sucy, invalide lui-même. Je le fis accompagner par trois chirurgiens qui avaient perdu
en partie l'organe de la vue, MM. Perdrix,

chirurgien de deuxième classe, Daburon et Stouvenel de troisième. Une fatale destinée les poussa sur les côtes de Sicile, où ces honorables victimes furent égorgées.

A peine avais-je organisé cette évacuation, que je reçus, le 2 nivôse (22 décembre), l'ordre de suivre le général Bonaparte, avec son état-major, à Suez, où nous arrivâmes le troisième jour, après avoir traversé une plaine immense, aride, et où nous ne découvrîmes qu'un seul arbre à notre deuxième station (c'était un if, d'une odeur désagréable et d'un lugubre aspect). Le chemin de ce désert était tracé, sans interruption, par des ossemens d'hommes et d'animaux de toute espèce. Si les cadavres y échappent aux aigles ou aux vautours qui les dissèquent très-promptement, et les convertissent en squelettes, les sables et les chaleurs brûlantes les dessèchent en quelques heures, et les réduisent à l'état de momie.

Ces ossemens inspirent les idées les plus tristes au voyageur; car, s'il vient à manquer d'eau ou de vivres, il voit d'avance toute l'horreur du sort qui lui est réservé, au milieu d'un désert dont il ne peut découvrir les limites.

Nous sentîmes, dans cette traversée, l'extrême différence de la température du jour d'avec celle de la nuit, pendant laquelle le

I.   18

froid était si vif qu'il nous privait du sommeil.
Il fallait se promener ou s'agiter sans cesse ;
car à peine étions-nous en repos, que nos
membres tombaient dans un état d'engourdissement. Cependant, le besoin donnant de l'industrie, nous imaginâmes de réunir en tas les
ossemens dont il vient d'être parlé, et d'y
mettre le feu. Nous eûmes d'abord quelque
peine à les allumer, mais nous parvînmes à
nous en chauffer toute la nuit.

Près de Suez, nous vîmes les ruines de deux
châteaux, avec des puits d'une eau saumâtre, qui
ne peut servir qu'à désaltérer les animaux.

On prit possession de cette ville, si remarquable
dans l'antiquité, et qui n'est presque plus rien
aujourd'hui. La mer se prolonge à trois lieues
au-delà vers l'isthme, en se divisant en deux
canaux assez profonds.

J'établis à Suez un hôpital de cinquante lits
pour la garnison. Le général, après avoir parcouru le port et la ville, et désigné les lieux des
fortifications, voulut passer en Asie, visiter les
sources de Moïse, et reconnaître la rive orientale
de la mer Rouge, du côté des montagnes du
Torn, par où arrivent les vaisseaux. Afin d'éviter
un contour de sept à huit lieues, et des déserts
fatigans, il nous fit traverser la mer devant Suez,
au moment du reflux. Deux guides arabes,

montés sur des dromadaires, précédaient notre
marche, qui était protégée d'ailleurs par un
banc de roche et de sable, et nous arrivâmes
sans accident sur l'autre rive, éloignée d'environ
cinq quarts de lieue. Plusieurs de nos chevaux
traversèrent ce bras de mer à la nage, et les
autres avaient de l'eau jusqu'au ventre. On
croit que c'est l'endroit où Moïse passa avec les
Israélites pour échapper à l'armée de Pharaon.
Après quelques heures de marche sur des sables
mouvans, nous atteignîmes les sources de Moïse,
situées à très-peu de distance de la mer, et près
des montagnes du Torn. L'eau en est bonne et
potable; elle sert aux habitans de Suez, aux
voyageurs, et les vaisseaux y faisaient autrefois
leurs provisions, au moyen d'un aqueduc qui la
conduisait au rivage. L'on voit encore des ves-
tiges de cette construction.

On revint à Suez la même nuit. Une partie
des voyageurs prit la route de terre, et l'autre
s'embarqua. La traversée par mer ne fut pas
aussi heureuse qu'elle l'avait été la veille, et plusieurs personnes faillirent y périr.

Après nous être reposés à Suez, nous entrâmes
dans l'isthme pour visiter l'ancien canal qui établissait une communication entre les deux mers :
le général Bonaparte en suivit les traces jusqu'à
l'ancienne Peluse, d'où nous revînmes au Caire.

18 *

Nous rencontrâmes sur notre route, dans l'isthme, quelques petites tribus d'Arabes Bédouins presque nus, couchés sur le sable, et présentant le tableau de la plus affreuse misère. Un grand nombre d'entre eux étaient couverts de lèpre ; maladie affreuse que je décrirai par la suite.

De retour au Caire, je perfectionnai, dans les hôpitaux, la partie du service qui m'était confiée ; et, en vertu d'un ordre du général en chef, j'établis un nouveau mode d'organisation, nécessité par les circonstances et les localités. Une instruction préliminaire aux chirurgiens des corps armés, portait pour base essentielle que la surveillance du service des régimens et des demi-brigades serait provisoirement attribuée aux plus anciens en grade et en service, afin de préciser les opérations, et de faciliter la correspondance avec le chirurgien en chef.

La correspondance d'Alexandrie, Damiette et Mansoure, m'annonçait qu'une fièvre pestilentielle, avec charbons ou bubons aux aines et aux aisselles, s'était manifestée dans ces villes, et qu'elle faisait de grands ravages, surtout à Alexandrie, où beaucoup d'officiers de santé de la marine moururent cette première année. Deux ou trois accidens de cette nature s'étaient déjà déclarés au Caire.

L'un de ces accidens frappa un soldat de la

32.ᶜ demi-brigade, lequel était entré à l'hôpital avec un bouton noirâtre à la lèvre; ce bouton prit en quelques heures le caractère charbonneux, et fit périr le malade le troisième jour de son apparition.

Je fis enlever avec précaution le cadavre de ce militaire, portant l'empreinte de la peste la mieux caractérisée, et j'ordonnai, sous prétexte de fièvre maligne, qu'on brulât ses effets et les fournitures de son lit. Je fis aérer et parfumer la chambre où j'avais eu le soin d'isoler le malade. Je ne communiquai cet événement qu'à mon collègue le médecin en chef. J'étais convaincu que ce soldat était mort de la peste, par d'autres faits analogues que j'avais déjà vus à notre arrivée à Alexandrie, par la correspondance des chirurgiens de cette ville, et de ceux que j'avais envoyés à Rosette et à Damiette. J'adressai en conséquence à tous les chirurgiens de la première classe une circulaire dont l'objet était de les inviter à continuer avec le même zèle leurs soins aux individus attaqués de cette maladie, en prenant toutefois les précautions qui pouvaient les garantir de la contagion.

Bientôt les préparatifs pour la campagne de Syrie furent ordonnés.

Les officiers de santé en chef se réunirent à l'effet de se concerter sur les dispositions

générales du service de santé de l'armée destinée à faire cette campagne. Je m'occupai particulièrement de tout ce qui m'était nécessaire
pour assurer des secours aux blessés qu'une
expédition aussi pénible et aussi périlleuse devait
nous donner.

Les moyens de transport furent le premier
objet de mon attention; car il ne suffisait pas
de panser les blessés sur le champ de bataille, il
fallait encore les mettre hors de l'atteinte des
Arabes, et les soustraire aux horreurs de la
faim et de la soif, auxquelles ils auraient été
exposés, si l'on n'avait été prompt à les enlever;
il s'agissait à cet effet d'employer les chameaux,
seules montures du pays, et de rendre les moyens
de transport aussi commodes pour les blessés
que légers pour ces animaux. En conséquence
je fis construire cent paniers, deux par chameau, disposés en forme de berceau, que l'animal
portait de chaque côté de sa bosse, suspendus
par des courroies élastiques. Leur construction
était telle, qu'ils ne gênaient ni sa marche ni ses
mouvemens : ils avaient pourtant assez d'étendue,
au moyen d'un prolongement à bascule, pour
porter un blessé couché dans toute sa longueur [1].

----

[1] Voyez les planches n.°ˢ 7 et 8.

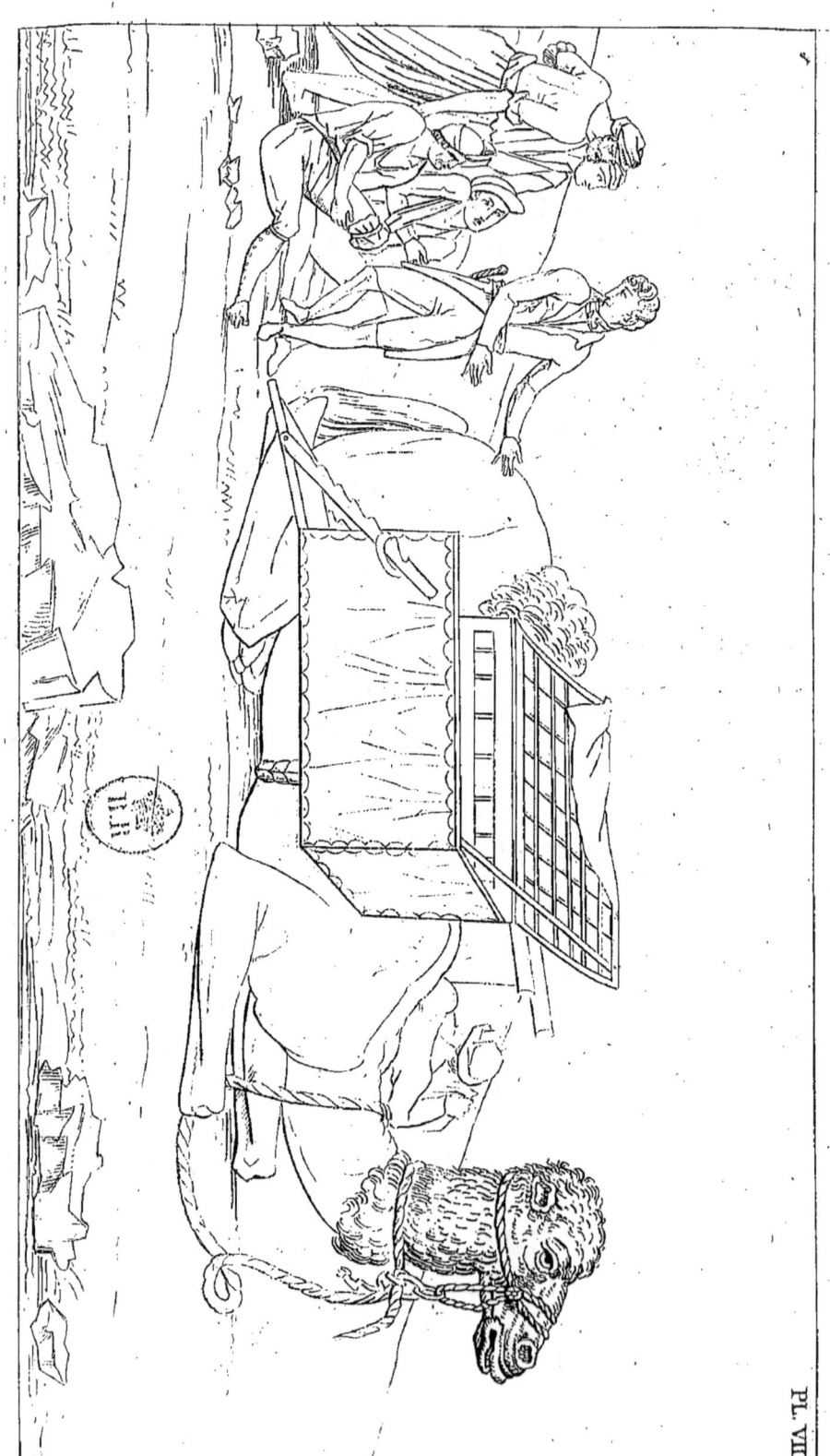

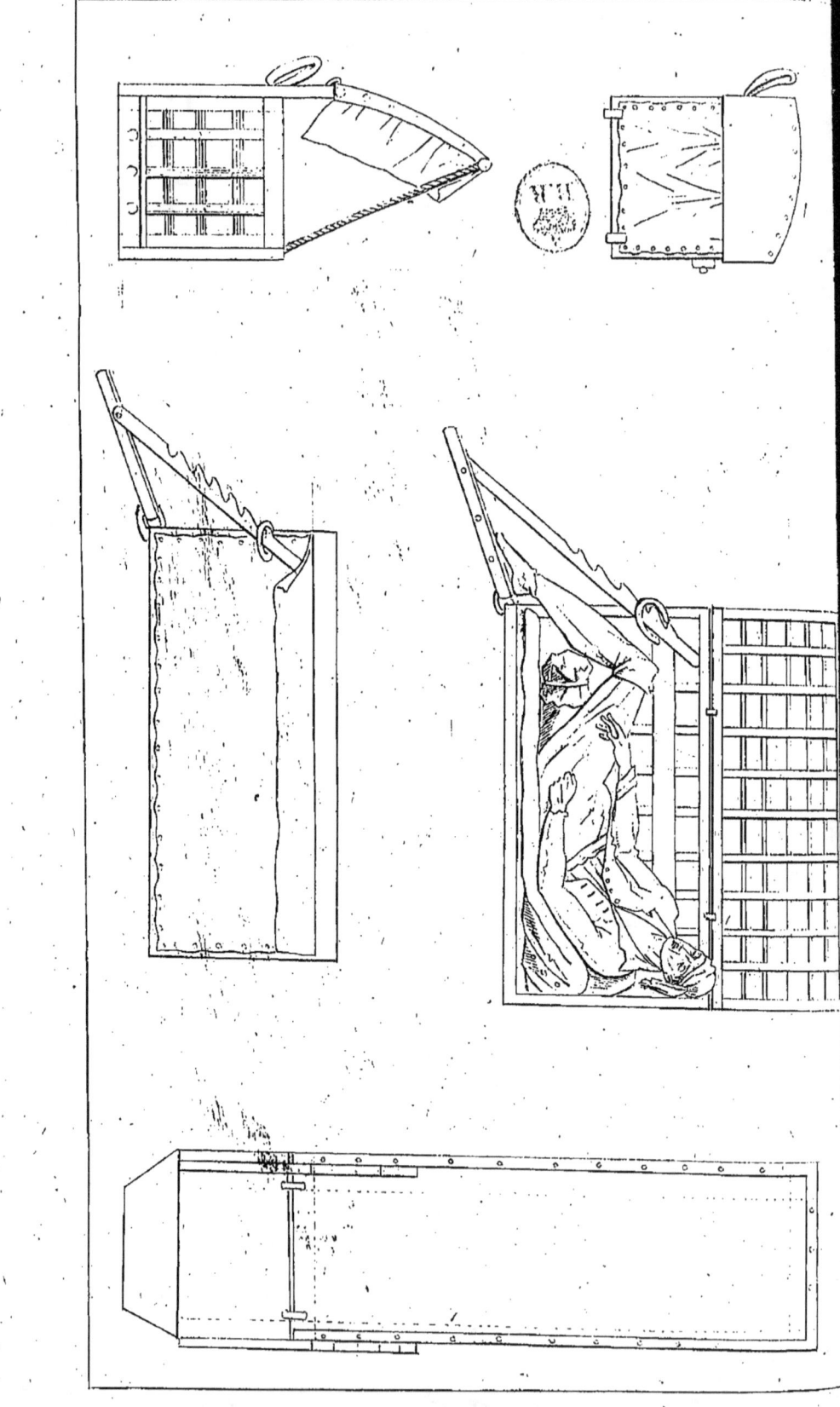

Tous ces chameaux, arrivés aux frontières de Syrie, me furent malheureusement pris par les agens de transport pour leur service particulier, en sorte que nous fûmes très-embarrassés par la suite pour transporter nos blessés.

J'organisai les ambulances actives qui devaient suivre les divisions; et, après avoir confié la surveillance de mon service en Égypte à M. Casabianca, chirurgien de première classe, je partis avec le général Bonaparte et son état-major. Le général Dugua fut chargé par intérim du commandement de l'Égypte et de la place du Caire.

SECTION III.

LE 21 pluviôse, an VII (9 février 1799), les divisions marchèrent successivement, et traversèrent avec assez de rapidité la province de Charqyeh. L'avant-garde, commandée par le général Reynier, essuya, en arrivant à el-A'rich, dans la reconnaissance qu'elle voulut faire du village et du fort, un combat très-vif, où près de trois cents hommes furent blessés. On en apprit la nouvelle au quartier général à Sâlehyeh. Aussitôt je demandai au général en chef la permission de me détacher du corps d'armée pour me rendre auprès d'eux. Je profitai du départ d'une compagnie de cavaliers dromadaires, pour être escorté dans les déserts que nous traversâmes en trois jours et trois nuits. Je fis cette route pénible, monté moi-même sur un dromadaire, accompagné de M. Galli, un de mes plus estimables élèves, qui mourut de la peste à Caïffa en Syrie. Nous eûmes beaucoup à souffrir de la soif et de la fatigue.

En passant à Qatyeh, première station et premier magasin de l'armée, j'établis, dans une cabane de palmiers, une ambulance d'environ

vingt lits. J'en confiai la surveillance à M. André,
chirurgien de deuxième classe.

Les troupes et les malades étaient fort mal
dans ce poste, à cause de la qualité saumâtre
de l'eau qui était à peine potable pour les
animaux. Pendant le peu de momens que je
m'arrêtai dans cette place, on reçut cinq à six
malades provenant de la division de Damiette,
parmi lesquels il y en avait un attaqué d'un
charbon pestilentiel à la jambe gauche. Je le
fis isoler, et le recommandai particulièrement
au chirurgien André. La correspondance de ce
dernier m'apprit, par la suite, que ce malade
était mort avec trois autres soldats attaqués,
comme lui, de charbons. J'arrivai à el-A'rych,
le 27 au soir. Le temps était pluvieux et froid;
la terre fort humide. Les blessés étaient couchés
sur des feuilles de palmier, au milieu du camp
de la division Reynier, couverts par quelques
mauvaises tentes, ou des branches du même
arbre, sans être à l'abri de la pluie ni de
l'humidité. Les blessures étaient graves, et exigèrent presque toutes des opérations auxquelles
je procédai, assisté du chirurgien-major de la
division, et des officiers de santé des bataillons
que j'avais invités à partager le service des chirurgiens de l'ambulance. Quelques-unes de ces
opérations, à raison de la complication des plaies,

furent laborieuses et délicates : j'en parlerai dans
un autre temps; mais en général elles furent
toutes suivies de succès. Nous étions au dépourvu
d'alimens légers, et de viande pour la confection
du bouillon. Cette dernière nourriture était
néanmoins indispensable à l'existence de ces
blessés. Quoique les Français n'eussent pas
encore fait usage de la viande de chameau,
j'en demandai au général Reynier. Ma demande
fut accueillie, et le général donna l'ordre que
les chameaux, hors d'état de servir à cause de
leurs blessures, fussent consacrés à la nourriture
des malades. Le bouillon et la viande de ces
animaux étaient nourrissans et assez agréables
au goût. Malheureusement cette ressource ne
dura pas long-temps; car nous fûmes obligés,
pour alimenter les blessés que nous laissâmes
dans le fort d'el-A'rych, de remplacer la viande
de chameau par celle de cheval qui lui est
inférieure en qualité.

Le 28, le général en chef Bonaparte arriva
devant el-A'rych avec son quartier général et
le parc d'artillerie. On forma le siége du fort;
on établit une tranchée, et l'on battit en brèche.
Les assiégés ne tardèrent pas à capituler ; et, après
deux jours de négociations, ils demandèrent à
se retirer avec les honneurs de la guerre, ce
qui leur fut accordé.

Quelques-uns de nos soldats reçurent, à ce siége, des blessures graves; plusieurs d'entre eux furent attaqués du tétanos qui les fit périr sans exception, malgré les soins qu'on put leur donner : la pluie n'ayant pas discontinué pendant le séjour devant le fort, il nous fut impossible de les garantir de l'humidité dans laquelle ils étaient plongés depuis long-temps.

A la reddition du fort, le général en chef me donna l'ordre d'en visiter l'intérieur, et de prendre les mesures que je croirais nécessaires pour le désinfecter et sanifier les salles. Un officier de l'état-major, qui eut trente prisonniers turcs à sa disposition, fut chargé de se concerter avec moi pour l'exécution de cette mesure. Je cherchai d'abord les blessés ou malades que les assiégés avaient laissés; j'en découvris une quinzaine dans des souterrains, privés de lumière et d'air vital, couchés sur de mauvaises nattes presque pourries, sans fournitures de lit, et couverts de vermine. Ces malheureux n'avaient reçu aucun secours de la médecine ; chez presque tous, les plaies étaient dépourvues d'appareils, affectées de gangrène et remplies de vers. Quelques-uns de ces individus présentaient tous les symptômes de la fièvre maligne : l'un d'eux avait un bubon pestilentiel à l'aine droite, et un charbon à la jambe du même côté.

Tous ces signes étaient suffisans pour me prouver l'existence de la peste parmi les troupes de cette garnison ennemie. J'en rendis compte au général et à l'ordonnateur en chef. Après avoir fait placer et isoler sous le fort ces infortunés, afin qu'ils n'eussent avec nos troupes aucune espèce de communication, je les pansai et je m'occupai de suite de la seconde partie de la mission dont j'étais chargé. Les cours de ce fort étaient remplies de cadavres d'hommes et d'animaux, surtout de chevaux qui étaient déjà en putréfaction; les chambres des soldats étaient parsemées de haillons et de toutes sortes d'objets infects et insalubres. Je commençai par faire traîner hors du château, et le plus loin possible, tous ces cadavres qu'on ensevelit dans un des boyaux de la tranchée. Je fis ramasser ensuite tous les objets contaminés en grand tas, dans chaque cour, pour les brûler; je fis allumer aussi de petits feux dans les différens appartemens, pour purifier l'air et brûler les effets, ainsi que les insectes nombreux qui y étaient répandus. Tout le fort fut nettoyé; et, avant d'y laisser établir nos troupes, on y fit les réparations nécessaires, et on le blanchit à l'eau de chaux.

Un local convenable fut préparé pour y recevoir et traiter nos blessés. M. Valet, à qui

j'en confiai les soins, les conduisit à la guérison, et ces blessés joignirent l'armée, peu
de temps après, à l'exception de quelques-uns
qui moururent de la peste.

L'armée ne trouva dans le fort que pour un
ou deux jours au plus de provisions de bouche
avec lesquelles elle s'engagea de nouveau dans
les déserts.

La première journée fut totalement perdue
pour nous. Les guides arabes jetèrent l'avant-
garde de Kleber, et l'armée qui la suivait, dans
des routes contraires; de sorte qu'après une
marche forcée d'environ huit à neuf lieues,
nous nous trouvâmes sur des sables mouvans,
à une lieue de la mer, et à deux lieues au plus
d'el-A'rych. Ce fut encore là une de ces circonstances où le courage et la patience de
nos valeureux soldats furent mis à l'épreuve.
Quelques-uns, cependant, épuisés par la soif,
la faim et la fatigue, montraient un peu de
découragement; mais le général Bonaparte, qui
partageait leurs privations et leurs fatigues, parut
à peine dans les bataillons, monté sur son dromadaire, qu'ils furent animés de nouvelles forces,
et continuèrent leur route avec la plus grande
fermeté.

Nous vîmes bientôt les portes de Syrie; ce
sont deux colonnes de granit qui indiquent la

séparation de l'Afrique d'avec l'Asie, près desquelles s'observent encore des fragmens d'antiquités, et le profond et très-beau puits de Reffa,
rempli d'eau douce, où nous pûmes nous
désaltérer à notre aise. Le lendemain, nous
entrâmes dans les belles et riches campagnes
de la Palestine.

Kanyounès fut le premier endroit où nos
troupes prirent des vivres et quelques rafraîchissemens. De Kanyounès à Gaza, la distance
n'est que de sept à huit lieues; mais la route
en fut pénible et difficile, à cause des torrens
et des rivières qu'il fallut traverser.

L'armée arrivée à la hauteur de cette ville,
se vit en présence des mamelouks d'Ybrâhym-
bey, rangés en bataille sur la colline qui borde
cette cité. Une suite d'opérations militaires
fut ordonnée; et, au moment où notre cavalerie allait les atteindre et se mesurer avec
eux, ces superbes orientaux prirent la fuite,
et ne s'arrêtèrent qu'au milieu de la nuit, à
une distance très-éloignée de Gaza; on ne les
revit plus qu'à la bataille du mont Tabor.

Cette journée ne nous donna qu'un seul
blessé.

Gaza vint offrir les clefs de ses portes et de
ses tours au général en chef. Cette ville, si
célèbre dans l'antiquité, est entourée de cam-

pagnes riantes, bien cultivées, et de forêts
immenses d'oliviers.

Mon premier soin fut d'y reconnaître un
local convenable pour y recevoir nos malades
et le peu de blessés que nous avions. Les
pluies continuelles et les bivouacs humides
avaient déja rendu le nombre des premiers
assez considérable. Parmi les maladies, je distinguai une ou deux fièvres ataxiques, qui tenaient
du caractère pestilentiel. M. Dewevre, chirurgien déja très-instruit, une des premières
victimes de la peste, fut d'abord chargé de
la direction de cet hôpital. Peu de jours après,
il eut pour collègue le médecin Bruant; celui-ci
fut chargé des fiévreux, et Dewevre des blessés.

Après deux ou trois jours de station dans
cette ville, le général Bonaparte dirigea sa
marche vers Ramleh. On coucha à Ezdoûd,
et le lendemain à Ramleh, petite ville ancienne, assez régulièrement bâtie, où se trouvent
deux couvens de catholiques, dont un de capucins, dans lequel nous établîmes un hôpital.
Cette ville est entourée de plaines couvertes
d'oliviers, et de quelques portions de terrain
marécageux. Je confiai la direction du service
de l'hôpital à M. Boussenard, chirurgien-major
de la division du général Reynier, qui commandait l'arrière-garde.

Le 13 ventôse an VII (3 mars 1799), au soir, nous arrivâmes sur les hauteurs de Jaffa, et on en forma le siége. J'établis une ambulance pour la tranchée dans une maison de campagne placée au revers d'un monticule qui la mettait à couvert du feu des remparts, et dans un village, à une lieue de la ville, un hôpital de retraite. Des subdivisions d'ambulance furent placées dans les principaux points de la tranchée. Pendant le siége, nous eûmes un assez grand nombre de malades, et une trentaine de blessés, dont les plaies étaient plus ou moins graves. Parmi les premiers, fournis par la 32.ᵉ demi-brigade, il en périt plusieurs de mort très-prompte. M. Saint-Ours, chirurgien-major de cette demi-brigade, et moi, nous trouvâmes, aux aines des cadavres de ces individus, des tumeurs bleuâtres, et à quelques-uns des pétéchies gangréneuses; ce qui me confirma l'existence de la fièvre pestilentielle que j'avais déjà reconnue. J'en fis mon rapport à l'ordonnateur, et j'en rendis compte verbalement au général en chef.

Je me dispenserai de parler des suites horribles qu'entraîne ordinairement l'assaut d'une place. J'ai été le triste témoin de celui de Jaffa, où l'on entra le 17 (7 mars), après un combat opiniâtre de plusieurs heures.

La prise de cette ville nous donna deux cent

quarante-deux blessés, non compris ceux du
siége. Je les opérai, et les fis panser derrière
la batterie de brèche; plusieurs subirent de
grandes opérations qui eurent toutes le succès
qu'on pouvait en attendre, et sur lesquelles je
donnerai des détails dans un autre endroit de
mon ouvrage. Je fis transporter tous ces blessés
dans un couvent très-vaste qui forma l'hôpital n.º 1; j'en confiai la direction à M. Rozel,
chirurgien de première classe, qui me seconda
dans cette circonstance avec beaucoup de zèle.
Un second hôpital pour les fiévreux fut établi
le surlendemain dans un autre couvent.

Je donnai aussi mes soins à une vingtaine de
femmes qui avaient été blessées dans le sac de
Jaffa : elles se rendaient journellement à l'hôpital
pour y être pansées.

Pendant le peu de jours que l'armée séjourna
dans cette ville, il se déclara plusieurs accidens
de peste à l'hôpital des blessés, et déjà une bonne
partie des fiévreux en étaient atteints. On prit
toutes les précautions possibles pour éviter les
trop grandes communications, et se préserver
de cette maladie. Toute la troupe bivouaquait,
ou était campée sous la ville, et on lui recom-
manda de ne point se vêtir des habillemens turcs.

Jaffa, assez régulièrement bâtie en amphithéâtre, est placée sur une colline près de la

mer, fermée par un simple rempart, et flanquée
à ses angles par des tours. Elle était entourée
de magnifiques jardins, et de vergers remplis
d'orangers, de cédrats, et de tous les arbres
fruitiers connus en Europe.

L'armée prit des vivres dans cette place, et se
mit en marche pour Saint-Jean-d'Acre, le 25 ventôse an VII (15 mars 1799), au matin. En traversant
les montagnes de la Palestine, on rencontra plusieurs légions de Naplousins et de Damasquins,
avec lesquelles la division du général Lannes
engagea quelques combats qui nous donnèrent
cinquante-cinq blessés, que nous portâmes, à
l'aide de quelques montures disponibles, jusqu'à
Saint-Jean-d'Acre, où nous n'arrivâmes qu'avec
beaucoup de peine, à cause des chemins difficiles,
des montagnes escarpées et des vallons marécageux où il nous fallut passer. Cependant, le
28 au soir (18 mars), nous bivouaquâmes au
pied des ruines d'un château, à l'entrée de la
plaine de Saint-Jean-d'Acre, d'où l'on découvre
en ligne directe la ville et sa rade ; à gauche,
le mont Carmel ; à droite, la fameuse plaine
d'Esdrelon, le mont Tabor et les montagnes
de Chefamer.

Les troupes étaient extrêmement fatiguées,
dépourvues de vivres de toute espèce, et sans
espérance d'en trouver le lendemain. Les habi-

tans fuyaient à notre approche et se réfugiaient
dans les montagnes; cependant nous avions des
blessés et des malades dont les besoins étaient
pressans, quelques-uns même avaient péri, en
route, de la peste, d'une manière extrêmement
prompte et effrayante.

On s'avança dans la plaine en côtoyant le mont
Carmel jusqu'à Caïffa, petite ville placée sur le
bord de la mer, à l'angle occidental de cette
montagne. On y trouva une petite quantité de
vivres, qui furent distribués à l'armée et aux
malades. De là les troupes rétrogradèrent pour
suivre la chaîne des montagnes qui bordent la
plaine dans une grande partie de sa circonférence, afin d'éviter le sol fangeux de cette
même plaine que la saison rendait impraticable,
et l'on ne parvint sur les hauteurs d'Acre qu'après
avoir surmonté les plus grands obstacles. Une
rivière qui descend du lac de Cherdan, coupant
les chemins de la place, en rendit l'approche
difficile. Il fallut y jeter des ponts pour faire
passer l'artillerie et l'infanterie. Après en avoir
fait la reconnaissance, le général en chef fit
camper son armée sur le revers d'une colline
qui la protégeait contre les batteries des remparts et des vaisseaux de la rade. Le 30 ventôse
(20 mars), on en forma le siège, et la tranchée
s'ouvrit le même jour.

St.-Jean-d'Acre paraît être une ville médiocrement grande et d'une construction solide; elle est fermée par un double rempart, fortifiée de distance en distance par des bastions et des tours de différentes grandeurs, dont les plus fortes flanquent ses angles. Cette ville est située dans une presqu'île, en sorte que la mer mouille ses remparts dans les trois quarts de sa circonférence: la partie correspondant à la terre en est séparée par un fossé très-profond, rempli d'eau.

A cent toises environ de la place, on remarque les fossés et les ruines de l'ancienne Acre, parsemés de nombreux fragmens de colonnes, d'entablemens de marbre, et d'autres débris précieux. On rencontre une grande quantité de boules de granit d'un ou plusieurs pieds de diamètre, que les anciens lançaient sur les murs, à l'aide des catapultes, pour les abattre. Entre Caïffa et Acre, qui sont en ligne parallèle, se trouve une profonde rade de forme demi-circulaire, d'un très-bon fond pour le mouillage des vaisseaux, laquelle s'avance dans la plaine à une demi-lieue. Cette plaine se présente sous la forme d'un bassin elliptique, ayant environ cinq lieues dans sa longueur, et trois et demie dans sa largeur. Elle est bornée, à l'ouest et au sud, par la rade et le mont Carmel; à l'est, par les montagnes de Chefamer et

de Nazareth ; au nord, par la mer, dont la sépare
une crète inégale sur laquelle notre armée était
campée, et elle se prolonge en pointe sur le
chemin de Sour, l'ancienne Tyr, peu éloignée
d'Acre, où l'on voit encore des ruines de cette
ville antique et fameuse.

Les torrens des montagnes et les pluies abondantes inondent cette plaine pendant l'hiver :
elles y croupissent long-temps et forment des
lacs qui ne tarissent jamais, d'où naissent deux
ou trois petites rivières, dont les eaux paraissent
tenir en suspension, et peut-être en dissolution,
une assez grande quantité de silice qui les rend
très-insalubres ; elles causent, en effet, des
coliques violentes, des diarrhées opiniâtres, et
disposent aux fièvres putrides nerveuses. Beaucoup de nos soldats en furent d'abord très-in-
commodés ; mais on coupa l'aqueduc qui portait
de l'eau très-bonne à Saint-Jean-d'Acre, pour
la faire servir à l'usage de l'armée et des malades.

Les fortes chaleurs de l'été mettent les eaux
de la plaine en évaporation : il en résulte des
brouillards épais, et que rend très-malsains
la décomposition qui se fait dans ces eaux, de
substances animales et végétales. L'homme respire
difficilement au milieu de cet air ; et sans doute
que ces brouillards infects, plus abondans,
lorsque les vents de [sud-est règnent, n'ont

pas peu contribué au développement des maladies contagieuses. Cette plaine offre, en été,
des pâturages abondans, mais de mauvaise
qualité.

L'armée ayant pris des positions militaires,
nous nous occupâmes, le médecin en chef et
moi, de l'emplacement des hôpitaux. La principale ambulance fut établie dans les étables de
Djezzar, le seul local des environs d'Acre où
l'on pût mettre les blessés et les malades les
plus graves à l'abri des injures du temps. Un
profond ruisseau qui l'entourait du côté du
camp, et un petit bras de mer qui le séparait
de la ville, pouvaient le défendre contre les
excursions des assiégés, seul avantage que cette
position nous présentait. Les blessés, d'ailleurs,
étaient couchés sur des feuilles de joncs, qu'on
ne pouvait changer à volonté, la plupart sans
couvertures, et dépourvus de toutes autres fournitures de lit. Nous étions aussi en pénurie de
vin, de vinaigre et de médicamens.

On établit par la suite deux hôpitaux de
retraite et de convalescens, l'un dans le château de Chefamer, et l'autre dans l'hermitage
du mont Carmel; un troisième, d'évacuation,
fut placé à Caïffa.

On ouvrit la tranchée le 1.er germinal (21
mars 1799), et l'on en continua les travaux avec

la plus grande activité jusqu'à l'approche des remparts.

Je plaçai dans le point le plus favorable, à trente toises environ de la ville, une ambulance pour donner les premiers secours aux blessés. Plusieurs chirurgiens des corps armés et des hôpitaux y faisoient constamment et tour à tour le service ; je le dirigeai moi - même pendant les assauts de la place, ou les combats qui résultaient des sorties fréquentes des troupes assiégées. Les premiers jours, l'armée eut à souffrir de la faim ; mais bientôt les Druses et les Matoualis, peuples belliqueux, humains et officieux, ayant reconnu nos bonnes intentions, nous apportèrent des provisions de toute espèce, et l'on établit dans le camp une manutention pour la confection du pain.

Les accidens fréquens de fièvre contagieuse qui survinrent d'abord dans les bataillons, et les méthodes diverses que les chirurgiens de ces corps employaient pour traiter cette maladie, m'engagèrent, avec d'autres raisons relatives au service chirurgical des avant - postes, à leur écrire, le 2 germinal (22 mars), la lettre suivante [1] :

---

[1] Extrait de ma correspondance, n.° 313.

Au quartier - général devant Saint-Jean-d'Acre,
le 2 germinal an VII (22 mars 1799).

Circulaire aux chirurgiens des corps armés.

« JE vous prie, Messieurs, de vouloir bien
« me rendre compte, tous les cinq jours, du
« nombre des malades qui se trouvent dans
« vos corps respectifs, du caractère de la maladie
« régnante, de sa marche et de sa terminaison :
« ce bulletin m'est nécessaire pour motiver le
« rapport que les officiers de santé en chef de
« l'armée sont tenus de faire au général en chef
« Bonaparte : veuillez y mettre la plus scrupu-
« leuse exactitude.

« L'expérience m'a appris que les vomitifs,
« administrés dès l'invasion de la maladie, lors-
« qu'il n'y a point de turgescence sanguine,
« produisent de très - bons effets. Dans la pre-
« mière supposition, ils doivent être précédés
« de l'application des ventouses scarifiées à la
« nuque, ou sur les côtés de la poitrine, qu'on
« fait saigner plus ou moins, selon l'état de
« pléthore du sujet ; mais remarquez bien que
« presque toujours la saignée générale est mor-
« telle dans cette maladie. Lorsque les premières
« voies sont évacuées, il faut mettre le malade

« à l'usage d'une tisane acidulée avec le citron
« ou le vinaigre, entretenir le ventre libre, et
« insister, pendant les premières vingt-quatre
« heures, sur les boissons acidulées.

« J'ai reconnu qu'au défaut de quinquina, les
« amers en décoction, que vous trouverez en
« grande quantité dans cette contrée, pris à des
« doses plus ou moins fortes, dans la seconde
« période de la maladie, et suivis des topiques
« convenables, conduisent ordinairement les
« malades à la guérison, lorsqu'ils en sont
« susceptibles.

« Les topiques doivent être relatifs et diffé-
« remment appliqués, selon la nature des symp-
« tômes extérieurs. Si ce sont des bubons, il
« faut seconder la nature par tous les moyens
« connus, pour en accélérer la suppuration, tels
« que les excitans, les rubéfians ou les causti-
« ques : les cataplasmes d'oignons de scilles, qui
« abondent dans ce pays et qu'on applique très-
« chauds, ceux de tithymale ou d'euphorbe frais,
« non moins communs, sont très-efficaces ; et
« l'on peut, par ce moyen, économiser les vési-
« catoires dont nous sommes au dépourvu.

« Lorsque l'inflammation se développe diffi-
« cilement dans les bubons, il faut y appliquer
« le cautère actuel ou potentiel ; et si la collec-
« tion des matières a lieu, il faut se hâter de lui

« donner issue par une large incision, et panser
« la plaie qui en résulte avec le styrax ou la
« thériaque ; il faut aussi soutenir les forces
« du malade, par l'usage des amers et du café.
« Ces moyens favorisent la crise ou les éruptions
« exanthématiques qui s'établissent ordinaire-
« ment du septième au neuvième jour.

« Si, au lieu des bubons, il se manifeste des
« charbons pestilentiels, qu'il vous sera facile
« de distinguer des autres tumeurs, il faut les
« scarifier profondément, emporter les escarres
« autant que possible, et appliquer immédiate-
« ment, dans les incisions, quelques acides
« concentrés, ou, à leur défaut, le suc de
« tithymale.

« Cette maladie, parvenue à un certain degré,
« est contagieuse ; ainsi il est prudent de prendre
« les précautions nécessaires pour s'en garantir ;
« il faut également les faire observer, sans en
« faire connaître le motif, aux militaires dont la
« santé vous est confiée : les plus importantes de
« ces précautions sont la propreté, les lotions
« fréquentes d'eau froide, de vinaigre, sur toute
« l'habitude du corps, le blanchissage du linge
« et des vêtemens, le grand exercice et le régime ;
« il faut aussi proscrire l'usage des pelisses pro-
« venant des Turcs, et surtout faire sentir aux
« soldats que les trous qu'ils pratiquent dans la

« terre pour s'y coucher, sont très-pernicieux.

« Cette maladie cesse pendant les vents frais
« du nord, et se reproduit pendant ceux du sud
« ou khamsin.

« Vous sentez tous, Messieurs, l'importance
« d'arrêter les effets de cette maladie régnante,
« qui a déjà enlevé plusieurs de nos braves com-
« pagnons. J'espère que, pénétrés de cette vérité,
« vous ne négligerez rien pour seconder mes
« efforts, afin d'arriver ensemble au but que
« nous voulons atteindre.

« Je vous invite à vous réunir, lors des com-
« bats ou assauts, aux chirurgiens de l'ambu-
« lance, pour panser d'un commun accord, et
« avec le zèle que vous avez montré à la prise
« de Jaffa, les blessés que pourra produire le
« siége ou la prise de Saint-Jean-d'Acre. »

J'ai pensé qu'il n'était pas inutile de placer à
la suite de cette circulaire l'ordre du jour qui
fut rendu à l'occasion du dernier article de ma
lettre. Cet ordre fait connaître assez le degré
de responsabilité qui pesait sur chaque chef de
service.

Extrait de l'ordre du jour du 22 germinal an VII
(11 *avril* 1799).

Du camp de Saint-Jean-d'Acre.

« ART. 1. Tous les officiers de santé des corps
« se rendront, lors d'une attaque, à l'ambulance
« centrale, pour y être à la disposition du chi-
« rurgien en chef.

« 2. Le chirurgien en chef de l'armée sur-
« veillera l'exécution des présentes dispositions,
« et préviendra le chef de l'état-major si quel-
« qu'un negligeait de s'y conformer. »

Signé, ALEX. BERTHIER.

Pour extrait conforme :

L'adjudant général de service, BOYER.

Lorsque les travaux de la tranchée furent
amenés au degré nécessaire, on battit en brèche
sur la grande tour, et on bombarda la ville.
Cette attaque fut terrible pour les assiégés; et
si la brèche eût été praticable, on se seroit
facilement emparé de la place; mais les premiers
grenadiers qui entrèrent dans la tour, n'ayant
point trouvé de débouché du côté de la cité,
ils furent assaillis par une grêle de balles ou de
pierres, et ne revirent plus leurs compagnons.

La non-réussite de ce premier assaut fut d'un présage malheureux pour tous les autres; les assiégés s'enhardirent, nos munitions s'épuisèrent, et il fallut faire de nouveaux préparatifs. Dans cet intervalle, l'ennemi nous prit sur mer la grosse artillerie venant de Jaffa.

Pendant les premiers jours du siége, un détachement de troupes anglaises effectua une descente à Caïffa, d'où elles furent vigoureusement repoussées; on leur fit même, dans cette affaire, cinquante prisonniers dont dix blessés, à qui nous donnâmes tous les secours nécessaires. Le général Kleber défendait, avec les troupes de sa division, les défilés et les gorges des montagnes qui correspondent à Nazareth. Son général d'avantgarde, Junot [1], arrêta, dans le défilé, près de cette ville, chemin de passage pour arriver à la plaine d'Acre, l'armée de l'ennemi, et la repoussa avec trois cents braves: le choc fut très-vif, mais très-heureux de notre côté. Dans ce combat qu'on pourrait comparer à celui des Thermopyles, nous eûmes une vingtaine de blessés, et quelques morts parmi lesquels était le chef de brigade Desnoyer.

Le général Kleber qui observait ces mouvemens, fut bientôt certain que ces troupes, rassemblées dans la plaine d'Esdrelon, près le

[1] Duc d'Abrantès.

mont Tabor, prenaient une attitude imposante, et cherchaient à tourner les montagnes pour venir au secours des assiégés d'Acre. Leur nombre était considérable ; c'étaient presque tous des cavaliers fort agiles, à la tête desquels marchaient les mamelouks d'Ybrâhym-bey.

Kleber, pour prévenir cette réunion, descendit les montagnes avec sa phalange, et alla les attaquer au milieu de la plaine. Cependant, comme il se sentait très-inférieur en nombre, il réclama des secours auprès du général Bonaparte, en l'avertissant du projet de ce nouvel ennemi. Le général en chef s'y transporta en personne avec une partie de ses troupes ; et, après deux jours de marche forcée, nous arrivâmes, le soir, à quatre heures, à la hauteur de la division Kleber, qui se trouvait aux prises avec ses adversaires depuis le matin. Serré de tous côtés par des nuées de soldats des différentes tribus de la Syrie, ses munitions presque épuisées, il était sur le point de succomber sous le nombre ; mais le général Bonaparte ayant donné le signal de la charge, les troupes légères et la cavalerie s'élancèrent avec impétuosité sur ces hordes nombreuses qui se dispersèrent aussitôt et s'enfuirent vers les montagnes : quelques-unes furent taillées en pièces, et la nuit déroba à nos soldats la fuite du reste de cette

grande armée : cependant le général Murat,
avec un détachement de cavalerie, en atteignit
une partie au passage du Jourdain, où la plupart furent engloutis.

Cette bataille nous donna environ cent blessés
que nous fîmes transporter à Nazareth, dans
le couvent de la Terre-Sainte, où l'on avait
établi un hôpital. Parmi les blessures graves,
il s'en présenta quelques-unes de remarquables
dont je ferai mention à l'article des plaies. Je
confiai à M. Millios, chirurgien de première
classe, chargé de l'ambulance de la division
Kléber, la direction de cet hôpital. Les troupes
retournèrent à Saint-Jean-d'Acre. Après avoir
visité le mont Tabor, au pied duquel s'était
donnée la bataille, le général en chef s'écarta
de la grande route pour passer à Nazareth,
où je l'accompagnai. Nous eûmes à traverser
des chemins escarpés et pénibles. Arrivé dans
cette ville, je visitai le couvent des capucins et
quelques antiquités qui se conservent encore de
l'ancienne Nazareth. L'église de ce couvent,
quoique moderne, est remarquable par sa belle
architecture et la sculpture de son autel en
marbre de Paros, derrière lequel se trouve
une grotte pratiquée dans le roc, qu'on nous
a assuré être celle où fut cachée, pendant
vingt-un mois, la Vierge, mère du Christ.

Nazareth est favorablement située dans le défilé d'une chaîne de montagnes, qui sépare la plaine d'Esdrelon de celle de Saint-Jean-d'Acre. Elle est assez bien bâtie et entourée de sites magnifiques, arrosés par des ruisseaux tortueux, provenant d'une source de bonne eau claire et limpide. Nous y trouvâmes d'excellens alimens et de bon vin. Les habitans sont doux et très-hospitaliers. Le général Bonaparte y était attendu comme un nouveau messie; il y fut reçu avec le plus vif enthousiasme. De cette ville nous descendîmes les montagnes : après avoir passé par des villages très-peuplés, entourés de campagnes variées et très-fertiles, nous arrivâmes devant Acre le surlendemain de notre départ de Nazareth.

J'étais impatient de rejoindre le camp pour revoir les blessés que j'y avais laissés, et dont plusieurs m'intéressaient vivement par leurs blessures graves, surtout le général Cafarelli auquel j'avais coupé le bras quelques jours avant notre départ pour le mont Tabor. Je fus satisfait de son état; sa plaie commençait même à se cicatriser, et tout me faisait espérer sa guérison; mais des événemens malheureux vinrent troubler le travail de la nature, et rendirent mes soins inutiles. Je rapporterai plus bas les détails de cette observation.

Le général en chef ordonna de continuer les préparatifs du siége; et résolut un troisième assaut qui se donna deux ou trois jours après. Cet assaut devait être précédé de l'explosion d'une mine qui aurait fait sauter la grande tour déjà criblée; mais cette mine fut éventée, et l'ennemi poussa ses travaux jusqu'à notre première ligne, de manière qu'il s'engageait, tous les jours, entre les assiégés et nos troupes, des combats très-vifs et souvent opiniâtres. Il fallut changer de mesures, et multiplier les opérations, ce qui augmentait le nombre des blessés et les fatigues du soldat. La maladie dont nous avons déjà parlé faisait des progrès; néanmoins, comme il était important de prendre la ville, on tenta de nouveaux assauts, et l'on alla successivement jusqu'au treizième. On peut, en conséquence, sans considérer les vicissitudes de l'atmosphère et l'insalubrité du sol de la plaine d'Acre, se figurer tout ce que nous avons eu à souffrir pendant le siége de cette ville. Je n'y ai jamais goûté un instant de calme et de parfait repos. Il fallait être sans cesse à l'ambulance, ou en marche du camp à la tranchée, de la tranchée à l'hôpital, ou occupé à parcourir les divisions où nous avions presque autant de blessés et de malades qu'à l'ambulance. Ce siége a produit environ deux mille blessés. En général

toutes les blessures étaient graves, doubles ou
triples, et reçues de fort près. Il fut fait soixante-dix amputations, dont deux à l'articulation
du fémur avec l'os des hanches; la première,
dont il sera parlé ailleurs, sur un officier de
la 18.e qui me donnait les plus belles espérances
de guérison, lorsque la peste vint le frapper de
mort; la seconde, sur un militaire qui mourut
des suites de la forte commotion du boulet.

De six amputations de bras à l'articulation
scapulaire, quatre furent parfaitement guéries;
les deux autres ont été suivies de la mort, causée
par les effets de la commotion.

Sur sept trépanés, cinq sont guéris, dont deux
trépanés aux sinus frontaux.

Le général Caffarelli reçut, avant le troisième
assaut, un coup de balle de fusil de rempart,
presque à bout portant, qui lui fracassa l'articulation du coude gauche : toutes les surfaces
articulaires furent brisées, les condyles de
l'humérus séparés par une fracture en long,
l'olécrâne entièrement détaché, tous les ligamens rompus, les attaches des tendons et les apo-
névroses arrachées ou déchirées. Il y eut, outre
cela, commotion dans tout le membre, dans les
organes du bas-ventre et de la poitrine, par
l'effet de la percussion violente du coup de feu et
de la chute du blessé, qui eut lieu au même instant.

Un tel désordre nécessitait l'amputation du bras ; le général la réclama lui-même ; aussi la supporta-t-il avec un extrême courage, et peut-être avec trop de concentration, car il ne proféra pas une seule parole. Vivement attaché à ce brave général, je l'opérai avec toute la célérité possible pour abréger ses douleurs ; je dissipai les premiers orages, et la plaie marchait à grands pas vers la guérison, lorsque, le treizième jour de l'opération, il fut atteint de tous les accidens d'une fièvre nerveuse, avec des redoublemens que déterminèrent sans doute la fraîcheur et l'humidité des nuits, l'insalubrité du camp et autres causes étrangères à l'opération. Ces accidens firent des progrès rapides : la plaie du moignon cependant était en bon état, réduite et cernée par une cicatrice de quelques millimètres ; seulement il n'y avait pas de suppuration. Le dix-neuvième jour de l'opération, le malade avait terminé sa glorieuse carrière.

A l'ouverture de son cadavre, faite en présence du médecin en chef Desgenettes, qui avait assisté au traitement de sa maladie, on trouva un dépôt purulent dans la propre substance du foie, et un autre très-considérable dans le poumon gauche, avec épanchement dans la poitrine. Il est vraisemblable que ce désordre intérieur fut préparé par la commotion que ces organes avaient d'abord éprouvée, et par l'idiosyncrasie bilieuse. Toute l'armée versa des larmes sur la tombe de ce digne compagnon du général Bonaparte, et mes regrets pour lui seront éternels. Il m'honorait de son estime et de son amitié; il avait même conçu le projet de faire améliorer le sort de la chirurgie militaire.

Le chef de brigade du génie, Sanson, échappa heureusement au tétanos, dont il fut menacé par suite d'un coup de balle reçu au pouce : la section parfaite des nerfs lésés et des portions aponévrotiques dissipa les accidens, et rétablit le calme dans les organes.

M. Duroc [1], premier aide de camp du général en chef, faillit périr d'une blessure énorme à la cuisse droite, faite par un éclat de bombe qui lui emporta un très-grand lambeau des tégumens du pli de la cuisse vers son côté externe, l'aponévrose et le muscle fascia-lata. Plusieurs rameaux nerveux furent rompus ou déchirés, et les vaisseaux cruraux étaient mis à découvert. L'excision des lambeaux désorganisés, le débridement et la section des parties étranglées ou distendues, des pansemens doux, et les soins les plus assidus prévinrent les accidens mortels qui paraissaient devoir survenir, et conduisirent le blessé à une parfaite guérison.

[1] Aujourd'hui duc de Frioul, grand maréchal du palais.

M. l'aide de camp Beauharnois [1] courut le plus grand risque : une balle qu'il reçut à côté de son général lui effleura l'orbite et lui coupa la peau du front. Sa plaie fut promptement guérie.

Le général Bon, moins heureux, mourut des suites d'un coup de balle qui, en lui traversant le bassin, avait lésé la vessie et blessé les nerfs sacrés.

Le général Lannes reçut à la face, devant la brèche de la Courtine, une balle qui alla se cacher derrière l'oreille. Je remédiai aux premiers accidens. La suppuration l'ayant détachée par la suite de la surface de l'os, elle fit saillie sous les tégumens, et il fut aisé de l'extraire. Sa sortie termina la guérison.

M. Arrighi [2], aide de camp du général Berthier, reçut un coup de balle à la batterie de brèche, qui lui coupa la carotide externe à la séparation de l'interne et à son passage dans la parotide. La chute du blessé et un jet de sang considérable qui se faisait par ces deux ouvertures appelèrent l'attention des canonniers. L'un d'eux [3], fort intelligent, eut la présence d'esprit

[1] Aujourd'hui vice-roi d'Italie.
[2] Duc de Padoue.
[3] M. Pélissier, actuellement officier dans les chasseurs à cheval de la garde impériale, et qui fera lui-même le sujet d'une autre observation chirurgicale assez remarquable.

de porter promptement ses doigts dans ces mêmes
ouvertures, et il arrêta ainsi l'hémorragie. On
me fit appeler aussitôt; je courus lui porter des
secours au milieu des balles et des boulets. Un
bandage compressif et méthodiquement fait arrêta, à mon grand étonnement, la marche rapide
de la mort, et sauva cet officier. C'est le seul
exemple de guérison bien constaté d'une semblable blessure. Combien d'autres blessés remarquables se présentèrent dans ce siége mémorable!
Cependant, malgré la pénurie des moyens, surtout des médicamens, malgré l'insalubrité des
camps, les blessures parcoururent en général
toutes leurs périodes jusqu'à la cicatrisation,
sans accident notable. Pendant le travail de la
suppuration, les blessés furent seulement incommodés des vers ou larves de la mouche bleue,
commune en Syrie.

L'incubation des œufs que cette mouche dépo-
sait sans cesse dans les plaies, ou dans les appareils, était favorisée par la chaleur de la saison,
l'humidité de l'atmosphère et la qualité de la toile
à pansement (elle était de coton), la seule qu'on
ait pu se procurer dans cette contrée.

La présence de ces vers dans les plaies paraissait en accélérer la suppuration, causait des
démangeaisons incommodes aux blessés, et nous
forçait de les panser trois et quatre fois le jour.

Ces insectes, formés en quelques heures, se développaient avec une telle rapidité que, du jour au lendemain, ils étaient de la grosseur d'un tuyau de plume de poulet. On faisait, à chaque pansement, des lotions d'une forte décoction de rue et de petite sauge, qui suffisaient pour les détruire; mais ils se reproduisaient bientôt après, par le défaut des moyens propres à écarter l'approche des mouches, et à prévenir l'incubation de leurs œufs [1].

Tous ces blessés furent évacués en Égypte, pendant le siége, ou à l'époque du départ de l'armée : huit cents passèrent par les déserts, et douze cents par mer, dont la plupart s'embarquèrent à Jaffa. L'une et l'autre traversée furent extrêmement heureuses, car nous n'en perdîmes qu'un très-petit nombre.

C'est au général Bonaparte que ces honorables victimes durent principalement leur conservation, et la postérité ne verra pas sans admiration, parmi les vertus héroïques de ce grand homme, l'acte de la plus sensible humanité qu'il a exercé à leur égard.

---

[1] Malgré l'importunité de ces insectes, ils ont accéléré la cicatrisation des plaies, en abrégeant le travail de la nature, et en provoquant la chute des escarres celluleuses qu'ils dévoraient.

Le manque absolu de moyens de transport réduisait tous les blessés à la cruelle alternative, ou d'être abandonnés dans nos ambulances, et même dans les déserts, exposés à y périr de soif ou de faim, ou d'être égorgés par les Arabes. Le général Bonaparte ordonna que tous les chevaux qui se trouvaient à l'état-major, sans en excepter les siens [1], fussent employés au transport de ces blessés. En conséquence, chaque demi-brigade ayant été chargée de la conduite de ceux qui lui appartenaient, tous ces braves arrivèrent en Égypte, et j'eus la satisfaction de n'en pas laisser un seul en Syrie.

On s'étonnera sans doute d'apprendre qu'avec quelques galettes de biscuit, un peu d'eau douce qu'on portait avec chaque blessé, et l'usage seul de l'eau saumâtre pour leur pansement, un très-grand nombre de ces individus affectés de blessures graves à la tête, à la poitrine, au bas-ventre, ou privés de quelques membres, ont passé les déserts d'une étendue d'environ soixante lieues, qui séparent la Syrie de l'Égypte, sans nul accident, et avec de tels avantages, que la plupart se sont trouvés guéris lorsqu'ils ont revu cette dernière contrée. Le changement de climat,

---

[1] Le général en chef marcha long-temps à pied comme toute l'armée.

l'exercice direct ou indirect, les chaleurs sèches du désert, et la joie que chacun d'eux éprouvait de son retour dans un pays qui, par les circonstances et ses grandes ressources, nous était devenu aussi cher que notre propre patrie; telles sont les causes qui me paraissent avoir amené à cet heureux résultat.

M. Costaz [1], membre de l'institut d'Égypte, ayant fait la campagne de Syrie avec nous, et témoin de nos opérations, publia, par la voie de son journal, n.º 30, cet événement qui tenait en quelque sorte du prodige.

L'ordonnateur en chef Daure, administrateur aussi zélé qu'habile, m'aida beaucoup dans toutes les opérations de mon service, surtout dans l'évacuation pénible de Jaffa, où son zèle et son humanité se sont signalés.

Les avis et les sages conseils de MM. Monge et Berthollet m'ont été très-utiles dans plusieurs de ces circonstances pour des mesures particulières de salubrité.

Mais je dois les plus grands éloges à tous mes collaborateurs, pour les soins qu'ils ont prodigués aux blessés pendant le siége de Saint-Jean-d'Acre et pendant leur évacuation en Égypte : ils ont tous

[1] Baron de l'Empire, intendant des bâtimens de la couronne.

acquis des droits à la reconnaissance nationale par leur zèle, leur courage et leur dévouement. Plusieurs ont achevé glorieusement leur carrière dans cette mémorable campagne; les uns ont été tués à mes côtés; les autres ont péri de la peste qu'ils avaient contractée dans les hôpitaux [1].

Avant notre départ de Syrie, un grand nombre de blessés furent attaqués de cette cruelle maladie, au moment où ils touchaient à leur guérison par la cicatrisation de leurs plaies, tandis qu'il n'est presque jamais arrivé qu'aucun d'eux en fût atteint pendant qu'elles étaient en pleine suppuration, ainsi que cela a été observé par d'autres chirurgiens de cette armée qui ont écrit sur ce sujet [2].

J'ai remarqué aussi que les Européens établis en Égypte et en Syrie, se garantissaient de ce fléau, ou qu'ils y étaient moins disposés, au moyen d'exutoires qu'ils portaient habituellement. Les personnes affectées de dartres ou

---

[1] Je citerai, comme s'étant particulièrement distingués, MM. Millios, Boussenard, Valet, Galand, chirurgiens de première classe; Zink, Reynaud, Doucil, Latil, de deuxième classe; et Dièche, chirurgien-major des guides, qui sont revenus en France avec moi.

[2] Voyez *Essai sur la peste,* par M. Boussenard, chirurgien de première classe.

autres éruptions cutanées de cette nature, et habituelles, ont été aussi généralement exemptes de la peste. Quelques expériences qu'on a faites à Constantinople semblent prouver que la vaccine devient momentanément un préservatif contre ce fléau.

Quoique cette maladie ait été décrite très au long par les médecins de l'armée d'Orient, je répéterai ici ce que j'en ai dit au conseil de santé des armées, dans un rapport que je lui adressai du Caire, en date du 10 messidor an VII (28 juin 1799), après l'avoir communiqué à plusieurs de nos médecins. Cet écrit, le premier qui ait paru sur la peste observée en Égypte, se trouve dans les archives de ce conseil.

L'expérience m'ayant appris, depuis cette époque, que les phénomènes, succinctement indiqués dans ce rapport, se sont constamment présentés sous le même caractère, et que les moyens que je conseille ont été employés avec le même succès, je les retracerai ici, en y faisant de légères additions, pour les observations que j'ai eu occasion de faire de nouveau. Je m'appliquerai surtout à exposer, dans le plus grand détail, les moyens que la chirurgie a mis en usage pour combattre les effets de cette maladie. On pourra consulter, pour l'histoire et la théorie raisonnée de la peste, les ouvrages intéressans du médecin en chef Desgenettes, de MM. Pugnet, Savaresy, Sotira et Boussenard, médecins de l'armée d'Orient.

Mémoire sur la Peste qui a régné dans l'armée d'Orient, pendant son expédition en Syrie.

La fièvre pestilentielle avait déjà attaqué quelques militaires à Qatyeh, à el-A'rych et à Gaza, lors du passage de l'armée dans ces endroits pour se rendre en Syrie, mais elle ne se déclara d'une manière bien marquée qu'à Ramleh. Pendant le siége de Jaffa, plusieurs soldats, bien portans en apparence, périrent subitement de la peste; et, après la prise de cette ville, elle se développa avec une telle intensité, que, durant le séjour que nous y fîmes, le nombre des morts était depuis six jusqu'à douze et quinze par jour. Cette maladie s'appaisa pendant quelque temps, mais ce ne fut que pour reparaître avec plus de violence, et elle ne quitta point l'armée jusqu'au siége de Saint-Jean-d'Acre, où elle exerça le plus de ravages.

Voici les principaux phénomènes qu'elle m'a présentés, à des degrés différens, chez tous les malades que j'ai vus ou traités.

On languit quelque temps dans un état d'in-

quiétude, de malaise général, qui empêche de
rester un seul instant dans la même position.
Tout devient indifférent ; l'appétit, pour les
alimens ordinaires, disparaît ; on conserve,
dans les premiers momens, le désir de prendre
quelques liqueurs stomachiques, telles que du
vin ou du café : on éprouve une difficulté de
respirer, et on cherche en vain de l'air pur. A
cette anxiété succède une faiblesse générale ; il
survient des douleurs sourdes à la tête, principalement au-dessus des sinus frontaux, et aux
articulations des membres ; toutes les cicatrices
deviennent douloureuses ; il y a souvent des coliques ; des frissons irréguliers se font sentir dans
toute l'habitude du corps, et particulièrement
aux extrémités inférieures ; le visage se décolore ;
les yeux sont ternes, larmoyans et sans expres-
sion ; les excrétions sont suspendues ; il se
déclare des nausées, des envies de vomir, et
même des vomissemens de matières, d'abord
glaireuses, ensuite bilieuses. Dans les premiers
momens, le pouls est petit et prompt ; quelques heures après l'invasion de ces symptômes,
il se manifeste une chaleur universelle, qui paraît
se concentrer dans la région précordiale ; le pouls
s'élève et devient accéléré ; la surface de la peau
est brûlante, et se couvre d'un enduit gommeux. Les douleurs de tête augmentent, et

produisent des vertiges ; les yeux sont hagards,
la vue se trouble, la voix s'affaiblit ; le malade
s'assoupit, et éprouve, par intervalles, des contractions involontaires dans les muscles des
membres et de la face. Alors la fièvre est allumée ;
le délire arrive plus ou moins vîte, et devient
furieux chez quelques-uns. J'en ai vu, sous
Saint-Jean-d'Acre, sortir de l'hôpital ou de la
tente, courir dans les champs, entrer dans la
mer jusqu'à mi-corps, et, après les plus violens
exercices, revenir à leur place ; ou bien ils
tombaient de faiblesse au premier endroit, et
y périssaient immédiatement. Le délire se déclare
souvent en même temps que la fièvre ; sa durée
est relative à la force du sujet : quelquefois il
finit avec la vie en quelques heures, et d'autres
fois il se soutient vingt-quatre heures, deux
jours ; rarement va-t-il jusqu'au cinquième jour,
à moins qu'il ne soit léger (on peut appeler
cette période inflammatoire) ; bientôt après,
toutes les excrétions s'ouvrent, surtout les
selles, qui dégénèrent en diarrhée, ou flux
dysentérique : le sang que rend le malade est
noir et fétide.

Il survient dans les aines, les aisselles, ou
d'autres parties du corps, des tumeurs qu'on
désigne sous le nom de *bubons*; ils n'attaquent
jamais le tissu des glandes, et se manifestent

presque toujours au-dessous ou dans les environs [1].

Lorsqu'ils se déclarent au commencement
de la maladie, et qu'ils se terminent par la
suppuration, ils paraissent produire une crise
favorable. D'autres fois il se forme des char-

---

[1] L'expérience et mes recherches m'ont confirmé cette
vérité, que la peste, dans les bubons qu'elle produit,
n'attaque jamais le tissu des glandes lymphatiques : c'est
à l'issue des ouvertures de communication des principales
cavités du corps avec les extrémités, lieux où le tissu
cellulaire contracte des adhérences aponévrotiques et nerveuses, que l'humeur délétère paraît établir un foyer
d'irritation d'où résulte le bubon ; sans doute parce que
les forces expultrices s'affaiblissent en s'éloignant du centre
de la vie, et qu'elles éprouvent en ces endroits un obstacle
difficile à vaincre.

C'est pour cela que les abcès se forment dans les quatre
régions inguinales et axillaires, où le tissu cellulaire, qui
communique avec la poitrine et le bas-ventre, reçoit des
brides aponévrotiques fort serrées. Le principe morbifique
s'arrête dans ces points, et y détermine le bubon, que
j'ai vu rarement se former ailleurs. Quelquefois le pus,
en dissolvant le tissu cellulaire de la région inguinale,
isole les glandes et les met à découvert sans les altérer ;
les cicatrices même restent beaucoup au-dessous de l'aine,
et l'on ne peut les confondre avec celles des bubons véné-
riens. D'après ces faits, on doit regarder comme impropre
la dénomination d'adeno-nerveuse, qu'un célèbre médecin
de ce siècle a donnée à la peste.

bons qui se présentent ordinairement à la face ou aux extrémités : leur nombre varie.

Lorsque la maladie se déclare tout-à-coup, et qu'il n'y a ni bubons ni charbons, on voit paraître des taches de forme lenticulaire; d'abord elles sont rouges, ensuite elles brunissent et deviennent noires (ce sont des pétéchies): souvent elles s'étendent, communiquent ensemble, et forment des charbons. (Cette deuxième période peut être appelée *exanthématique.*)

Cette maladie présente beaucoup d'anomalies; quelquefois elle se développe d'une manière subite, produit des symptômes alarmans, et enlève le malade en quelques heures. J'ai vu un sergent-major de la 32.e demi-brigade, âgé de vingt-trois ans, d'une constitution robuste, périr après six heures de maladie seulement. Lorsqu'elle est aussi violente, il ne paraît aucun symptôme extérieur; mais à l'instant de la mort, ou peu de momens après, le corps se couvre de pétéchies gangréneuses.

Chez la plupart des individus que j'ai eu occasion de traiter de la peste, elle a eu une marche moins effrayante. Les douleurs de tête, la faiblesse, les nausées et les vomissemens, avaient lieu avant les premières vingt-quatre heures; la fièvre s'allumait le second jour; les bubons se montraient aussitôt; et s'ils étaient suivis d'inflammation et de la suppuration, les accidens s'appaisaient vers le quatrième jour et disparaissaient insensiblement : les bubons s'abcédaient et pouvaient être regardés comme guéris. Au contraire, si les bubons ne suppuraient pas, tous les accidens faisaient des progrès rapides, et les malades périssaient du troisième au cinquième jour.

Dans le cas où la maladie était de courte durée, la mort était devancée par les symptômes les plus affreux. J'ai vu périr plusieurs personnes dans cet état. Si le malade est en marche, il tombe frappé de convulsions et de contorsions violentes; tous les traits de la face se décomposent, les lèvres s'écartent et se contournent en tous sens ; la langue se tuméfie et sort de la bouche; une salive épaisse et fétide coule involontairement; les narines se dilatent et laissent fluer en abondance une morve sanieuse et de mauvaise odeur. Les yeux sont ouverts, ils semblent sortir de l'orbite et restent fixes. La peau du visage se décolore; l'individu se recourbe sur lui-même, jette quelques cris lugubres, et expire tout-à-coup.

La mort offre un aspect moins effrayant lorsque la maladie a été longue, et que la constitution primitive du sujet est faible et débile. La peste a préférablement attaqué les jeunes gens et les

adultes ; rarement les personnes avancées en
âge. Les sujets d'un tempérament flegmatique
et gras y ont été plus exposés ; les tempéramens
secs ont été généralement plus épargnés.

Il paraît que le virus pestilentiel se porte
principalement sur le système cérébral et nerveux ; et, à raison de son intensité, les organes
du sentiment et du mouvement doivent perdre
leurs fonctions. J'ai remarqué que ceux de la
digestion étaient les premiers affectés, et le plus
gravement : aussi, il se forme promptement,
dans les premières voies, des saburres qui, par
leurs effets, compliquent la maladie (cette
troisième période pourrait être appelée *nerveuse*). C'est ainsi qu'à cette première cause
sédative se joint la putridité qui coopère à
la destruction de toute la machine.

Plusieurs observations me portent à croire
que ce virus pestilentiel peut se conserver dans
le système vivant, plus ou moins long-temps,
lorsque la peste ne s'est pas déclarée d'une
manière complète, ou que les crises en ont
été imparfaites, surtout lorsque les bubons ne
se sont pas abcédés, ou que la suppuration
en a été supprimée par une cause quelconque :
il est probable aussi que ce germe pestilentiel
agit à la manière de quelques autres virus, tels
que la petite verole, la rougeole et la scarlatine.

L'époque la plus favorable au développement
de ces virus est la saison où la peste règne en
Égypte, c'est-à-dire celle du *khamsyn*, vents du
sud qui durent environ cinquante jours, et qui
ont lieu avant et après l'équinoxe du printemps ;
tandis que, dans les autres saisons, les personnes qui en sont affectées paraissent jouir
d'une bonne santé.

J'ai vu beaucoup de militaires qui, ayant
eu la peste à des degrés plus ou moins forts,
ont éprouvé, les années suivantes, pendant
cette saison, des récidives qu'on distingue
de la peste elle-même, par des symptômes qui
non seulement sont plus légers, mais présentent
encore des nuances différentes. La peste proprement dite peut aussi se reproduire plusieurs
fois, comme nous en avons vu beaucoup d'exemples ; ce qui prouve l'inutilité de l'inoculation.
Dans les récidives, les cicatrices des bubons
s'ulcéraient et prenaient un caractère gangréneux
chez quelques individus ; cette altération locale
était accompagnée de la perte de l'appétit, de
nausées, et quelquefois de vomissemens de bile
d'un vert foncé, de pesanteur à la tête, de vertiges et de lassitude générale ; chez d'autres,
les bubons qui n'avaient point suppuré, se gon-
flaient à la même époque, et formaient des
tumeurs bleuâtres, indolentes, qui restaient

21 *

dans un état squirreux, ou bien suppuraient.
Dans ce dernier cas, la fluctuation était précédée d'une phlyctène gangréneuse, qui indiquait
la nécessité d'ouvrir promptement l'abcès. Ces
symptômes locaux étaient également accompagnés de lassitude, de pesanteur à la tête, etc.
J'en ai encore vu chez qui les cicatrices des
charbons prenaient une teinte noirâtre, causaient
des tiraillemens douloureux dans les parties subjacentes, et de la gêne dans les mouvemens.

De légers vomitifs, et l'usage de stomachiques
pendant quelques jours, suffisaient ordinairement
pour faire disparaître ces affections; mais elles
se reproduisaient souvent aux époques indiquées,
avec les mêmes phénomènes. J'ai remarqué que,
dans ces récidives, il n'y a point de contagion,
sans doute parce que la maladie dégénère et perd
de son vrai caractère, à mesure qu'on s'éloigne
plus de l'époque où la peste proprement dite
a eu lieu, et des climats où elle est endémique.
La plupart des soldats qui en étaient attaqués,
couchaient avec leurs camarades dans les casernes, sans leur communiquer la maladie.

Parmi le grand nombre de personnes qui se sont
trouvées dans le cas de ces récidives, M. Leclerc,
chirurgien de deuxième classe, qui avait contracté la peste en Syrie, en produit un exemple
frappant. Depuis cette campagne, il avait éprouvé,

tous les ans, de légers retours, pendant la saison où règne cette maladie; les bubons qui s'étaient terminés chez lui par la résolution, se tuméfiaient prodigieusement, surtout celui du côté gauche, lequel gênait alors les mouvemens de la cuisse, et entretenait la totalité du membre dans un état de maigreur et de faiblesse. La première année, étant à Gyzeh, près du Caire, il lui survint à la face une éruption lépreuse, d'un caractère très-malin, qui résista à tous les moyens que je mis en usage pour la combattre, et qui disparut par le seul travail de la nature, à l'époque où la saison de la peste finissait. Cet officier de santé se trouvant à Paris dans la même saison, vit également ses bubons s'engorger; mais il ne parut point d'autres symptômes.

Je lui avais conseillé l'application de la potasse caustique; il s'y refusa; et, malgré mon avis, il voulut partir pour Saint-Domingue. J'étais persuadé d'avance qu'à raison de cette affection pestilentielle, il contracterait facilement la fièvre jaune, endémique dans ce climat, et avec laquelle la peste m'a paru avoir beaucoup d'analogie; en effet, à peine fut-il arrivé dans cette contrée, qu'il fournit une victime de plus à cette fièvre meurtrière.

Je me dispenserai de citer à l'appui de mon opinion plusieurs autres observations remarquables.

Pendant la campagne de Syrie, j'ai voulu rechercher, jusque dans les entrailles des morts, les causes et les effets de la peste. Le premier cadavre, dont je fis l'ouverture, fut celui d'un volontaire, âgé d'environ vingt-cinq ans, qui mourut quelques heures après son entrée à l'hôpital des blessés à Jaffa; il avait pour principal symptôme un charbon au bras gauche.

Son corps était parsemé de pétéchies; il exhalait une odeur nauséabonde que je ne supportais qu'avec la plus grande peine. Le bas-ventre était météorisé; le grand épiploon jaunâtre et marqueté de taches gangréneuses; les intestins étaient boursoufflés et de couleur brunâtre; l'estomac, affaissé et gangréné dans plusieurs points correspondans au pylore; le foie, d'un volume plus considérable que dans l'état ordinaire; la vésicule, pleine d'une bile noire et fétide; les poumons, d'un blanc terne, entrecoupé de lignes noirâtres; le cœur, d'un rouge pâle; son tissu, presque macéré, se déchirant facilement; les oreillettes et les ventricules, pleins d'un sang noir et liquide; les bronches, remplies d'une liqueur roussâtre et écumeuse [1].

[1] M. Betheil, chirurgien de deuxième classe, jeune homme instruit et plein de zèle, qui mourut de la peste à Jaffa, contracta sans doute la maladie en m'aidant à faire l'ouverture du corps de ce volontaire.

Le second cadavre était celui d'un sergent-major dont j'ai parlé. Je trouvai à peu près les mêmes désordres dans les viscères du bas-ventre et de la poitrine. Le foie était plus engorgé; la vésicule, extraordinairement distendue; le péricarde, rempli d'une humeur sanguinolente, et le tissu cellulaire, parsemé d'un lacis de vaisseaux variqueux pleins d'un sang noir liquéfié. J'ai ouvert en Éygpte plusieurs autres cadavres de personnes mortes de la peste, et j'ai remarqué les mêmes résultats. Les circonstances ne m'ont jamais permis de faire l'ouverture du crâne.

Cette maladie a fait de grands ravages parmi les habitans de Gaza, Jaffa, Saint-Jean d'Acre. Elle n'a pas épargné les Arabes du désert voisin de la mer; elle ne s'est fait sentir qu'à peine dans les villages des montagnes de Naplouse et de Canaan; mais elle a régné dans les lieux bas, marécageux, et dans ceux qui bordent la mer.

De tous les habitans qui ont été frappés de la peste dans ces endroits, il n'y en a eu qu'un petit nombre qui ait échappé à la mort : le genre de traitement que leurs médecins leur font subir et le préjugé funeste qu'ils ont de ne pas croire à la contagion, ne coopèrent pas peu sans doute à leur destruction. Je n'ai pu avoir de données certaines sur le nombre des personnes mortes de cette maladie parmi les habitans de ces contrées.

Je considère la peste comme endémique, non seulement sur la côte de Syrie, mais même dans les villes d'Alexandrie, de Rosette, de Damiette et dans le reste de la Basse-Egypte.

En effet, elle me paraît dépendre de causes propres à chacun de ces pays[1] : on sera convaincu de ce que j'avance, si l'on examine d'abord la construction des villes, dont les rues sont étroites, tortueuses, non pavées, les maisons mal percées et remplies la plupart de décombres; ensuite chaque carrefour formant un cloaque d'immondices où les eaux des pluies croupissent pendant l'hiver, surtout dans les villes maritimes, et principalement à Damiette, à raison de la disposition du sol de ces villes, toujours au-dessous du niveau de la mer ou des lacs environnans, ou des rizières marécageuses et très-infectes; si l'on observe que, pendant la même saison, les vents du sud règnent dans ces contrées et se soutiennent jusqu'à la fin de mai, ce qui rend l'atmosphère toujours chaude et humide; si l'on réfléchit à la malpropreté des habitans, à leur mauvais régime, et à l'état d'inaction où ils sont presque continuellement; si l'on ajoute enfin à toutes ces

---

[1] Je me trouve d'accord en ce point avec tous les médecins de l'armée d'Orient qui ont écrit sur cette maladie.

causes la putréfaction de beaucoup de cadavres d'animaux délaissés dans les carrefours, surtout de chiens, dont le nombre était prodigieux avant notre arrivée dans ce pays; la position des cimetières dans le voisinage des villes, lesquels consistent dans des tombes de mauvaise maçonnerie, où les Turcs ménagent un soupirail, dirigé à l'orient, qui communique avec le cadavre; de sorte que, lorsqu'il se décompose, les gaz s'échappent par cette ouverture et augmentent l'infection de l'air [1].

Ainsi, à Alexandrie où la peste a régné la première année avec beaucoup d'intensité, la prise de cette place ayant donné un assez grand nombre de cadavres d'hommes et d'animaux qu'on négligea d'enlever ou qui furent mal enterrés sous ses remparts, les corps entrèrent bientôt en putréfaction, et contribuèrent au développement de cette maladie.

Il en fut à peu près de même à el-A'rych, où nous perdîmes soixante-dix hommes de la peste sur trois cents qui formaient la garnison, et où beaucoup d'animaux, déjà putréfiés, provenant du siége de cette place, furent enterrés près du fort avec trop peu de précautions; à Gaza, où

---

[1] D'ailleurs, toutes les communications avec Constantinople et le Levant ont été presque toujours interrompues en Égypte, pendant notre séjour dans cette contrée.

les mamelouks laissèrent, dans plusieurs endroits de la ville, un grand nombre de chevaux morts par l'effet d'une épizootie qui précéda la peste, laquelle, d'après le récit des habitans, fit de grands ravages parmi eux et chez les mamelouks.

Il suffit de savoir que Jaffa fut prise d'assaut pour se figurer le désordre qui dut y régner sous le rapport de l'insalubrité, et pour se convaincre qu'il en résulta une infinité de causes d'infection, qui, de concert avec les divers objets contaminés, laissés dans cette ville par les Turcs, produisirent un foyer pestilentiel, dont l'influence fut très-funeste aux troupes de la garnison et aux habitans. Ceux-ci assuraient n'avoir pas vu, depuis trente ans, cette maladie se montrer avec des effets aussi graves, quoiqu'elle parût chaque année.

J'ai remarqué que la peste, lorsque les vents du sud soufflaient, prenait une intensité plus grande que pendant les vents du nord ou nord-est, qui en diminuaient les effets, et les faisaient même disparaître s'ils régnaient long-temps : elle reparaissait avec autant de violence au retour des vents du sud (*khamsyn*).

Lorsqu'elle commence par la fièvre et le délire, il est rare que le malade guérisse. Malgré l'usage de tous les remèdes indiqués, il meurt dans les premières vingt-quatre heures, ou le troisième

jour au plus tard : cependant j'ai eu occasion de
traiter un sous-officier de la 32.e demi-brigade,
qui avait sept charbons, et chez qui, malgré
le délire violent par lequel la maladie avait commencé, et dont il fut tourmenté pendant trois
jours, je vis la suppuration s'établir dans les
charbons, les escarres se détacher, les accidens se calmer, et la guérison s'opérer parfaitement, après une convalescence fort longue.
La femme de ce militaire, enceinte de six mois,
contracta la peste, qui ne fut pas aussi intense,
et dont elle guérit également, sans fausse couche :
mais deux autres femmes enceintes, auxquelles
je donnai aussi mes soins, avortèrent dans les
premières vingt – quatre heures, et moururent
immédiatement.

Si la fièvre ne survient que le deuxième jour
de l'invasion de la maladie, il y a moins de
danger, et l'on a le temps de prévenir les accidens consécutifs. J'ai observé, comme je l'ai dit
ailleurs, que la peste attaquait rarement les blessés
dont les plaies étaient en pleine suppuration; tandis
que, lorsqu'elles étaient cicatrisées, plusieurs s'en
trouvaient frappés, et peu échappaient à la mort.
Nous avons fait la même observation sur les habitans du pays qui portaient des cautères. [2]

[1] Galien, Fabrice de Hilden, Plater, Ingrassias, Paré.

J'ai remarqué encore que l'affection morale aggravait cette maladie, en facilitait aussi le développement chez les personnes qui en possédaient le germe, et la faisait contracter par les causes les plus légères; mais, quelque forte qu'ait été cette affection, les effets n'ont pu être comparés à ceux qui résultaient de la communication des individus sains avec les malades, ou aux effets du contact des objets contaminés. On a pu se convaincre de cette vérité, par les ravages que la peste a faits, en l'an ix (1801), chez les fatalistes musulmans.

Que l'on ne croie pourtant pas que le nom de *peste* ait beaucoup effrayé nos soldats. Ils étaient trop accoutumés à recevoir sans émotion toutes sortes d'impressions. Leur sensibilité morale et physique était, pour ainsi dire, émoussée par les chocs divers qu'elle avait reçus dans les pénibles campagnes qu'ils avaient déjà faites. Il eût donc été à désirer que, dès les premiers jours de l'invasion de la peste, on eût présenté au militaire, toutefois sous les couleurs les moins défavorables, le vrai caractère de cette maladie; on aurait diminué le nombre des victimes,

et autres auteurs célèbres, assurent que, dans les contrées qu'ils ont vues ravagées par la peste, cette maladie respectait tous ceux qui portaient des cautères bien établis.

au lieu que le soldat, imbu de l'opinion qui fut d'abord répandue, que cette maladie n'était pas pestilentielle, n'hésitait pas, dans le besoin, de s'emparer et de se couvrir des effets de ses compagnons morts de la peste : le germe pestilentiel ne tardait pas alors à se développer chez ces individus qui subissaient souvent le même sort. Ce ne fut que lorsqu'ils eurent une connaissance parfaite de cette maladie, que beaucoup s'en préservèrent par les précautions qui leur furent indiquées.

C'est sans doute à l'ignorance de cette vérité, comme l'a très-judicieusement observé le professeur Pinel, qu'on doit attribuer les ravages que la peste fit à Marseille en 1720. Il dit, dans sa Nosographie philosophique (dernière édition) :

« Les médecins Chicoineau, Verny et Didier, « sont entraînés par l'ascendant de la célébrité « de Chirac, premier médecin du régent; ils « n'osent le contredire, et vont encore plus loin, « en répétant avec lui que la prétendue fièvre « maligne n'est point contagieuse, ou plutôt « qu'elle n'a d'autre contagion que celle de la « terreur qu'elle inspire; mais leurs opinions « sont un peu chancelantes, lorsqu'ils voient « les rues jonchées de morts et de mourans, etc. »

J'ajouterai ces derniers mots : « Et, puisque la

« vérité tardive peut se faire entendre , continue
« le professeur Pinel , on peut dire qu'il ne reste
« de bien précis , sur la peste de Marseille , que
« l'écrit modeste d'un médecin ignoré qui l'a
« observée dans le silence , et qui ne paraît avoir
« eu d'autre ambition que celle d'être utile et de
« s'instruire. »

C'est dans cette relation médicale que son
estimable auteur , Bertrand , s'accordant avec
les principes de son collègue le chirurgien des
forçats de Marseille , a prouvé combien il était
dangereux de cacher une vérité aussi importante.

Dans le premier temps , sur dix individus
attaqués de la peste , il en mourait cinq , six ,
sept et huit ; mais ensuite plus des deux tiers
guérissaient. Ces succès sont principalement
dus au courage et au zèle du médecin en chef
Desgenettes , qui a dirigé lui-même le traitement
des pestiférés placés dans le département des
fiévreux.

L'indication est relative aux degrés de la maladie. Si le malade est encore dans la période de
l'invasion , c'est-à-dire avant le développement
des accidens qu'on pourrait appeler inflammatoires , on retire de grands avantages d'évacuer
les premières voies à l'aide de vomitifs plus ou
moins forts. Le tartrite de potasse antimonié a la

double propriété d'imprimer à tous les systèmes
une secousse salutaire, de faire cesser le spasme
des vaisseaux capillaires, et d'ouvrir les voies de
là transpiration qu'on entretient par des boissons diaphorétiques et de légers antispasmodiques. Ces moyens suffisent quelquefois pour
faire avorter la maladie; mais, dans tous les cas,
ils favorisent l'exanthême.

Lorsque le malade est entré dans la période
inflammatoire, on peut continuer l'emploi du
tartrite de potasse antimonié, à très-petites
doses, dans de l'eau de tamarin nitrée ou de
la limonade végétale. S'il existe des signes de
turgescence locale à telle ou telle partie, il faut
y appliquer les ventouses sèches ou scarifiées ;
mais la saignée générale n'est jamais indiquée,
quelque violens que soient en apparence les
symptômes de la turgescence générale. On doit
insister sur l'usage des boissons acidulées, des potions thériacales antispasmodiques, de quelques
pédiluves excitans, des lotions d'eau fraîche, avec
parties égales de vinaigre sur toute la surface du
corps, ou de suc de citrons, abondans dans les pays
chauds, enfin de quelques bols de camphre et de
nitrate de potasse à prendre le soir, indépen-
damment des potions éthérées. Le vomitif serait
dangereux dans cette période; mais on peut l'admi-
nistrer à la cessation des accidens inflammatoires,

s'il est indiqué; l'opportunité pour l'emploi de ce remède, lorsqu'il n'a pas été administré dès l'invasion de la maladie, est très-difficile à saisir.

C'est à la fin de cette deuxième période, qui se termine ordinairement du cinquième au sixième ou septième jour, que les exanthèmes se manifestent, tels que les bubons ou charbons. Il faut en favoriser l'éruption par les maturatifs ou les rubéfians. Aux premiers signes de détente annoncée par la cessation de la douleur, de la chaleur, de la rigidité, et par le rétablissement des excrétions cutanée, urinaire, etc., on substituera aux boissons acidulées diaphorétiques les infusions amères toniques, telles que celles de camomille, d'arnica, d'angélique, de sauge, etc., ou du café léger, auquel on ajoute du suc de citron ou de limon, et du sucre. Nous nous sommes servis de cette boisson, d'ailleurs très-agréable, avec un grand avantage.

Cette troisième période, vraiment nerveuse ou adynamique, ayant pour principal résultat la prostration des forces vitales, il importe d'augmenter la dose des toniques. Dans cette vue, on ajoutera le quinquina aux amers précités; on rapprochera les décoctions de café, et la quantité des acides végétaux ou minéraux combinés avec les boissons amères; on augmentera aussi la dose du camphre, et les lotions sur la surface du corps devront être faites avec le vinaigre pur camphré ou l'eau-de-vie camphrée : l'eau-de-vie de dattes nous fut d'une grande ressource pour cet usage.

Les frictions huileuses, préconisées par quelques auteurs, dont M. Villepreux, chirurgien de première classe, s'est servi à l'hôpital de Belbeys, n'ont paru rien produire. Elles peuvent cependant être employées comme préservatives.

Lorsque les bubons parcourent toutes les périodes de l'inflammation et qu'ils doivent s'abcéder, il faut aider la nature dans cette terminaison, qui est la plus favorable. Dès le principe, on appliquera des cataplasmes très-chauds d'ognons de scilles, cuits sous la cendre; ils accélèrent l'inflammation et facilitent la formation du pus : je m'en suis servi utilement en Syrie où les plantes bulbeuses abondent. Il ne faut pas attendre la parfaite maturité de l'abcès pour l'ouvrir, et l'on doit préférer l'instrument tranchant. Si le bubon est indolent, sans changement de couleur à la peau, et que la faiblesse de l'individu soit grande, il est pressant d'y appliquer un bouton de feu et immédiatement après un cataplasme. Souvent ce moyen provoque l'inflammation, qui est suivie de la suppuration et de la guérison du malade. Le cautère potentiel a des effets plus lents et n'offre pas les mêmes avantages ; les pansemens doivent être simples, mais toniques et suppuratifs.

Le traitement des charbons consiste à exciter, dans les parties subjacentes, une légère inflammation qui fasse détacher les escarres : les cataplasmes chauds et rubéfians conviennent dans ce cas, ainsi que les caustiques fluides précédés de scarifications et de l'excision des parties gangrénées.

On ne peut contester que la peste ne soit épidémique et contagieuse [1] : les progrès rapides

---

[1] Les Égyptiens ont remarqué, et plusieurs médecins célèbres le confirment, que deux épidémies marchaient rarement ensemble. En effet, nous avons observé que, pendant l'an VII (1799), où la peste fut généralement assez forte dans les villes maritimes de l'Égypte, en Syrie, et même au Caire, on n'entendit point parler de la petite vérole, et je ne me rappelle point avoir vu alors un seul enfant affecté de cette dernière maladie. Dans l'an VIII (1800), au contraire, nous eûmes à peine quelques accidens de peste, et la petite vérole exerça les plus grands ravages, surtout au Caire. C'est dans l'interrègne de cette dernière maladie que la fièvre jaune se déclara.

En l'an IX (1801), la peste dévasta la Haute-Égypte, et détruisit un grand nombre d'habitans de la capitale, mais la petite vérole n'y parut point.

Pendant le siège d'Alexandrie, nous fûmes affligés d'une épidémie scorbutique qui se répandit généralement sur les habitans de la ville et les individus de l'armée, et nous

qu'elle a faits et une suite d'expériences trop
malheureuses chez les Musulmans, ne laissent

n'eûmes que quelques accidens de peste. Le premier attaqua
un membre de la commission des arts (M. Lerouge), qui
venait du Caire, d'où il avait peut-être rapporté le germe
de la maladie. Ce savant mourut dans le lazaret, le troisième jour de l'invasion de la peste : il avait eu pour principaux symptômes un bubon et deux charbons.

Le deuxième accident survint à M. Force, officier dans
la 18.ᵉ demi-brigade. Ce militaire s'était d'abord établi
dans une maison particulière à Alexandrie, où je lui donnai
des soins pendant les premières vingt-quatre heures ; je le
fis transporter ensuite au lazaret, où je dirigeai encore
son traitement. La maladie parcourut assez lentement ses
périodes : l'ouverture d'un bubon énorme qui s'était formé
dès le troisième jour à l'aine droite la termina heureusement.

Le troisième atteignit M. Rouveyrol, chirurgien de
deuxième classe, chargé du service du lazaret. La maladie
suivit la même marche que chez M. Force, et eut la même
terminaison.

La femme d'un sergent-major des canonniers nommé
Pérès fut également attaquée de la maladie. Je l'isolai
dans une baraque et la conduisis à la guérison, malgré
l'intensité du mal.

Sept soldats furent encore atteints de la peste ; deux
succombèrent, et les cinq autres furent guéris avant
notre départ pour la France. Enfin, le général Menou
fournit, à cette époque, le treizième exemple de l'apparition
de cette maladie ; nombre presque nul, si on le compare à
la grande quantité d'individus affectés du scorbut.

pas le moindre doute sur les effets de la con-
tagion¹; mais elle ne paraît pas avoir lieu dans
toutes les périodes de la maladie, et elle doit se
propager de différentes manières. Je ne pense
pas, par exemple, que la peste se communique
lorsqu'elle est légère et dans la première période.
Je ne crois pas non plus qu'on ait à la craindre,
en touchant du bout des doigts le pouls du
malade, en lui ouvrant et en lui cautérisant ses
bubons ou charbons, en lui appliquant rapidement divers topiques, ou en touchant, par
de petites surfaces, son corps ou ses vêtemens,
de quelque nature qu'ils soient, et en passant
dans son appartement, pourvu qu'il y ait des
courans d'air. Les convalescens de cette maladie,
ou ceux qui ont de simples récidives, ne la
communiquent point.

Il faut éviter le trop long séjour dans les
salles peu aérées des pestiférés, les exhalaisons
des corps morts, ou des personnes qui sont au
troisième ou au quatrième degré de la maladie,
c'est-à-dire pendant les deux périodes exanthé-
mateuse et nerveuse; ne point les toucher par
de grandes surfaces, et ne point se couvrir de

¹ L'épidémie de l'an ix (1801), qui régna au Caire
et dans la Haute-Égypte, enleva 150,000 Égyptiens,
tandis qu'il ne périt qu'un petit nombre de Français.

vêtemens qui aient servi aux individus atteints
de la peste.

Je pense que la matière des charbons et des
bubons communique la maladie lorsqu'elle est
en contact avec les parties sensibles et intérieures
du corps, au moment où ces charbons font des
progrès : ainsi M. Charroy, officier des guides à
cheval, frappé, dans l'an ix (1801), d'une peste
violente, avec un bubon à l'aine droite, ayant
négligé de le faire ouvrir, il se forma, avant que
le bubon s'abcédât, et par une sorte de métastase,
une fusée inflammatoire, qui descendit intérieurement le long de la cuisse, sur le trajet des
nerfs cruraux, jusqu'au genou, où il se manifesta un charbon. De celui-ci partaient deux
autres fusées qui, en s'écartant, se terminaient,
l'une à la malléole interne, et l'autre sur le
trajet du tendon d'Achille, où elles produisirent
deux autres charbons de la même nature. On
employa contre eux la méthode curative désignée
plus haut, et le malade fut conduit à la guérison
après trois mois de traitement.

Mais ce qu'il y a de très-remarquable, c'est
que, pendant les paroxismes de la maladie, qui
durèrent environ six semaines, toute la moitié
droite du corps fut paralysée. Ainsi ce militaire
fut privé, tout ce temps, de la vue de l'œil
droit, de l'ouïe, de l'odorat, d'une partie du

goût, des mouvemens du bras, de l'avant-bras,
de la fesse, de la cuisse et de la jambe du
même côté, lesquels se trouvaient presque atrophiés : néanmoins tous ces accidens cessèrent
avec la maladie, à la fin de la saison où elle
règne ; le malade recouvra bientôt l'usage de
toutes ses facultés, et repassa en France,
où il jouit d'une bonne santé en apparence,
jusqu'au retour de la saison qui correspond
à celle de la peste (*khamsyn*) en Égypte.
Cependant je l'avais envoyé aux eaux minérales de Barége, dans l'intention de rétablir
entièrement les forces musculaires de ses membres. Ce moyen n'empêcha point la maladie
de reparaître plusieurs fois aux époques pré-
citées, comme l'affirme la lettre ci-après que
cet officier m'écrivit de Paris, le 28 juin 1806.

Monsieur,

« J'ai l'honneur de vous prévenir que, malgré
« l'usage des eaux minérales que j'ai prises,
« deux années consécutives, tant à Bourbonne
« qu'à Barége, je ressens, tous les ans, depuis
« mon retour d'Égypte, pendant les mois de
« mars, avril et mai, époque à laquelle je fus
« atteint de la peste, des effets qui me parais-
« sent extraordinaires.

« Dabord, dans la cuisse et la jambe qui ont
« été attaquées, j'éprouve des douleurs, des
« picotemens, mais plus souvent des tiraillemens
« douloureux, et souvent ces membres sont dans
« un état paralytique; tous les soirs, pendant
« les trois mois ci-dessus désignés, l'extrémité de
« ma jambe malade se gonfle à un point qui me
« donne quelquefois de l'inquiétude; j'éprouve
« aussi, pendant le même temps, une forte apa-
« thie; je suis accablé de sommeil à chaque
« instant de la journée, et surtout dans les mo-
« mens d'inaction; et, malgré la prompte agi-
« tation à laquelle je suis forcé d'avoir recours
« dans ces momens-là, il m'arrive aussi souvent
« d'être surpris par le sommeil, même en mar-
« chant, etc. »

Tous ces phénomènes prouvent, d'une manière
évidente, que le virus pestilentiel porte principalement ses effets sur le système cérébral et sur
les nerfs de la vie animale.

Avant notre départ d'Alexandrie pour la France,
le général en chef Menou fut attaqué de tous les
symptômes de la peste, qui se développèrent chez
lui d'une manière lente et graduée. Il se plaignit
d'abord de pesanteur à la tête, de gêne dans
la respiration, de lassitude, de faiblesse générale, avec engourdissement dans les extrémités

inférieures, surtout à la gauche, et de tiraillemens dans l'aine du même côté; il était agité la nuit par des *somnolences*; et, lorsqu'il s'assoupissait, il faisait des rêves sinistres; il avait le pouls petit et accéléré.

Le général était dans cet état depuis trois jours, et avait déjà fait usage de quelques amers lorsqu'il me fit appeler pour la première fois le 22 vendémiaire an x (14 octobre 1801). Il me manda de nouveau le 23 (15 octobre), à cinq heures du matin, pour me montrer trois charbons de la grandeur d'un centime, qui s'étaient formés, pendant la nuit, à la partie interne et supérieure de la jambe gauche. Il n'était point effrayé de cet accident; car étant à Rosette en l'an VII (1799), au moment où il devait aller prendre le commandement de la Palestine, il avait été affecté d'un semblable charbon au bras gauche. Néanmoins il était inquiet et dans un état de morosité et de tristesse. La prostration de ses forces, son regard fixe, les douleurs de tête qui avaient augmenté, l'irrégularité du pouls et la chaleur vive qu'il ressentait dans la région précordiale, me faisaient craindre des suites funestes. Les vents du sud (ou *khamsyn*) commençaient à régner, et toute l'armée était déjà partie, ou mettait à la voile. Nous étions par

conséquent dans l'alternative de voir sa maladie
faire des progrès rapides, de nous trouver dans
une ville infectée par mille causes différentes, au
milieu des ennemis, et peut-être sans secours,
ou bien de transporter dans le vaisseau le germe
de la peste. Cependant je crus ce dernier parti
le plus sage et le moins désavantageux; car
j'avais fait isoler dans la frégate l'appartement du
général; je devais m'y isoler moi-même pour
pouvoir lui donner mes soins sans communiquer
avec le reste de l'équipage, dans la supposition
que le mal vînt à empirer. J'avais aussi tout
lieu de croire que l'éloignement du sol égyptien,
le changement d'air et le mouvement des ondes
donneraient une issue favorable à la maladie :
d'ailleurs, nous rentrions en France dans une
saison où la peste ne peut se développer, surtout lorsque le froid est vif et sec, comme au
temps où nous y sommes arrivés; j'avais, outre
cela, formé le projet de nous faire relâcher dans
une des îles de la Grèce, en cas que la maladie
prît un mauvais caractère. En conséquence, je
pressai le général de partir, en lui faisant connaître les dangers qu'il avait à courir, s'il mettait
le moindre délai à son départ : il suivit mon
conseil, et s'embarqua le 25 vendémiaire (17 octobre) au soir. Le vaisseau mit à la voile le 26
(18 octobre), à la pointe du jour. Les charbons

s'étaient étendus pendant la nuit, et le lendemain tous les autres accidens se trouvèrent aggravés.

Des premiers charbons qui s'étaient formés naissaient des lignes rougeâtres, érysipélateuses, qui marchaient flexueusement en différens sens, de manière à parcourir toute la surface interne et antérieure de la jambe jusqu'aux malléoles. Ces fusées morbifiques déterminèrent de distance en distance d'autres petits charbons d'un caractère semblable aux premiers. J'ai généralement remarqué que les charbons se manifestaient dans les régions du corps où le tissu cellulaire est plus serré, tandis que les bubons avaient leur siége aux endroits pourvus d'un tissu plus lâche, tels que les aines, les aisselles, etc. On peut se rappeler que les charbons dont fut affecté M. Charroy, lui étaient aussi survenus précisément aux endroits que nous désignons.

Je me disposais à faire passer quelques grains de tartrite de potasse antimonié au général Menou, et à remplir les autres indications, lorsque tout-à-coup les vents du sud qui nous avaient d'abord éloignés de la côte d'Afrique, passèrent au nord-nord-ouest et devinrent très-forts. Le général fut aussitôt frappé du mal de mer; il eut des vomissemens copieux de matières bilieuses, et de fortes évacuations alvines, qui furent suivies de sueurs abondantes. Ces violentes secousses me firent craindre un moment pour sa vie; cependant le calme se rétablit chez le malade après la cessation de l'ouragan; les douleurs de tête disparurent, le sommeil revint, et le général fut en état de recevoir quelques stomachiques. Les escarres gangréneuses des charbons s'étaient bornées, et un cercle rougeâtre, qui les cernait, m'annonçait la suppuration prochaine et le retour des forces vitales.

J'appliquai sur les charbons, comme je l'avais déjà fait, l'onguent de styrax, saupoudré de camphre et de quinquina rouge, et, sur toute la jambe, des compresses de vin rouge camphré et ammoniacé. Je fis faire usage intérieurement des amers, du camphre, de l'opium, de la liqueur anodine d'Hoffmann, et du quinquina aux doses convenables et différemment variées selon les circonstances. Peu de jours après, la suppuration fut établie dans les charbons, et les escarres ne tardèrent pas à se détacher. Je pansai ensuite, avec le vin miellé, les ulcères que la chute des escarres mit à découvert : ce moyen fut continué jusqu'à la cicatrisation, qui était à peu près terminée à notre arrivée en France.

Les forces et les fonctions du général se réparèrent aussi graduellement, et, à notre entrée à la quarantaine de Toulon, il était guéri. Là, je fis parfumer et *sereiner* tous ses effets, comme ceux de tous les individus du bord. Les premiers froids qu'il essuya, en arrivant à Marseille, lui causèrent une dysenterie opiniâtre qui le retint dans cette ville le reste de l'hiver; mais le retour de la belle saison et les soins que les médecins de Marseille lui prodiguèrent, le mirent à même de se rendre à Paris, où il arriva bien portant.

Il résulte de tous ces faits, selon moi, que l'inoculation de la peste est inutile et même dangereuse. M. le docteur James Marc Gregor, surintendant de l'armée anglaise en Égypte, rapporte, dans sa relation de l'expédition des Cypayes (indiens)[1], que le docteur Whyte, médecin de ladite armée, s'étant inoculé, en sa présence, le pus d'un bubon de pestiféré, lors d'un séjour assez long qu'ils avaient fait à Rosette, mourut de la peste le neuvième jour de l'inoculation. Il s'était formé une tumeur charbonneuse au point de l'aine où le médecin s'était fait l'opération.

On connaît assez les dangers que le docteur Wallis a courus à Constantinople pour s'être superficiellement inoculé la peste, après avoir employé avec un succès momentané l'inoculation du virus vaccin. Cette éruption agit sans

---

[1] Voyez *la Bibliothèque Britannique*, n.° 135.

doute comme un autre émonctoire, quand il est établi depuis long-temps; car, à l'époque de l'invasion de la maladie dont on voudrait se préserver, l'émonctoire n'empêcherait pas son développement.

Pour se garantir de la peste, il importe de prendre beaucoup de précautions : les plus efficaces sont le grand exercice, la propreté, le bon régime; il faut entretenir avec soin toute espèce d'émonctoire ou d'éruption comme un des meilleurs préservatifs; et il serait même utile, pour celui qui ne pourrait s'isoler du foyer de la contagion, de se faire établir un cautère ou un vésicatoire permanent [1]. On doit éviter l'usage immodéré des liqueurs spiritueuses, des viandes et du laitage; boire beaucoup de café, et une infusion de sauge le matin à jeun; se laver souvent le corps avec l'eau et le vinaigre; ne point

[1] La société royale de médecine de Paris, en 1783, d'après l'excellent mémoire du docteur Carrère, considéra l'emploi des émonctoires comme le meilleur préservatif de la peste. En effet, tous les médecins célèbres, depuis l'antiquité la plus reculée jusqu'à nos jours, conseillent ces moyens, et presque tous, en préconisant leur efficacité, s'étayent de l'expérience.

Je citerai comme partisans de ces préservatifs, Hippocrate, Galien, Zacutus Lusitanus, Fabrice de Hilden, Lancisi, Thomas Willis, Muller, Sennert, Mercurialis, Richard Mead, Lieutaud, Kæmpfer, Prosper Alpin, etc.

se baigner pendant la saison morbide ; changer
souvent de linge et d'habits ; coucher dans des
lieux secs et aérés ; éloigner les affections de
l'âme, et prendre, aux plus légers symptômes de
saburre, un vomitif léger et en grand lavage :
c'est pour cela qu'il est prudent d'apporter avec
soi quelques grains d'émétique dans les climats
où la peste est endémique.

En même temps on diminuerait et l'on ferait
disparaître insensiblement les causes qui la produisent en Égypte, en prévenant la stagnation
des eaux du Nil, lors de leur retraite, dans les
bassins placés près des habitations ; en creusant
des canaux d'irrigation bien dirigés ; en faisant
des plantations dans tous les endroits humides et marécageux ; en écartant les rizières
des endroits habités ; en faisant transporter au
loin dans les déserts, et toujours à l'occident
des villes et villages, tous les cimetières ; en
rasant les tombes qu'on serait obligé de laisser
dans les cités, et les couvrant du moins d'une
couche de chaux vive ; en ayant l'attention
d'exhausser le sol des habitations, de manière à
les mettre à l'abri des plus fortes inondations,
de sabler les rues, de construire des aqueducs à
pente facile, dans les villes maritimes où la pluie
est plus fréquente ; en changeant la construction
des maisons de la classe indigente du peuple,

et faisant sentir aux habitans la possibilité de se garantir de la contagion et de s'en guérir, d'après l'exemple des Européens qui savent, au moyen des précautions qu'ils prennent, se préserver de la maladie, et qui trouvent souvent le salut dans la médecine lorsqu'ils tombent malades à leurs côtés; enfin un des grands moyens contre l'invasion et la propagation de la peste, serait de faire connaître aux Égyptiens et de leur faire mettre en pratique les bonnes et sages dispositions que la commission extraordinaire de salubrité publique avait arrêtées et mises à exécution avec un succès inattendu. Cette commission, créée par le général en chef Bonaparte, se composait du général commandant du Caire, du général du génie, de celui de la marine et des ordonnateurs, du médecin et du chirurgien en chef de l'armée; la présidence passait tour à tour à chacun de ses membres. Trois autres commissions particulières, subordonnées à la commission extraordinaire, furent établies à Alexandrie, Rosette et Damiette. Elles étaient organisées sur les mêmes bases.

Je vais rapporter les principales mesures que la commission extraordinaire avait prises pour prévenir l'invasion de la peste ou en arrêter la marche.

Placée au centre de l'armée, près de l'état-major général, elle pouvait observer et diriger toutes les mesures de salubrité relatives aux Égyptiens et à l'armée. Elle entretenait une correspondance assidue avec les commissions particulières dont elle suivait toutes les opérations.

Une *germe* d'observation, aux ordres de la commission extraordinaire, était placée à la pointe du Delta pour reconnaître tous les bâtimens remontant les deux branches orientale et occidentale du Nil. De là ces bâtimens étaient conduits, sous la garde des conservateurs de santé, au grand lazaret établi dans l'île de Roudah, pour y être mis en quarantaine, ou en observation. Des directeurs ou inspecteurs de santé, aux ordres de la commission extraordinaire, faisaient placer les individus et les objets, selon leur degré de contamination, dans des lieux isolés les uns des autres, quoique renfermés dans la même enceinte.

Ces individus étaient répartis dans une ligne de petites cabanes en roseaux, séparées les unes des autres par des barrières et des promenades, de manière qu'ils ne pouvaient communiquer que par la vue et la parole.

Les personnes frappées de la peste étaient placées dans l'hôpital du lazaret, divisé par petites loges. Un médecin français et un aide-chirurgien égyptien étaient spécialement chargés du soin de ces

malades que l'on traitait séparément dans tous les
degrés de la maladie. Le président de la commission extraordinaire exerçait une surveillance
active et permanente sur ces établissemens; il
représentait la commission et donnait des ordres
en son nom, sauf à lui en rendre compte. Le
mouvement du lazaret et de l'hôpital était
envoyé chaque jour à la commission, avec le
bulletin des malades et de la marche de la maladie.

Des commissaires égyptiens, placés dans les
principaux quartiers de la ville, étaient tenus de
visiter, tous les jours, les maisons de leur arron-
dissement, d'y faire maintenir la propreté, de
recueillir exactement le nombre des morts, de
s'assurer de la cause de la mort, et de rendre
compte à la commission de tout ce qui pouvait
intéresser la santé publique.

Lorsqu'il se déclarait un accident de peste,
l'individu était de suite mis en réserve, envoyé
au lazaret s'il était Français, ou placé dans un
lieu isolé s'il était Égyptien, et soigné sous la surveillance des médecins français. Tous les voyageurs, quels qu'ils fussent, étaient traités dans le
lazaret. Les effets contaminés étaient brûlés ou
purifiés. La surveillance de la commission s'étendait dans les camps, les casernes, et généralement dans toute l'Égypte.

Les chirurgiens des régimens, sous les ordres du chirurgien en chef membre de la commission, étaient tenus de visiter chaque jour l'asile des soldats, et de rendre compte au fur et à mesure à la commission de tous les événemens qui pouvaient survenir. Les officiers de santé en chef des hôpitaux de l'armée étaient assujétis aux mêmes lois [1].

L'armée leva le camp dans la nuit du 1.er au 2 prairial (21 et 22 mai), et prit le chemin de l'Égypte. Cette mesure était d'autant plus pressante, que nous étions menacés, dans ce pays, de l'arrivée très-prochaine de troupes innombrables venant de plusieurs contrées de l'Orient. Ce dernier voyage fut aussi pénible que le premier. Les troupes, toutes affaiblies par les maladies, les fatigues et les privations, furent obligées de conduire ou de porter tour à tour leurs frères d'armes blessés. La chaleur était déjà très-forte et augmentait progressivement, à mesure que nous approchions de l'Égypte. Nous suivîmes le rivage de la mer, et passâmes par Césarée,

[1] Les dispositions de ce réglement n'ont été exécutées que quelque temps après notre retour de Syrie; mais nous les avons placées à la fin du mémoire sur la peste, comme se rattachant naturellement à l'histoire de cette maladie.

nom qui rappelle une ville célèbre bâtie par
César. La Césarée d'aujourd'hui est une place
forte, de forme carrée, qui se conserve en
bon état; elle a été bâtie par les Croisés. On
trouve, au pied de ses murs et à quelques pas
de la mer, une source d'eau limpide, fraîche
et excellente. Derrière Césarée sont les ruines
fort curieuses de l'ancienne ville.

Notre passage à Jaffa fut moins agréable; la
ville était délabrée et abandonnée d'une grande
partie de ses habitans. Tous nos malades et
blessés qui avaient voyagé le long de la côte,
en remplissaient les hôpitaux, le port et les
rues voisines, et présentaient le tableau le plus
déchirant. Nous passâmes trois jours et trois
nuits à les panser; ensuite j'embarquai pour
Damiette ceux dont les maladies ou les plaies
étaient les plus graves, et je fis passer les autres
en Égypte par les déserts. Il est difficile de se
faire une idée des fatigues que les chirurgiens
de l'armée essuyèrent dans cette circonstance.

Après cette opération, nous nous remîmes en
route; on entra dans les déserts sans s'arrêter
à Gaza. Nous laissâmes, en passant à el-A'rych,
les pestiférés qui nous avaient suivis, et ceux
qui étaient tombés malades en chemin. Cette traversée fut extrêmement pénible; mais elle le
devint encore plus, lorsqu'arrivés dans la plaine

23*

de sable qui s'étend du pont des Romains à
Sâlehyeh, nous fumes surpris par des vents
pestilentiels. Ce fut là que, pour la première
fois, nous éprouvâmes les effets terribles du
khamsyn (vents brûlans du sud ou du désert).
J'emprunterai de Volnay la description qu'il en
a faite, parce qu'elle est exacte et fidèle.

« On peut comparer, dit Volney, l'impression
« que produisent ces vents sur nos organes à
« celle d'un four banal, au moment où l'on en
« tire le pain. Le ciel, toujours si pur en ces
« climats, devient trouble ; le soleil perd son
« éclat, et n'offre plus qu'un disque *violacé* ;
« l'air est plein d'une poussière déliée qui ne se
« dépose pas, mais pénètre partout. Ce vent,
« toujours léger et rapide, n'est pas d'abord
« très-chaud ; mais, à mesure qu'il prend de la
« durée, il croît en intensité. Les corps animés
« le reconnaissent promptement au changement
« qu'ils éprouvent. Le poumon, irrité par la
« présence de cet air, se contracte ou se crispe ;
« la respiration devient courte, laborieuse ; la
« peau est sèche, et l'on est dévoré par une
« chaleur interne : on a beau se gorger d'eau,
« rien ne rétablit la respiration ; on cherche
« en vain la fraîcheur ; les corps qui avaient
« coutume de la donner, trompent la main qui
« les touche ; le marbre, les métaux et l'eau,

« quoique le soleil soit voilé, sont chauds : dans
« ces momens, les habitans des villes et villages
« s'enferment dans leurs maisons, et ceux du dé-
« sert dans leurs tentes, ou dans les puits creusés
« en terre, où ils attendent la fin de ce genre de
« tempête. Communément, elle dure deux ou
« trois jours ; si elle passe, elle devient insup-
« portable. Malheur aux voyageurs que tel vent
« surprend en route! loin de tout asile, ils en
« subissent tout l'effet, qui est quelquefois porté
« jusqu'à la mort. Le danger existe surtout au
« moment des rafales ; alors la vîtesse accroît sa
« chaleur au point de tuer subitement. Cette
« mort est une vraie suffocation : la circulation
« est dérangée, et le sang, chassé par les der-
« nières contractions du cœur, efflue vers la tête
« et la poitrine ; de là les hémorragies qui se
« manifestent par le nez ou la bouche, à l'ins-
« tant de mourir ou après la mort. Ce vent
« attaque surtout les gens replets, et ceux en
« qui la fatigue a brisé le ressort des muscles
« et des vaisseaux. Les cadavres s'enflent pro-
« digieusement, et se putréfient très-vîte.
   « On en modère un peu les effets en se
« couvrant la face d'une manière quelconque,
« ou, comme les chameaux, en mettant le nez
« dans le sable jusqu'à la fin de la tempête
« qui dure ordinairement deux ou trois heures.

« Ce vent crispe la peau, pompe avec rapidité
« les émanations aqueuses des animaux, ferme
« les pores, et cause cette chaleur fébrile qui
« accompagne toute transpiration supprimée. »
Je ressentis si fortement tous ces effets, qu'ils
faillirent me faire périr; car, quelques minutes
après cette espèce de tourmente, je tombai
en syncope, et n'espérai plus pouvoir arriver à
Sâlehyeh. Beaucoup d'animaux furent suffoqués,
surtout des chevaux; enfin toute l'armée en fut
considérablement incommodée. Cette journée
fut, pour quelques convalescens de la peste
qui nous suivaient, le terme fatal de leur
carrière.

La vue des campagnes fertiles de Sâlehyeh,
ombragées par des forêts immenses de palmiers;
l'eau du Nil, les bons alimens que nous trouvâmes,
et l'air pur que nous respirions, nous rendirent nos
forces. Le passage de la province de Charqyeh,
alors couverte de moissons et d'un aspect magnifique, ne fut plus qu'une agréable promenade.

Nous laissâmes, dans les hôpitaux de el-A'rych,
Qatyeh, Sâlehyeh et Belbeys, les blessés et malades qui nous suivaient. Ils y restèrent jusqu'à
leur parfaite guérison; un assez grand nombre
s'embarqua sur le lac Menzaleh, pour aller à
Damiette rejoindre les blessés qu'on y avait envoyés directement de la Syrie. De cette ville,

nous les fîmes tous remonter au Caire, où nous terminâmes leur guérison.

Avant notre arrivée à Sâlehyeh, on avait rencontré, de distance en distance, quelques bassins d'eau douce et bourbeuse, comme nous en avons vu depuis dans les déserts qui bordent la Libye, remplis de petits insectes, parmi lesquels il existe une espèce de sangsue [1], qui paraît avoir quelque rapport avec celle qu'on trouve dans l'île de Ceylan ; elle a quelques millimètres de longueur. Quoiqu'elle ne soit pas naturellement plus grosse qu'un crin de cheval, elle est susceptible d'acquérir le volume d'une sangsue ordinaire gorgée de sang. Sa couleur est noirâtre, et sa forme ne m'a rien offert de particulier.

Nos soldats, pressés par la soif, se jetaient à plat ventre sur le bord de ces lacs, et, sans penser au nouvel ennemi qui les attendait, buvaient avec avidité ; plusieurs d'entre eux ne tardèrent point à ressentir la piqûre des sangsues qu'ils avaient avalées. Les premiers effets de cette piqûre étaient un picotement douloureux qu'ils éprouvaient vers l'arrière-bouche, une toux fré-

---

[1] Voyez les Voyages de Knorr. Elle paraît avoir encore des rapports, quant à la forme, avec l'*hirudo alpina nigricans* de M. Dana. (Voyez Valmont de Bomare.)

quente, suivie de crachats glaireux légèrement
teints de sang, et d'envies de vomir. A cette
irritation, que déterminait la sangsue dans les
parties sensibles de la gorge, succédaient bientôt
l'engorgement de ces mêmes parties, et des
hémorragies fréquentes. Dès-lors la déglutition
devenait difficile, la respiration laborieuse, et
les secousses produites par la toux sur les
poumons et le diaphragme causaient au malade des douleurs vives dans toute la poitrine.
La toux augmentait en raison des attouchemens
que faisait la sangsue avec l'extrémité de sa
queue sur l'épiglotte ou sur les bords de la
glotte. (Le sang qui se porte sur cette ouverture, peut produire les mêmes effets.) Les
sujets maigrissaient à vue d'œil, perdaient l'appétit et le sommeil; ils étaient inquiets, agités;
et si on ne leur administrait pas à temps les
secours nécessaires, ces accidens les mettaient
en danger, et pouvaient les conduire à la mort,
comme on en a vu des exemples.

Zacutus Lusitanus [1] cite une personne qui
mourut, au bout de deux jours, de la piqûre
d'une sangsue qu'on avait laissé s'introduire, par
mégarde, dans les fosses nasales [2].

[1] *De Medicinæ principiis*, Lib. I, p. 5.

[2] Il y a beaucoup d'exemples de personnes mortes des

Les Égyptiens savent que les chevaux en reçoivent par les narines lorsqu'ils boivent dans
ces étangs particuliers; ils en sont avertis par les
inquiétudes de l'animal, et par les hémorragies
nasales qui se déclarent dès le même jour, ou le
lendemain.

Les maréchaux du pays en font l'extraction
avec une grande dextérité, à l'aide de pinces
fabriquées pour cet usage; et lorsqu'elles sont
hors de la portée de l'instrument, ils font des
injections d'eau salée dans les fosses nasales du
cheval; mais on n'avait encore aucune connaissance d'un pareil accident arrivé chez l'homme. Le
premier individu chez lequel il se manifesta, était
un soldat de la 69.ᵉ demi-brigade, qui, en arrivant
à Sâlehyeh, au retour de la Syrie, fut atteint
de douleurs piquantes dans la gorge, de toux et
de crachemens de sang. La quantité qu'il en avait
perdue l'avait considérablement affaibli. Je le fis
entrer à l'hôpital de cette place; je questionnai
le malade, et cherchai, par tous les moyens, à
connaître la cause de ces accidens. En abaissant
la langue avec une cuiller, je découvris la sangsue,
dont la queue se présentait à l'isthme du gosier;
elle était de la grosseur du petit doigt. J'intro-

effets de sangsues introduites dans l'urètre, dans le vagin,
ou dans l'intestin rectum.

duisis de suite la pince à pansement pour la saisir; mais, au premier attouchement, elle se rétracta, et remonta derrière le voile du palais. Il fallut attendre une rechute pour la découvrir, et alors, avec une pince à polype, recourbée sur sa longueur, je l'arrachai du premier coup. Son extraction fut suivie d'une légère hémorragie qui s'arrêta en quelques minutes, et, peu de jours après, ce militaire fut parfaitement rétabli.

Pendant le passage de l'armée de Syrie à Belbeys, il entra à l'hôpital de cette place une vingtaine de soldats attaqués du même accident. Chez presque tous, les sangsues étaient placées près des narines postérieures, derrière le voile du palais; chez quelques-uns, pourtant, elles pénétraient dans l'œsophage, et de là descendaient dans l'estomac : elles y restaient plus ou moins long-temps, et incommodaient beaucoup les soldats jusqu'au moment où elles se détachaient par l'effet du vinaigre affaibli avec un peu d'eau et légèrement nitré, ou par l'action seule de ce viscère [1].

[1] Lorsque les Français s'emparèrent, en 1757, du Port-Mahon, l'une des îles Baléares, plusieurs de leurs soldats furent attaqués du même accident, qui fut d'abord méconnu par les médecins de l'armée. L'un de ces malades, après avoir vomi successivement environ trois livres de sang, demanda lui-même le remède qui lui convenait le

Les gargarismes de vinaigre et d'eau salée suffisaient pour faire détacher celles qui s'étaient placées dans l'arrière-bouche. Il fallut se servir tantôt de la pince à polype, de fumigations de tabac et d'ognons de scilles; d'autres fois, d'injections d'eau salée : deux de ces malades, n'étant entrés à l'hôpital que quelques jours après avoir avalé ces sangsues, se trouvaient considérablement affaiblis et en danger.

M. Latour-Maubourg, chef de brigade, commandant le 22.ᵉ régiment des chasseurs à cheval, partit d'Alexandrie pendant le blocus de cette place, pour rejoindre son régiment au Caire. Il passa dans les déserts de Saint-Macaire, qui bordent la Libye. Ses moyens de transport ne lui ayant pas permis de porter une suffisante quantité d'eau pure, il puisa de l'eau bourbeuse qu'il trouva dans de petits lacs d'eau douce, à une journée des Pyramides. Les soldats de son escorte, ayant conservé de l'eau fraîche dans leurs outres, ne burent point de celle de ces lacs, et évitèrent ainsi l'accident qui survint à M. Latour. Deux sangsues qu'il avait avalées le tourmentèrent tout le reste de la marche, et le réduisirent au dernier degré d'épuisement et de

mieux (c'était du vinaigre), et les sangsues furent expulsées. Voyez *Histoire de la Chirurgie*, par Perhille, T. II.

maigreur. La toux et le crachement de sang continuèrent, même après les premiers jours de son arrivée au Caire, car on n'en reconnut pas d'abord la cause. Les médicamens dont on avait fait usage, avaient aggravé les accidens, et mis cet officier en danger, lorsque l'une des sangsues montra sa queue gorgée de sang, à l'entrée de l'arrière-bouche. Le malade lui-même l'indiqua à son médecin; on la saisit avec de fortes pinces à pansement, et on fit détacher la seconde qui s'était engagée dans les fosses nasales, au moyen d'injections d'eau salée faites par cette voie.

La convalescence de M. Latour fut longue et pénible, à cause de la perte considérable de sang qu'il avait éprouvée, et des fatigues qu'il avait essuyées dans cette caravane.

Pierre Blanquet, guide à pied, étant à la découverte des Arabes, pendant le blocus d'Alexandrie, dans les déserts voisins de cette ville, avala une de ces petites sangsues en se désaltérant dans un des lacs dont j'ai parlé. Elle passa de l'arrière-bouche dans les fosses nasales, où elle s'accrut insensiblement. Ce militaire ne porta d'abord aucune attention aux légers symptômes qui se manifestèrent dès les premiers jours; cependant il lui survint des hémorragies nasales, des picotemens incommodes dans les narines, des douleurs vives vers les sinus frontaux, des vertiges, et souvent de légers accès de délire ; toutes ses fonctions étaient dérangées , et il avait considérablement maigri. Après avoir langui dans cet état pendant environ un mois , il fut transporté à l'hôpital d'Alexandrie. L'embarras qu'il éprouvait dans le nez , la difficulté de respirer par cette voie , et les hémorragies fréquentes qui se déclaraient , me portèrent à soupçonner un corps étranger dans les fosses nasales ; en effet , mes premières recherches me firent decouvrir dans la narine gauche l'extrémité d'une sangsue. Je la pris d'abord pour un polype ; mais , l'ayant touchée avec une sonde , je la reconnus à sa rétraction subite. Je la laissai se développer de nouveau ; et , après avoir écarté avec précaution l'entrée de la narine , je la saisis avec une pince à polype , et en fis l'extraction au même instant.

Dès ce moment , les accidens disparurent , l'hémorragie cessa , et le malade put bientôt reprendre son service.

Lorsque les circonstances forcent les voyageurs ou les troupes qui traversent les déserts à boire de ces eaux où l'on pourrait soupçonner la présence de quelques insectes , il faut passer l'eau à travers un linge épais , et y ajouter quelques gouttes d'un acide quelconque , si l'on peut s'en procurer ; en conséquence , chaque individu devrait porter avec lui une outre , une tasse en cuir bouilli et un flacon d'alcool nitrique ou acétique.

Arrivée à Matharieh, l'armée se reposa deux jours : on donna l'ordre aux soldats de laver leur linge, leurs habits, et de brûler les effets hors d'état d'être purifiés ; en suite de cette mesure, il fut arrêté que les troupes entreraient dans le Caire sans être soumises à la quarantaine.

Le général Dugua sortit du Caire à la tête des troupes qui étaient restées sous son commandement en Égypte, pour venir à notre rencontre. Avec quel plaisir nous revîmes nos braves et anciens compagnons ! Fatigués des travaux d'une longue campagne, le corps affaibli par de continuelles privations, noircis depuis long-temps par le soleil brûlant du désert, nous embrassions des frères et des amis réunis à nous d'intérêt et de gloire, dans les mêmes lieux où nous nous étions créé une nouvelle patrie, au milieu d'un peuple étranger.

Le général en chef entra dans la capitale par la porte Bab-el-Nasser, à la tête de son armée : les habitans se portaient en foule dans les rues ; les cris de joie et les plus vives acclamations l'accompagnèrent jusqu'à son palais. Ils le désiraient avec d'autant plus d'ardeur, que leur pays, était menacé de toutes parts par des ennemis nombreux, et surtout par les Turcs, que ce peuple paisible et docile a toujours redoutés. La présence du général Bonaparte les rassurait, et dès ce moment ils se virent en pleine sécurité.

Pendant le court séjour que nous fîmes à Matharieh, je reçus la correspondance d'Alexandrie. Le chirurgien-major Masclet, par sa lettre du 1.er nivôse an VII (21 décembre 1798), m'annonçait que les autorités militaires et administratives avaient enfin adopté les mesures sanitaires qu'il leur avait proposées pour arrêter la propagation de la maladie contagieuse à laquelle on avait d'abord fait trop peu d'attention; car, à Alexandrie, comme en Syrie, on ne voulut pas croire, dans les premiers momens, à l'existence de la peste, dans l'intime persuasion où quelques hommes de l'art étaient que la maladie qui avait déjà frappé de mort plusieurs chirurgiens de la marine, n'était qu'une fièvre maligne. « Le peu « de précautions que l'on a prises, me disait cet « estimable collaborateur, dans un article d'une « deuxième lettre du 15 du même mois, a fait « naître les accidens que je craignais; l'on n'a « pas observé la consigne des hôpitaux comme « je l'avais demandé par la lettre dont je vous « envoie copie, et cette insouciance a donné « lieu à l'infection du magasin au linge : le garde- « magasin et les aides sont morts de la maladie « que j'ose qualifier du nom de *peste.*

« Fort heureusement que la contagion n'a
« pas encore gagné les blessés de l'hôpital n.º 1;
« je les ai fait évacuer aujourd'hui pour être mis
« en quarantaine d'observation. L'hôpital n.º 2
« a eu plusieurs victimes, et il en est déjà venu
« des camps de la 4.ᵉ, 61.ᵉ et 88.ᵉ demi-brigade;
« enfin, j'évalue le nécrologue au nombre de
« 40 à 45. »

Par un contraste singulier, Masclet m'annonçait, dans un autre article de la même lettre,
que l'administration sanitaire, qui n'avait voulu
prendre d'abord aucune des précautions proposées par les deux officiers de santé en chef
de la division militaire, avait défendu l'entrée
des hôpitaux à ces mêmes officiers de santé
qui n'étaient pas même consultés pour le
mode de quarantaine établi par cette administration pour les hôpitaux; en sorte que ces
chirurgiens étaient privés d'être utiles à leurs
malades.

Par sa lettre du 17 dudit, M. Masclet me
disait encore : « Les précautions que nous avons
« prises pour garantir les hôpitaux de la con-
« tagion étaient on ne peut plus urgentes; il
« y a chaque jour un ou deux exemples de
« propagation venant de l'hôpital de la marine,
« des vaisseaux et des camps. Je dois vous faire
« observer, Monsieur, que la contagion a respecté

« nos blessés jusqu'à présent; elle a frappé par-
« ticulièrement les marins, les sous-employés
« ou infirmiers, et les cuisiniers des hôpitaux
« et de la ville : j'évalue notre perte journalière
« à quatre ou cinq hommes ; mais je n'ai encore
« perdu aucun de nos vieux blessés.

« Comme je ne puis communiquer avec les
« hôpitaux et la ville, et que je veux diriger
« personnellement le service, je vais renoncer à
« cette dernière et me confiner dans une cabane,
« au centre des hôpitaux; de là je pourrai,
« escorté d'un planton, entrer dans chacun
« d'eux et obvier aux inconvéniens de ma
« continuelle absence : je désire que mes sacrifices
« personnels puissent être de quelque utilité à
« ceux dont l'existence nous est confiée ; quant
« aux dangers, je ne les calcule pas ; c'est le
« moyen de ne pas les craindre, etc. »

Une autre lettre du même, datée d'Alexandrie,
le 6 pluviôse an VII (25 janvier 1798), confirme
plusieurs points de mon mémoire sur la peste. Si
je n'avais pas négligé de relire ma correspondance
lors de l'impression de ce mémoire, j'aurais fait
le rapprochement des assertions de M. Masclet
avec les miennes : cette omission m'engage à
rapporter textuellement cette lettre qui pourra
intéresser les médecins.

Monsieur,

« Je suis très-fâché de n'avoir pu vous donner
« tous les détails que vous pourriez désirer sur
« la peste et le service dont je suis chargé. Ce
« n'est que le 26 nivôse (15 janvier) que j'ai enfin
« obtenu d'entrer dans les hôpitaux. Jusqu'alors
« il m'avait été impossible de vous donner des
« détails sur des malades dont je n'avais pu
« suivre la maladie.

« Je me propose de rédiger quelques notes sur
« la peste d'Alexandrie et sur les causes qui
« l'ont fait développer; je vais, en attendant,
« vous donner quelques renseignemens sur les
« malades qui sont à l'ordre du jour.

« Il y a maintenant à l'hôpital n.º 3 (ou lazaret)
« quatre-vingt-cinq malades, parmi lesquels
« j'en ai compté au moins trente qui sont hors
« de danger : les autres éprouvent des accidens
« assez uniformes; abattement universel, inflam-
« mation du visage, fréquentes nausées, délire
« violent et parfois très-long, suivi d'une plus
« grande prostration de forces, d'où naît un
« calme trompeur qui n'est qu'un acheminement
« à la mort. Tels ont été jusqu'à présent les
« sujets de mes observations.

« Je n'ai fait faire aucune saignée, quoiqu'elle

« parût être indiquée souvent, parce que je
» crois qu'elle ne convient en aucun cas.

« J'ai administré, dans cette période de tur-
« gescence, le tartre stibié qui n'a fait qu'ag-
« graver les accidens.

« Je prescris, dans le principe, les diapho-
« rétiques avec de légers purgatifs, desquels
« le calomel fait partie : j'en attends les résultats.

« J'ai fait appliquer des vésicatoires aux
« jambes, et je suis disposé à y renoncer désor-
« mais : les sujets sont morts douze ou quinze
« heures après, dans un état d'agitation qui
« m'a fait croire que le traitement doit être
« plutôt *adjuvant* que coërcitif. J'ai usé avec
« avantage de l'opium et du quinquina, joints
« au camphre.

« Il n'y a encore eu que cinq ou six exemples
« de charbons : presque tous les malades ont des
« bubons, et j'ai généralement observé que,
« lorsque les bubons précèdent la fièvre, ce
« qui arrive ordinairement chez tous les sujets
« faibles, les accidens sont moins fâcheux et
« moins longs que dans les cas contraires : j'aurais
« à ce sujet plusieurs rapprochemens à faire.

« Ceux des malades qui n'ont pas de bubons
« meurent assez ordinairement le troisième,
« le quatrième ou le cinquième jour, et leur mort
« peut, selon moi, être attribuée à la difficulté

« avec laquelle se forme la congestion du virus.
« Ceux, au contraire, qui ont des bubons dès
« le principe, conservent souvent leur appétit:
« quelques-uns même sont exempts de la fièvre
« et du délire. Je citerai, par exemple, M. Niel,
« chirurgien de troisième classe, qui, depuis
« huit ou neuf jours, a un bubon parvenu à
« son dernier degré de maturité; il n'a éprouvé
« jusqu'à présent que des douleurs locales, et
« jouit de toute sa raison; la faiblesse de son
« tempérament et celle qui résulte de la diète
« que je lui fais observer ne contribuent pas
« peu, je crois, à l'absence des accidens or-
« dinaires. J'ai rencontré la même disposition
« chez plusieurs sujets d'une complexion ana-
« logue. »

Dans une lettre plus récente, après m'avoir
entretenu sur plusieurs objets importans du
service de santé des hôpitaux d'Alexandrie,
Masclet continue de me parler de la peste,
« qui, tantôt déployant la force d'une fièvre
« maligne aiguë, abat et emporte sa victime dès le
« deuxième ou le troisième jour de son invasion;
« tantôt ne se développe que très-lentement,
« mais n'en finit pas moins par être mortelle;
« enfin, qui, chez quelques-uns, offre l'exemple
« d'accidens si peu violens, que les malades,
« exempts de fièvre, de délire, de vomisse-

« mens, etc., n'ont à souffrir que la forma-
« tion, l'ouverture et la suppuration d'un ou
« de deux bubons. Dans ce cas est le jeune
« Niel que nous venons de citer : son bubon
« vient d'être ouvert, et maintenant il n'éprouve
« aucune espèce de souffrance. Un autre chirur-
« gien de troisième classe, M. Laforgue, vient
« de nous offrir un exemple bien triste de la
« promptitude et de la gravité des accidens de
« cette maladie : il en a ressenti les premiers effets
« le 9 pluviôse an VII (28 janvier 1798), au
« matin; le délire s'est emparé de lui le jour
« même; et dans la nuit du 10 au 11, il s'est
« jeté par la fenêtre de l'hôpital, et s'est tué.
« Un pharmacien de la marine avait subi le
« même sort peu de jours auparavant. La mort
« semble toujours s'attacher à tous les employés
« des hôpitaux, aux cuisiniers, portiers, etc. La
« 4.e demi-brigade est le corps qui a le plus
« perdu : la 75.e n'a pas encore été endom-
« magée.

« Il paraît que des causes de localités ont fait
« développer la peste dans cette cité; peut-être
« aussi peut-on l'attribuer au commerce que font
« sans précaution les habitans avec nos soldats,
« dont la plupart sont frappés en entrant dans
« les hôpitaux : ce sont les entrans qui périssent
« le plus vîte. J'ai remarqué aussi que ceux qui

« se trouvent dans une diathèse ou une disposi-
« tion scorbutique, la contractent facilement.
« Quelques chirurgiens de la marine, dans cette
« disposition scorbutique, en entrant dans les
« lazarets où ils étaient appelés, étaient saisis
« presque aussitôt de la peste, et en périssaient
« promptement.

« M. Niel, guéri de son bubon, m'a demandé
« à prendre du service au lazaret de l'hôpital
« n.º 3. Plusieurs autres chirurgiens de terre et
« de la marine, déjà employés dans le lazaret ou
« dans les hôpitaux infectés par la peste, m'ont
« demandé à y continuer leurs fonctions jusqu'à
« l'entière disparition de la maladie. De tels
« exemples de dévouement et de courage mé-
« ritent, de votre part, M. Larrey, de nouveaux
« sujets d'encouragement[1]. »

Masclet, animé par un noble enthousiasme,
par un ardent amour de sa profession, a donné
l'exemple à ses camarades en s'enfermant dans
les hôpitaux, où, sans considérer le danger
auquel il s'exposait, on le vit prodiguer ses soins
éclairés aux nombreux pestiférés que la conta-

---

[1] J'avais obtenu du général en chef, pour tous ceux
qui s'étaient distingués dans les hôpitaux d'Alexandrie,
comme ailleurs, de l'avancement et des indemnités pécu-
niaires.

gion avait frappés, consoler les uns, rassurer
les autres, et sauver un grand nombre de ces
infortunés que la mort eût sans doute moissonnés,
sans les moyens de résistance qu'il sut opposer
à la maladie. Sur dix individus, il en guérissait
cinq, six et sept. Masclet, dont le zèle et le
courage étaient au-dessus de tout éloge, comptant
sur ses forces et sur les moyens préservatifs qu'il
mettait en usage, opérait et pansait tous les individus atteints de la peste, sans redouter la marche
subtile et contagieuse de ce fléau, avec la même
confiance et la même sécurité que s'il eût traité
en France une fièvre intermittente : mais son
intrépidité ne triompha pas constamment de ce
mal redoutabl' ; il finit par en être frappé lui-
même, après avoir vu mourir successivement
tous ses jeunes camarades, jusqu'à son élève
chéri, M. Niel, qui avait contracté la peste pour
la deuxième fois. Enfin, nous eûmes aussi la
douleur de perdre en lui l'ami de l'humanité le
plus dévoué, le collègue le plus zélé, et peut-
être aussi le plus instruit.

Digne compagnon de mes travaux, reçois ici,
avec tes élèves, le tribut de mes éternels regrets,
et l'assurance sincère que ton nom et ta mémoire
vivront à jamais dans mon souvenir !

FIN DU PREMIER VOLUME.

TABLE

DES MATIÈRES

CONTENUES

DANS LE PREMIER VOLUME.

I.   25

CAMPAGNE DU RHIN.

CAMPAGNES DE CORSE, DES ALPES MARITIMES ET DE CATALOGNE.

FIN DE LA TABLE DU PREMIER VOLUME.

ERRATA

Du premier volume.

Pages	lignes	
12	7 et 8	*lisez*, que son idiosyncrasie rend impressionnable, etc.
45	2	un breuvage confortant ; *lisez*, une boisson confortante.
193	12 et 13	*lisez*, que j'ai vus portés, etc.
206	27	*ajoutez* une virgule après transparente.
215	7 et 8	de la note, mettez une virgule après adoucissant, et point et virgule après l'eau sucrée.
274	10	toute la nuit ; *lisez*, le reste de la nuit.
278	5	devait ; *lisez*, pouvait.
297	24	*lisez*, dont nous sommes presque au dépourvu.
300	27	*supprimez* ils.
307	23	de sa maladie ; *lisez*, de la maladie.
309	3	de la note 3 ; *lisez*, et qui fait lui-même, etc.
314	0	*placez* l'astérique de la note à la fin de la ligne 2.